高等职业教育药品类专业规划教材

"十二五"职业教育国家规划教材
经全国职业教育教材审定委员会审定

中国石油和化学工业优秀教材一等奖

U0243841

药事法规实用教程
第四版

严 振 吴海侠 主编

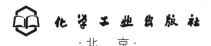

化学工业出版社
·北 京·

内容简介

    本书内容主要有五个模块，即药事管理基础、药物研发监督管理、药品生产监督管理、药品流通监督管理、药品使用监督管理。书后附有药品管理法及实施条例、药品生产质量管理规范等常用法律、法规和规章。本书是针对职业院校学生特点编写的。

    本教材适合于全国药学相关专业高等职业技术学院、成教学院、高等专科学校和相关层次学生的培训及自学，也可作为药学技术人员的参考书。

图书在版编目（CIP）数据

药事法规实用教程/严振，吴海侠主编 . —4版 . —北京：
化学工业出版社，2021.5（2024.9重印）
ISBN 978-7-122-38599-4

Ⅰ．①药… Ⅱ．①严… ②吴… Ⅲ．①药事法规-中国-
教材 Ⅳ．①R951②D922.161

中国版本图书馆CIP数据核字（2021）第035581号

责任编辑：蔡洪伟 于 卉   文字编辑：何金荣
责任校对：王 静   装帧设计：关 飞

出版发行：化学工业出版社（北京市东城区青年湖南街13号 邮政编码100011）
印 装：河北延风印务有限公司
787mm×1092mm 1/16 印张17 字数446千字 2024年9月北京第4版第5次印刷

购书咨询：010-64518888   售后服务：010-64518899
网 址：http://www.cip.com.cn
凡购买本书，如有缺损质量问题，本社销售中心负责调换。

定 价：45.00元

编审人员

主　编　严　振　吴海侠

副主编　段文海

编写人员（按姓名笔画排列）

刘　立（广东食品药品职业学院）

刘允坚（广州市医药有限公司）

严　振（广东省药品监督管理局）

时　健（沈阳药科大学）

吴海侠（广东食品药品职业学院）

陈　宪（广东食品药品职业学院）

林素静（深圳职业技术学院）

孟光兴（广东药科大学）

赵　贤（广东食品药品职业学院）

柯小梅（广东食品药品职业学院）

段丹智（盘锦辽油宝石花医院）

段文海（广东食品药品职业学院）

主　审　邵　蓉（中国药科大学）

前　言

《药事法规实用教程》第三版自2014年6月出版以来得到了广大师生、读者的厚爱和同行的肯定。本版在第三版的基础上，根据近年政策法规的调整变化，尤其是2019年《药品管理法》修订情况，以及教育部"十三五"职业教育国家规划教材申报工作指导意见和第三版在使用过程中的反馈意见进行了修订。再版教材主要具有以下几个特点。

1. 体现行业新动态

本次教材修订，根据新修订的《药品管理法》《药品生产监督管理办法》和《药品注册管理办法》等，增加了药品注册、生产和法律责任等方面的最新规定，包括药品上市许可持有人制度、药品全程追溯制度、药物警戒制度、附条件审批制度、优先审批制度、严惩重处违法行为、落实处罚到人等。

2. 体现职业岗位要求

本教材在充分进行人才需求调研的基础上，尽力使编写内容与医药企业合规经营要求贴近，紧扣医药商品购销岗位与能力要求，增强教材实用性。

3. 完善数字化教学资源

本教材依托"药事管理实务"国家级精品课程，配有较为丰富的数字化教学资源，目前在中国大学MOOC（慕课）国家精品课程在线学习平台上已完成6期开课。

第四版教材由全国部分医药高职院校的专业教师和药品监督管理部门、医药企业专家以及医疗机构的一线技术人员分工编写而成，其中广东省药品监督管理局严振、广东食品药品职业学院吴海侠任主编，中国药科大学邵蓉任主审，广东食品药品职业学院段文海任副主编。具体分工为：严振负责模块一教学单元一的编写，吴海侠负责模块一教学单元二、三的编写，段文海和时健负责模块一教学单元四、七的编写，陈宪负责模块一教学单元五、六的编写，孟光兴、刘立负责模块二的编写，刘允坚、刘立负责模块三的编写，赵贤、林素静负责模块四的编写，柯小梅、段丹智负责模块五的编写。全书的框架与结构策划以及全书的修改定稿由严振完成。

本教材适合于全国药学相关专业高等职业技术学院、成教学院、高等专科学校和相关层次学生的培训及自学，也可作为药学技术人员的参考书。由于笔者水平有限，书中疏漏之处在所难免，敬请读者批评指正。

编　者
2021年2月

目 录

模块三　药品生产监督管理　109

模块四　药品流通监督管理　131

模块五　药品使用监督管理　159

参考文献　266

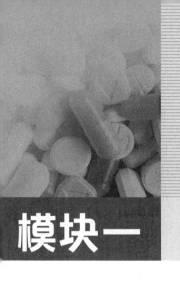

模块一　药事管理基础

教学单元一　药事管理概论

【学习目标】》》》

　　通过本章节的学习，学生应能够掌握药品的概念及分类，认识药品质量的重要性，了解我国加强药品管理立法的原因，从而能够在今后药学工作岗位上树立依法治药、依法经营的观念。

【案例导入】》》》

滥卖止咳水　药品监督管理局查处两家违规销售的药店

　　止咳水是一种用于治疗伤风感冒、流感、咽喉和支气管刺激引起的痰多咳嗽、干咳或敏感性咳嗽等症状的药物，一般都含有"复方磷酸可待因"成分，具有成瘾性和中枢兴奋性作用，到药房购买必须凭医生开具的处方。前日，惠州市食品药品监督管理局查处两家违规销售的药店，共查出20多瓶止咳水，并对每家药店罚款1.5万元。

无处方可买止咳水

　　近日有市民向南都记者反映，市区有几家药店不出具处方就能买到止咳水。记者前日随市民小张前往惠州两家药店购买止咳水。小张走进环城西路××药店的收银台，他只用一个手势，店员便明白他是要买止咳水，也没有要求看处方，收下钱后，从收银台后侧的房间迅速拿出一个装有止咳水的黑袋子递给小张，整个过程不超过30秒。

　　在位于黄塘路口的××堂药店，小张则用同样的方式也买到了一瓶装在黑袋子里的止咳水。止咳水的价格从30元到50元不等。从两家药店来看，止咳水都不在药品陈列台上摆放，而是藏在离收银台不远的地方。

　　据小张介绍，惠州有些药店销售止咳水已经有一段时间了，基本上购买时都不需要处方，有时有人一买就是几瓶，药店卖止咳水时主要是卖给熟客，利润还是很可观的。

　　南都记者随后将这一情况反映至惠州市食品药品监督管理局，该局稽查分局立即派出执法人员前往这两家药店。执法人员在两家药店的后屋内找到了用袋子装的止咳水。××药店的老板娘称，止咳水是帮亲戚代卖的；××堂药店老板则称是有人送货。两家药店均提供不出进货凭据和处方。经核实，这部分止咳水都经地下渠道进货，店主通常以高于来货价3～4倍的价钱卖出。

执法人员现场查获了立健亭、奥亭和可非等3个牌子的止咳水，两家店共被没收了20多瓶止咳水，按照规定，每家药店将被罚款1.5万元。惠州市食品药品监督管理局稽查分局负责人说："如果这两家药店有第二次滥卖止咳水的行为，将予以吊销药品经营许可证处理。"

负责人还说："药店可以销售止咳水，但国家规定消费者一定要凭医生处方购买。"据统计，惠州市从2009年至今已查处滥卖止咳水药品67宗，处罚近40多万元。市民如果发现药店有滥卖此类止咳药水的情况，可拨打投诉举报电话。

（资料来源：南方都市报，2011）

思考

1. 滥用含有可待因成分的止咳类药品对青少年的危害是什么？
2. 含有可待因成分的止咳类药品属于哪类药品？
3. 国家加强含有可待因成分的止咳类药品监管的原因是什么？

从这个案例中，我们可以看到，由于药品本身的特殊性，如果国家对药品的购销环节不加以监管，出现药物滥用现象，对人类的健康将会带来很大的危害。那么究竟药品是什么？药品的质量特性是什么？药品的特殊性表现在哪里？我国加强药品管理立法的原因是什么？通过本章的学习，你可以解决这些疑问吗？

第一节　药品的概述

一、药品的概念

为了加强药品的监督管理，世界卫生组织（WHO）和世界上许多国家的政府在法律上对药品都作出了明确的定义。在中国，《中华人民共和国药品管理法》（以下简称《药品管理法》）第二条对药品的定义是："本法所称药品是指用于预防、治疗、诊断人的疾病，有目的地调节人的生理机能并规定有适应症或功能主治、用法和用量的物质，包括中药、化学药和生物制品等。"此概念的要点包括以下三点。

① 药品的使用目的和使用方法是指用于预防、治疗、诊断人的疾病，有目的地调节人的生理机能，有规定的适应证或功能主治、用法、用量的物质，从而将药品与一般的食品、保健食品和化妆品等其他物质区分开来。比如，将维生素A作为食品添加剂制成的食品不能称为药品，因为它没有也不允许规定针对疾病的适应证或者功能主治、用法、用量。

② 药品的使用对象仅指人体用药，因此药品

 小知识

药品和保健食品的区别：药品是用于疾病的预防、治疗、诊断的，保健食品是调节机体功能，不以治疗疾病为目的；药品适用于处于疾病状态的人，保健食品适用于处于"亚健康人群"或特定的某些健康人。

凡是药品均需有"国药准字"，凡是保健品均需有"国食健字"或"卫食健字"，而保健食品不具备治疗的作用，不能替代药品。

并不包括兽药和农药，而世界卫生组织、美国以及日本、英国、瑞典、新加坡等许多国家药事法规中的药品均包括人用药和兽药。

③ 2019年修订的药品管理法将药品的范围缩小为：中药、化学药和生物制品，这一点与之前有很大不同，中药材、中药饮片、化学原料药等是否还算作药品目前尚未明确，有待于相关部门进一步予以明确。

案例

保健品冒充药品"糖力宁"被查案

标有"卫食健字"的"创美"牌糖力宁胶囊在西安大唐商务宾馆会议室给消费者作药品宣传，竟宣称该产品为"消除糖尿病症状根源""Ⅱ型糖尿病的首选"。在宣传中，几位"糖力宁胶囊"宣传人员在对数十位老人进行"药品"作用宣传，在会场内的宣传幻灯片和宣传彩页中，都有"让糖尿病患者恢复健康""对胰岛细胞有惊人修复作用"等语句。在这间会议室前方，还堆放了很多不锈钢蒸锅、羽绒被等赠品，以吸引消费者购买。记者在宣传现场看到，"糖力宁胶囊"外包装盒上的批准文号为"保健食品"，为"卫食健字（2001）第0040号"，功效成分为"植物胰岛素""葛根素"，保健功能为调节血糖，而且已标明"本品不能代替药品"。

（资料来源：赵雄韬.华商报，2006）

同学们，请想一想：该案涉及将保健品按照药品宣传销售，是否妥当？为什么？

二、药品的分类

根据不同的分类原则，药品有多种不同的分类方法。本教材从我国药品的管理角度，介绍药品分类管理的类别。

1．现代药与传统药

（1）现代药 现代药一般是指19世纪以来发展起来的，能用现代医学观点表达其特性，并被现代医学使用的药物。

（2）传统药 传统药一般是指历史流传下来的，能用传统医学观点表达其特性，并被传统医学使用的药物。它包括中药材、中药饮片、传统中成药和民族药，如藏药、蒙药。

2．处方药与非处方药

为了有效地加强药品监督管理，保障人们用药的安全有效，合理利用医疗卫生与药品资源，推动基本医疗保险制度的建立，提高人们的自我保健意识，我国对药品实行处方药与非处方药分类管理。

（1）处方药 处方药是指必须凭执业医师或执业助理医师处方才可调配、购买和使用的药品。根据法律规定，除医生外，他人不能决定病人使用此类药品。这类药品一般作用性强或副作用大。

（2）非处方药 非处方药（Over The Counter，OTC），它是指不需要凭执业医师或执业助理医师处方即可自行判断、购买和使用的药品。消费者

?? 想一想

根据国家食品药品监督管理局（现为国家药品监督管理局）公布的"药品零售企业不得经营的药品名单"和"凭处方销售的药品名单"，从2006年1月1日起，8类药品禁止在零售药店销售、11类药品必须凭处方销售，否则就会取消药店经营处方药的资格。请问这一规定的制定对零售药店的冲击是什么？请陈述理由。

有权自主选购非处方药，并须按非处方药标签和说明书所示内容使用。这类药品一般具备安全、有效、质优价廉、使用方便的特点。

3. 新药与仿制药

（1）新药　新药是指未曾在中国境内外上市销售的药品。根据药品原创性和新颖性的不同，新药又分为创新药和改良型新药。

（2）仿制药　仿制药是指国家已批准正式生产，并收载于国家药品标准（包括《中国生物制品规程》）的品种。

4. 国家基本药物

制定并推行基本药物制度，是世界卫生组织积极倡导的，并在全世界得以广泛推行。世界卫生组织提倡的这项基本药物行动，旨在通过制定基本药物，从而能够降低医药费用、促进合理用药，使各成员国尤其是发展中国家大部分人得到基本的药物供应。

资料卡

2018年9月30日国家卫健委和国家中医药管理局共同颁布的2018年版《国家基本药物目录》中，化学药品和生物制品有417种、中成药有268种，共计685种，较2012年版增加了165种，其中中西药的构成比例与2012年版基本药物目录保持一致，体现了中西药并重的原则。新版目录发布实施后，能够覆盖临床主要疾病病种，更好地适应基本医疗卫生需求，为进一步完善基本药物制度提供基础支撑，高质量地满足人民群众疾病防治基本用药的需求。

国家基本药物系指从国家目前临床应用的各类药品中，经过科学评价遴选出的同类产品中具有代表性的药品品种。它们是医疗、预防、康复、计划生育不可缺少的，疗效确切、安全有效、适合国情的首选药物，能确保在我国目前经济水平上的基本用药需求。

目前我国已初步建立了科学合理的基本药物目录遴选调整管理机制和供应保障体系。基本药物目录内符合条件的治疗性药品按程序优先纳入医保目录范围。

5. 基本医疗保险药品

党的十九大提出要逐步建立"完善统一的城乡居民基本医疗保险制度和大病保险制度"，将城镇居民医保和新型农村合作医疗（简称新农合）有效整合。为了保障医保参保人员基本用药需求，提升基本医疗保险用药管理水平，合理控制药品费用，提高医保基金使用效益，由国务院医疗保险行政管理部门在国家药品标准收载药品、进口药品中依据"临床必需、安全有效、价格合理、使用方便、市场能保证供应"的原则遴选了基本医疗保险用药并列入《基本医疗保险药品目录》中。基本医疗保险药品又可以分为"甲类目录"和"乙类目录"。

甲类目录的药品是临床治疗必需，使用广泛，疗效好，同类药品中价格低的药品；乙类目录的药品是可供临床治疗选择使用，疗效好，同类药品中比"甲类目录"药品价格略高的药品。

三、药品质量

药品质量是指药品能满足预防、治疗、诊断人的疾病，有目的地调节人的生理机能的使用要求的特征总和。药品的质量特征包括有效性、安全性、稳定性和均一性等方面。

1. 有效性

药品的有效性是指在规定的适应证和用法、用量的条件下，能满足预防、治疗、诊断人的疾病，有目的地调节人的生理机能的要求。有效性是药品的基本特征，若对预防治疗疾病没有效果，则不能称为药品。在我国，药品有效程度的表示方法采用"痊愈""显效""有效"以示区别，国外则采用"完全缓解""部分缓解""稳定"等来区别。

2. 安全性

安全性是指按规定的适应证和用法、用量使用药品后，人体产生毒副反应的程度。大多数药品均有不同程度的毒副反应，因此药品只有有效性大于不良反应的情况下才能使用。假如某物质对预防、诊断疾病有效，但对人体有致癌、致畸、致突变的严重损害，甚至致死，则不能作为药品。安全性也是药品的基本特征。

案例

国家暂停使用和审批鱼腥草注射液等7个品种

根据国家药品不良反应监测中心的监测，鱼腥草注射液等7个注射剂在临床应用中出现了过敏性休克、全身过敏反应、胸闷、心悸、呼吸困难和重症药疹等严重不良反应，甚至有引起死亡病例报告。为保障公众用药安全有效，防止意外用药事故或严重不良反应的重复发生，2006年6月国家食品药品监督管理局作出了暂停使用鱼腥草注射液等7个注射剂，暂停受理和审批鱼腥草注射液等7个注射剂的各类注册申请的决定。

（资料来源：国家药品监督管理局网站）

同学们，请想一想：国家为什么对鱼腥草注射液等7个注射剂作出暂停使用和审批决定？

3. 稳定性

稳定性是指在规定的条件下保持其有效性和安全性的能力。规定条件一般是指规定的有效期，以及生产、储存、运输和使用的要求。假如某物质虽然具有防治、诊断疾病的有效性和安全性，但极易变质，不稳定，则至少不能作为商品药。稳定性是药品的重要特征。

4. 均一性

均一性是指药品的每一单位产品都符合有效性、安全性的规定要求。这里的单位产品是药物制剂的单位产品（如一片药、一支注射剂、一包颗粒剂等）和原料药品的单位产品（如一箱药、一袋药、一桶药等）。由于人们用药剂量一般与药品的单位产品有密切关系，特别是有效成分在单位产品中含量很少的药品，若不均一，则可能等于未用药，或用量过大中毒，甚至致死。均一性也是药品的重要特征。

四、药品的特殊性

药品具有商品的一般属性，通过流通渠道进入消费领域。在药品生产和流通过程中，基本经济规律起着主导作用。但是，药品又是极为特殊的商品，人们不能完全按照一般商品的经济规律来对待药品，必须对药品的某些环节进行严格控制，才能保障药品的安全性、有效性以及合理地为人类服务。药品作为特殊商品，其特殊性表现在以下四个方面。

1. 药品的专属性

药品的专属性表现在对症治疗，患什么病用什么药。处方药必须在医生的检查、诊断、指导下合理使用。非处方药必须根据病情，由患者自我诊断后，合理选择，按照药品说明书使用。药品不像一般商品，彼此之间可以互相替代。

2. 药品的两重性

药品的两重性是指药品有防病治病的作用，也具有不良反应的一面，会给人体带来不良反应。管理有方，用之得当，可以治病救人，造福人类；若失之管理，使用不当，则可致病，危害人民健康，甚至危及生命。

资料卡

　　世界卫生组织调查指出，全球的病人有三分之一是死于不合理用药，而不是疾病本身。我国医院的不合理用药情况也相当严重，不合理用药者占用药者的12%～32%。按照美国药物不良反应致死占社会人口的1/2200计算，我国每年药物不良反应致死人数达50余万人。

3. 药品质量的重要性

　　药品是治病救人的物质，只有符合法定质量标准的合格药品才能保证疗效。因此，药品只能是合格品，不能像其他商品一样可分为一级品、二级品、等外品和次品。药品的真伪必须由专业人员依照法定的药品标准和测试方法进行鉴别。

4. 药品的限时性

　　人们只有防病治病时才需使用药品，健康人滥用药品有害无益。但药品生产、经营部门平时就应有适当储备，只能药等病，不能病等药。此外，对某些有效期短的药品，即使可能出现到期报废，造成浪费的现象，也要有所储备；还有一些市场需求量很小药品，即使生产者无利可图，也必须保证生产、供应。

第二节　药品管理立法概述

一、药品管理

　　药品管理是指为了保证和提高药品质量所进行的各项活动的总称，包括药品质量监督管理和药品质量管理。

　　药品质量监督管理是指国家药品监督管理部门根据法律授予的权力以及法定的药品法律、法规和规章，对药品研制、生产、经营和使用的药品质量和影响药品质量的工作质量进行的监督管理。

　　药品质量管理是对确定和达到药品质量要求的必需职能和活动的管理，包括了药品研制、生产、经营和使用等机构对药品质量和对影响药品质量的各项工作质量进行的管理。

二、药品管理立法

　　药品管理立法是指特定的国家机关，依据法定的权限和程序制定、修改或废止有关药品监督管理的法律、法规的活动。

　　国家通过立法来明确对药品质量的监督管理，以保障人们用药的安全有效，它是整个国家法律体系的重要组成部分。

三、药品管理立法的特征

　　药品管理立法具有以下特征。

　　1. 立法目的是保障公众用药安全和合法权益，保护和促进公众健康

　　由于药品质量问题将直接影响用药人的健康和生命，现代药品管理立法的目的是加强药品监督管理，保证药品质量，保障公众用药安全和合法权益，保护和促进公众健康。

　　2. 立法是以药品质量标准为核心的行为规范

　　药品管理立法是规范人们在研究、生产、经营和使用药品的行为，这些行为必须确保药品的安全性、有效性。国家颁布的药品质量标准和保证药品质量的工作标准是行为规范的核心问题，这和其他法律有很大的区别。

3．药品管理的立法应具系统性

为了保障药品的质量，现代社会药品管理立法的活动日益频繁，法律、法规和规章不断增加，条文也更加详尽、精确，药品质量和工作质量都受到法律规范的严格控制。可以讲药品和药事工作是受系统的法律约束。

4．药品管理立法内容发展的国际化

随着国际之间贸易往来和技术交流的增多，迫切需要国际公认的药品质量标准。因此，近40年来各国药品管理立法的内容越来越相似，参加国际有关药品管理的国家也不断增加。这是现代药品管理立法的一个特征。

【能力与知识要点】

1．能判断一种商品是否属于药品。
2．如何正确认识、对待传统药与现代药。
3．明确处方药与非处方药的区别。
4．消费者购买药品时主要考虑的因素。
5．了解药品的特殊性。
6．国家加强药品管理立法的重要性。

【实践练习】

1．实践目的
学生可以判断某种商品是否属于药品，若为药品，可以分辨该药品属于哪类药品。

2．实践准备
（1）人员准备　将学生分为6～8人的项目小组，每组学生推选2人担任组长，组长与其他组员共同完成实践练习。
（2）商品准备　药品、医疗器械、保健食品等。

3．实践地点
教室或模拟药店可设为实践地点。

4．实践内容
① 学生分辨商品中，哪些属于药品，哪些属于保健食品或其他商品。
② 若为药品，能进一步分辨属于哪类药品。

【同步测试】

（一）A型题（最佳选择题）（备选答案中只有1个最佳答案）

1．下列不属于《中华人民共和国药品管理法》所规定的药品是（　　）。

A．中药　　　　　　　　　　　B．化学药
C．血清、疫苗　　　　　　　　D．医疗器械
E．生物药品

2．药品的特殊性不包括（　　）。

A．药品的专属性　　　　　　　B．药品的两重性
C．药品质量的重要性　　　　　D．药品的限时性
E．竞争性

3．非处方药英文缩写为（　　）。

A．APC　　　　B．OTC　　　　C．GSP　　　　D．Rx　　　　E．SOP

（二）B型题（配伍选择题）（备选答案在前，试题在后。每组若干题，每组题均对应同一组备选答案。每题只有1个正确答案，每个备选答案可重复选用，也可以不选用）

[4～8题]

A．新药　　　　　　　　　　　　　B．城镇职工基本医疗保险药品

C．国家基本药物　　　　　　　　　D．处方药

E．非处方药

4．不需要凭执业医师或执业助理医师处方即可自行判断、购买和使用（　　）。

5．从国家目前临床应用的各类药品中，经过科学评价遴选出的同类产品中具有代表性的药品品种是指（　　）。

6．分为"甲类目录"药品和"乙类目录"药品的是（　　）。

7．未曾在中国境内上市销售的药品（　　）。

8．必须凭执业医师或执业助理医师处方才可调配、购买和使用（　　）。

（三）X型题（多项选择题）（每题的备选答案中有2个或2个以上的正确答案。少选或多选均不得分）

9．下列属于药品的是（　　）。

A．狂犬病疫苗　　　　　　　　　　B．青霉素注射剂

C．化学试剂　　　　　　　　　　　D．强化维生素C的食品

E．板蓝根颗粒

10．药品管理立法的特征（　　）。

A．保障公众用药安全和合法权益

B．以药品质量标准为核心的行为规范

C．立法内容发展的国际化

D．立法应具系统性

E．立法应注重实用性

教学单元二　药事管理组织机构

【学习目标】▶▶▶

通过本教学单元的学习，学生应能够明确我国的药品监督管理机构的设置，了解国外药品管理机构的职能，为将来参与药学组织的工作打下基础。

【案例导入】▶▶▶

新年致辞┃改革开放再出发　奋进药监新征程（节选）

2018年，我们以习近平新时代中国特色社会主义思想为指导，认真贯彻党的十九大和十九届二中、三中全会精神，强化"四个意识"，坚定"四个自信"，坚决做到"两个维护"，认真贯彻党中央、国务院决策部署，扎实推进机构改革、妥善处置问题疫苗案件、扎实开展巡视整改、全面排查风险隐患、认真做好日常监管，顶住了压力，经受了考验，取得了殊为不易的成绩。

　　一年来，我们坚决贯彻落实中央关于机构改革决策部署，科学谋划"三定"规定，在职能、机构、编制等各方面取得最大程度的优化，圆满完成国家药监局组建工作，为下一步履行监管职责打下良好基础。

　　一年来，我们全力配合国务院调查组做好长春长生问题疫苗案件查处，会同有关部门对武汉生物效价不合格疫苗进行核查，积极稳妥开展后续处置工作。同时，汲取教训，举一反三，健全完善疫苗管理体制。

　　一年来，我们对全国药品安全风险隐患进行系统排查，对疫苗生产企业进行了全品种、全流程、全链条彻查，对血液制品等高风险产品实施全覆盖监督检查，对各类药品、医疗器械、化妆品生产企业开展针对性检查，逐一建立风险点台账，研究有针对性的化解措施，着力把风险消灭在萌芽状态。

　　一年来，我们持续深化药品医疗器械审评审批制度改革，深入推进仿制药质量和疗效一致性评价，九价人乳头状瘤病毒疫苗等一批临床急需和自主创新药品成功上市，全年批准上市创新药48个。进口非特殊用途化妆品行政审批改为备案。

　　一年来，我们积极推进法规制定、修订，《疫苗管理法（草案）》已提交全国人大常委会审议，《药品管理法》修订提速，药品专利期限补偿制度立法有序推进。职业化药品检查员队伍建设、智慧监管建设取得积极进展。成功当选国际人用药品注册技术协调会管理委员会成员，首次担任国际医疗器械监管机构论坛轮值主席。

（资料来源：www.nmpa.gov.cn,2019）

思考

　　1. 我国药品监督管理机构的主要职责是什么？
　　2. 我国各级药品监督管理机构是如何设置的？

　　从这个案例中，我们可以看到，药事管理组织是一个复杂的综合性社会系统。我国目前药事管理组织一般可分解为药品监督管理组织、药品行业管理组织、药学教育和科技管理组织。通过本单元的学习，大家可以了解和掌握各个组织的构成及其具体职责。

第一节　药品监督管理组织

　　药品的特殊性，决定了对药品管理必须依法管理。我国现行的药品监督管理组织，包括药品监督管理行政机构、药品检验机构、国家药品监督管理局直属技术机构。具体的药品监督管理组织体系如图1-1所示。

一、药品监督管理行政机构

　　2019年修订的《中华人民共和国药品管理法》中明确规定，国务院药品监督管理部门主管全国药品监督管理工作。省、自治区、直辖市人民政府药品监督管理部门负责所辖行政区域内的药品监督管理工作。

　　国家药品监督管理局是国家市场监督管理总局管理的国家局，为副部级。国家药监局贯彻落实党中央关于药品监督管理工作的方针政策和决策部署，在履行职责过程中坚持和加强党对药品监督管理工作的集中统一领导，其主要职责如下。

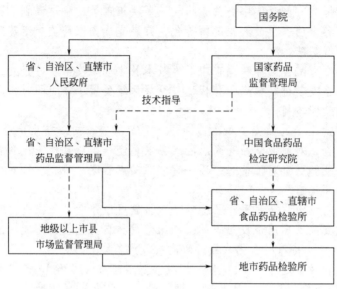

图1-1　药品监督管理组织体系图

① 负责药品（含中药、民族药，下同）、医疗器械和化妆品安全监督管理。拟订监督管理政策规划，组织起草法律法规草案，拟订部门规章，并监督实施。研究拟订鼓励药品、医疗器械和化妆品新技术、新产品的管理与服务政策。

② 负责药品、医疗器械和化妆品标准管理。组织制定、公布国家药典等药品、医疗器械标准，组织拟订化妆品标准，组织制定分类管理制度，并监督实施。参与制定国家基本药物目录，配合实施国家基本药物制度。

③ 负责药品、医疗器械和化妆品注册管理。制定注册管理制度，严格上市审评审批，完善审评审批服务便利化措施，并组织实施。

④ 负责药品、医疗器械和化妆品质量管理。制定研制质量管理规范并监督实施。制定生产质量管理规范并依职责监督实施。制定经营、使用质量管理规范并指导实施。

⑤ 负责药品、医疗器械和化妆品上市后风险管理。组织开展药品不良反应、医疗器械不良事件和化妆品不良反应的监测、评价和处置工作。依法承担药品、医疗器械和化妆品安全应急管理工作。

想一想

2008年国务院政府机构改革前，我国药品监督管理系统从省以下实行垂直管理，也就是市、县级药品监督管理局，接受省级药品监督管理局领导，直接向省级药监部门负责，市、县局的人事任免权和财政权由省局掌握，不受当地政府的制约。2008年后，各药品监督管理机构为同级人民政府的组成机构，接受各级人民政府领导，实行属地管理。请比较两种体制的利弊。

⑥ 负责执业药师资格准入管理。制定执业药师资格准入制度，指导监督执业药师注册工作。

⑦ 负责组织指导药品、医疗器械和化妆品监督检查。制定检查制度，依法查处药品、医疗器械和化妆品注册环节的违法行为，依职责组织指导查处生产环节的违法行为。

⑧ 负责药品、医疗器械和化妆品监督管理领域对外交流与合作，参与相关国际监管规则和标准的制定。

⑨ 负责指导省、自治区、直辖市药品监督管理部门工作。

⑩ 完成党中央、国务院交办的其他任务。

省、自治区、直辖市药品监督管理局（以下

简称省级药品监督管理局），是省级市场监督管理局的部门管理机构，负责药品、医疗器械和化妆品生产环节的许可、检查和处罚，以及药品批发许可、零售连锁总部许可、互联网销售第三方平台备案及检查和处罚。

案例

江苏省局召开全省药械化生产环节监管风险会商会

2019年11月7日至8日，省局在南京召开全省药械化生产环节监管风险会商会议，药品安全总监于萌出席会议并讲话。省局药品生产监管处、医疗器械生产监管处、化妆品监管处全体人员及各检查分局负责同志参加会议。

于萌强调，要高度重视药械化安全风险防控工作，深入贯彻落实习近平总书记关于防范化解重大风险的指示精神，坚持底线思维，树立风险管理理念，着力提升监管水平；要准确把握药械化生产环节质量安全风险形势，深刻认识药品、医疗器械、化妆品生产环节存在的企业主体责任落实不到位、生产不规范等突出问题，以及监管力量不足、法律法规调整幅度大等产生的监管风险，及时研判化解。

于萌要求，要有效建立药械化生产环节风险防控制度机制，一是明确严格的监管仍是有效防范化解风险的重要保障，要高质量完成年度监督检查计划，不折不扣完成国家局部署的专项检查，并对发现的违法违规行为严肃处理；二是采取有效措施督促企业落实主体责任，要建立企业产品质量安全信用档案，实施信用分类监管，并加强信息公开，对监督检查中发现的问题及处理措施适时公开；三是进一步建立健全风险评估和会商机制，定期召开风险会商会，研究分析缺陷问题，提出有针对性的监管措施，及时防范化解各类风险隐患；四是积极加强风险防控信息化建设，要建立完善监管基础数据库，设计开发风险自动化评估系统，探索引用物联网技术加强远程监管，建设药械化产品追溯平台。

会上，省局药品生产监管处、医疗器械生产监管处、化妆品监管处及各检查分局分别交流了药械化生产环节监管工作开展情况，重点分析了监管中发现的风险隐患，并就下一阶段工作提出具体工作思路，为做好明年监管工作打下了坚实基础。

（资料来源：http://da.jiangsu.gov.cn/，2019）

同学们，请想一想：该案例中药品监督管理部门履行了其哪项职责？

二、药品专业技术机构

根据《中华人民共和国药品管理法》及其他相关规定："药品监督管理部门设置或者指定的药品专业技术机构，承担依法实施药品监督管理所需的审评、检验、核查、监测与评价等工作。"

（一）药品检验机构

国务院药品监督管理部门设置国家药品检验机构，即中国食品药品检定研究院。各省、自治区、直辖市人民政府药品监督管理部门可以在本行政区域内设置省级药品检验机构。地方药品检验机构的设置规划由省、自治区、直辖市人民政府药品监督管理部门提出，报省、自治区、直辖市人民政府批准。我国的药品检验机构为法定的技术机构。

1. 中国食品药品检定研究院

中国食品药品检定研究院（以下简称中检院），原名中国药品生物制品检定所，是国家药品监督管理局的直属事业单位，是国家检验药品生物制品质量的法定机构和最高技术仲裁机构。

中检院主要职责是依照《中华人民共和国药品管理法》及有关法规承担实施药品、生物制品、医疗器械、食品、保健食品、化妆品、实验动物、包装材料等多领域产品的审批注册检验、进口检验、监督检验、安全评价及生物制品批签发，负责国家药品、医疗器械标准物质和生产检定用菌毒种的研究、分发和管理，开展相关技术研究工作。

中检院现内设机构26个，其中业务所11个：食品化妆品检定所、中药民族药检定所、化学药品检定所、生物制品检定所、医疗器械检定所、包装材料与药用辅料检定所、实验动物资源研究所、标准物质与标准化研究所、食品药品安全评价研究所、食品药品技术监督所、医疗器械标准管理研究所。

2. 省、自治区、直辖市药品检验所

省、自治区、直辖市药品检验所是省级人民政府药品监督管理部门设置的药品技术监督机构，其主要职责是依照《中华人民共和国药品管理法》及有关法规负责本辖区的药品、化妆品等健康相关产品上市前监督注册检验、上市后监督检验以及技术仲裁等。

省、自治区、直辖市药品检验所的业务技术科室一般设有：化学药品室、中药室、抗生素室、药理室、生化室、药品标准室、药品监督室、仪器分析室、化妆品室、保健食品室和食品检验室等。

👍 **小知识**

> 国家药典委员会承担了国家食品药品监督管理局于2004年初制定的"提高国家药品标准行动计划"任务，对现有的药品质量标准明显不科学、不合理、水平低、可控性差的品种，普遍进行规范和提高。

（二）国家药典委员会

根据《中华人民共和国药品管理法》的规定，国家药典委员会负责组织编纂《中华人民共和国药典》及制定、修订国家药品标准，是法定的国家药品标准工作专业管理机构。

国家药典委员会设主任委员1人，副主任委员若干人。

国家药典委员会于1950年成立第一届委员会，2017年组建成立了第十一届委员会，主要为编制2020版《中华人民共和国药典》。现行药典为2020版，2020版药典进一步扩大药品品种和药用辅料标准的收载，本版药典收载品种5911种，新增319种，修订3177种，不再收载10种，因品种合并减少6种。一部中药收载2711种，其中新增117种，修订452种。二部化学药收载2712种，其中新增117种、修订2387种。三部生物制品收载153种，其中新增20种、修订126种；新增生物制品通则2个、总论4个。四部收载通用技术要求361个，其中制剂通则38个（修订35个）、检测方法及其他通则281个（新增35个、修订51个）、指导原则42个（新增12个、修订12个）；药用辅料收载335种，其中新增65种、修订212种。

（三）国家药品监督管理局药品审评中心

国家药品监督管理局药品审评中心是对药品进行技术审评的技术职能机构，其主要职责如下。

① 负责药物临床试验、药品上市许可申请的受理和技术审评。

② 负责仿制药质量和疗效一致性评价的技术审评。

③ 承担再生医学与组织工程等新兴医疗产品涉及药品的技术审评。

④ 参与拟订药品注册管理相关法律法规和规范性文件，组织拟订药品审评规范和技术指导原则并组织实施。

⑤ 协调药品审评相关检查、检验等工作。

⑥ 开展药品审评相关理论、技术、发展趋势及法律问题研究。

⑦ 组织开展相关业务咨询服务及学术交流，开展药品审评相关的国际（地区）交流与合作。

⑧ 承担国家局国际人用药品注册技术协调会议（ICH）相关技术工作。

⑨ 承办国家局交办的其他事项。

（四）国家药品监督管理局药品评价中心

国家药品监督管理局药品评价中心，是对已批准生产上市的药品进行再评价的技术职能部门。同时加挂国家药品不良反应监测中心牌子，负责全国药品、医疗器械产品不良反应监测工作。其主要职责如下。

① 组织制定修订药品不良反应、医疗器械不良事件、化妆品不良反应监测与上市后安全性评价以及药物滥用监测的技术标准和规范。

② 组织开展药品不良反应、医疗器械不良事件、化妆品不良反应、药物滥用监测工作。

③ 开展药品、医疗器械、化妆品的上市后安全性评价工作。

④ 指导地方相关监测与上市后安全性评价工作。组织开展相关监测与上市后安全性评价的方法研究、技术咨询和国际（地区）交流合作。

⑤ 参与拟订、调整国家基本药物目录。

⑥ 参与拟订、调整非处方药目录。

⑦ 承办国家局交办的其他事项。

案 例

药审中心召开新型鼠疫疫苗技术评价基本要求专题研讨会

2019年11月26日，药审中心召开新型鼠疫疫苗技术评价基本要求专题研讨会，会议邀请流行病学、病毒学和质量控制、药理毒理、疫苗临床研究方面的专家，对新型鼠疫疫苗临床评价的相关技术要求进行了讨论。

鼠疫是我国法定的甲类传染病之一，属于自然疫源性疾病，历史上出现过数次人类之间传播肺鼠疫的暴发疫情。我国已有"皮上划痕用鼠疫活疫苗"产品上市。近年来随着生物技术进步和疫情的控制，对研发注册更新换代的新型鼠疫疫苗带来挑战。由于此类战略性疫苗无法通过临床保护效力试验证实安全有效性，国际监管机构提出采用"动物法则"支持评价。我国审评烈性传染病疫苗（包括鼠疫、炭疽、霍乱等）经验有限，本次以新型鼠疫疫苗为例召开专题研讨会，与相关专家、企业共同研讨并制定此类疫苗符合科学和我国实际的技术标准，明确技术要求。

会议主要针对预防用疫苗采用"动物法则"外推人体有效性的基本技术要求，新型鼠疫疫苗在通过动物试验预测人体有效性时，对于动物模型的选择应如何考虑，以及按照"动物法则"从动物试验推测人体有效剂量时应考虑的重要因素等三个方面展开讨论。

本次研讨会从鼓励此类战略性疫苗的研发与创新、加快注册审评等方面进行了有益的尝试。对疫苗在研发中采用"动物法则"评价其安全有效性进行了研讨，探讨了支持产品注册的技术要求。

（资料来源：http://www.cde.org.cn/，2019）

同学们，请想一想：药品审评中心在履行哪项工作职责？

第二节　药品生产经营行业管理机构

一、我国医药行业管理机构的建立

1998年根据国务院机构调整方案，国家对药品行业管理的职能进行了调整，在国家经济贸易委员会下设医药管理处，履行对医药行业管理的职能。将原国家医药管理局、国家中医药管理局、国内贸易部药品生产经营行业管理的职能移交给国家经贸委经济运行局医药管理处。

除中央部委设立专门机构进行药品的行业管理外，在省、地（市）、县经济贸易委员会下也设立了医药管理办公室，负责辖区内医药行业的管理工作。

2003年3月10日，十届全国人大一次会议通过了国务院机构改革方案，设立商务部，外经贸部和国家经贸委不再保留。商务部主管国内外贸易和国际经济合作。

根据改革方案，新设立的商务部整合了国家经贸委的内贸管理、对外经济协调和重要工业品、原材料进出口计划组织实施等职能，国家计委的农产品进出口计划组织实施等职能，以及外经贸部的职能。

二、我国医药行业管理机构的职责

原国家经贸委药品生产经营行业管理的主要任务如下。

① 贯彻、执行国家有关法律、法规。

② 对行业、企业生产经营方面进行经济管理，对医药行业经济运行进行宏观调控。

③ 根据国家产业政策，制订医药行业发展战略和规划。

④ 制订行业或企业的产品升级换代规划、计划，指导企业按国家或市场需求调整产品结构，推进技术进步，提高企业产品在国内外市场中的竞争能力。

⑤ 负责医药行业的统计、信息工作。

⑥ 负责药品、药械储备及灾情、疫情、军需、战备药品药械的紧急调度工作。

⑦ 组织实施中药、生化制药的行业管理。

现商务部关于医药行业的管理职责主要是负责研究拟定药品流通行业发展的规划、政策和相关标准，推进药品流通行业结构调整，指导药品流通企业改革，推动现代药品流通方式的发展。

第三节　药学教育、科研组织和社会团体

随着我国社会经济的快速发展，药学教育和药物科研的机构和体制都随之发生了较大变化。药物科研机构逐渐从事业性组织过渡到企业化管理，部分原有职能委托药学社团机构办理，药学社团的行业管理职能有所增强。

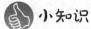 **小知识**

　　高等药学教育主要由我国的大学、学院等高等教育院校承担，中等药学教育由各中专或技术学校承担。药学继续教育主要由设有药学类专业的高校、中等学校和药学会承担。

一、药学教育组织

药学教育组织的主要功能是教育，为药学事业培养药师、药学家、药学工程师、药学企业家和药事管理的专门技术人才。我国现代药学教育体系，以高等药学教育为主体，中等药学教育、药学继续教育为辅助，在药学教育体制上，坚持

中、西药共同发展的原则。

二、药学科研组织

药学科研组织主要承担药学研究与药学工业设计等任务，其主要功能是研究开发新药、改进现有药品，以及围绕药品和药学的发展进行基础研究，提高创新能力，发展药学事业。

我国的药学科研组织有独立的药物研究院（所）以及附设在高等药学院校、大型制药企业、大型医院中的药物研究所和药物研究室两种类型。著名的药物研究单位有中国医学科学院药物研究所、中国中医研究院中药研究所、上海医药工业研究院等。为适应医药事业发展的需要以及科研体制的改革，许多独立设置的研究机构正在由事业单位向企业单位转制并改变科研投资机制，逐步使企业成为研究创新药物的主体。

三、药学社会团体

1. 中国药学会

中国药学会成立于1907年，1992年恢复加入国际药学联合会（FIP），是亚洲药物化学联合会（AFMC）的发起成员之一。

中国药学会是由全国药学科学技术工作者组成的具有公益性、学术性的社会团体，是民政部批准登记的法人社会团体，是中国药学技术协会的组成部分，是党和政府联系药学科学技术工作者的桥梁和纽带，是国家发展药学科学技术事业的重要社会力量。

根据会章规定：凡承认本会章程，具有大学本科以上学历或具有初级以上专业技术职称的药学科技工作者，热心和积极支持本会工作并具有药学及相关专业知识的科技管理工作者，均可按规定程序申请入会，经批准后，成为中国药学会会员。该会会员分个人会员和团体会员，个人会员是组织的主体，包括会员、高级会员、荣誉会员和名誉会员等。

中国药学会根据药学发展的需要设立专业委员会，现有35个专业委员会。包括中药和天然药物、生化与生物技术药物、老年药学、医院药学、抗生素、制药工程、药事管理、药剂、药学史、药物分析、药物化学、海洋药物、药物流行病学、应用药理、药物经济学、药物临床评价研究、药物安全评价研究、医药知识产权研究、生物药品与质量研究、中药资源、药物检测质量管理、抗肿瘤药物、毒性病理、纳米药物、药学教育、药物警戒、临床中药学、中药临床评价、药学服务、科学传播、中医肿瘤药物与临床研究、循证药学等专业委员会。

学会根据工作需要设立工作委员会协助理事会工作。现有产学研与创新工作委员会、组织工作委员会、学术工作委员会、青年工作委员会、财务与基金工作委员会、科技开发与医药信息工作委员会、国际交流工作委员会、编辑出版工作委员会、继续教育工作委员会和科普工作委员会共13个委员会。

2. 药学协会

我国的药学协会主要有中国医药企业管理协会、中国非处方药物协会、中国化学制药工业协会、中国医药商业协会和中国医药教育协会。

（1）中国医药企业管理协会　中国医药企业管理协会成立于1985年，是我国医药工商企业界的社会团体，该协会采取团体会员制的组织形式，只吸收团体会员。协会主要从事人员培训、企业咨询、理论研究、信息服务等项工作，编辑出版了《医药经理人》杂志。中国医药企业管理协会在业务上受中国企业管理协会的指导。

（2）中国非处方药物协会　中国非处方药物协会前称为中国大众药物协会（CPMA），成立于1988年，并加入了世界大众药物协会。该协会也采取团体会员制的组织形式。1996

年4月，在协会举行的第二届一次会员代表大会上，决定更名为中国非处方药物协会。

（3）中国化学制药工业协会　中国化学制药工业协会成立于1989年，它是化学制药工业全行业的社会经济团体，是政府与企业之间的桥梁和纽带，承担政府部门委托的行业管理任务。该协会的宗旨是为企业服务，维护会员单位的合法权益，依靠技术进步，提供信息服务，提高全行业经济效益。

（4）中国医药商业协会　中国医药商业协会成立于1989年，是医药商业系统的行业组织，它遵循自愿、平等、互助、协商的原则。协会作为政府医药主管部门的助手和参谋，协助政府搞好医药商业的行业管理工作，积极为企业服务，促进医药商业的流通。

（5）中国医药教育协会　中国医药教育协会成立于1992年，是医药教育的全国性群众团体，是国家医药主管部门、教育部门联系医药教育工作者的纽带和发展医药教育的助手。

该会设有7个职能部门、4个专业委员会。职能部门是秘书处、学术部、培训部、国际合作部、网络技术信息中心、健康教育促进办公室和继续医学教育部。4个专业委员会是专家委员会、成人教育委员会、职业继续教育委员会和高等药学院校（系）委员会。该会编辑出版《药学教育》杂志。

第四节　国外药事管理机构

发达国家的药品监督管理由于起步较早，其管理体系、运作机制等都已比较成熟，对我国来说，有很多值得借鉴的地方。本节主要介绍美国、日本的药品监督管理机构以及世界卫生组织。

一、美国药品监督管理机构

1. 美国联邦政府药品监督管理机构——FDA

FDA是美国联邦卫生与人类健康服务部下设的隶属机构，全称为"食品药品管理局"（Food and Drug Administration，FDA）。它是美国《联邦食品、药品与化妆品法》等重要药政管理法规的执法机构。负责全国药品、食品、生物制品、化妆品、兽药、医疗器械以及诊断用品等的质量监督管理。

2. 美国州政府药品监督管理机构——州药房理事会

美国各州政府的卫生行政主管机构是州公共卫生局，州药房理事会是州政府卫生行政部门下的一个机构。各州的《药房管理法》确定"州药房理事会"是药品监督管理的执法机构。

3. 美国麻醉药物强制管理局——DEA

美国麻醉药物强制管理局（Drug Enforcement Administration，DEA）是负责强制执行麻醉药物等特殊药物管理的联邦机构。

二、日本药品监督管理机构

根据日本《药事法》规定，药品和药事监督管理层次分三级，权力集中于中央政府厚生劳动省医药生活卫生局。该局设有总务课、医药品副作用被害对策室、医药品审查管理课、化学物质安全对策室、医疗器械审查管理课、医药安全对策课、监视指导麻药对策课、血液对策课等部门。

日本《药事法》规定设置药事监视员（即药品监督员），归药政机构领导管理。药事监视员分为厚生省和都道府县两级。

三、世界卫生组织

世界卫生组织（World Health Organization，WHO）是联合国专门机构，协调世界范围内人类健康保健事业发展，与各国政府卫生部门沟通、联系。WHO的宗旨是"使全世界人民获得可能的最高水平的健康"。

世界卫生组织总部设立在瑞士日内瓦，下设3个主要机构：世界卫生大会、执行委员会及秘书处。具体工作包括：①要求各国采取行动，选择、供应和合理使用基本药物；②编辑和出版国际药典；主持药品的统一国际命名；出版季刊《药物情报》，通报有关药品功效和安全的情报；③通过其合作中心向会员国提供抗生素、抗原、抗体、血液制剂、内分泌制剂的标准品，支持改进现有疫苗和研制新的疫苗；④制定并经1977年世界卫生大会通过《药品生产和质量管理规范》《国际贸易药品质量认证体制》两个制度。

【能力与知识要点】▶▶▶

1．掌握我国药品监督管理行政结构。
2．熟悉中国食品药品检定研究院的职责。
3．熟悉国家药典委员会的主要职责。
4．了解美国和日本药事管理的体制和机构。
5．能够区别不同层级的药品监督管理机构的职权划分。

【实践练习】▶▶▶

1．实践目的
学生可以区别不同层级的药品监督管理机构的职权划分。
2．实践准备
（1）人员准备　将学生分为6～8人的项目小组，每组学生推选2人担任组长与其他组员共同完成实践练习。
（2）材料准备　国家药品监督管理局、省药品监督管理局、市市场监督管理局的标志牌各1个。写有国家药品监督管理局以及省、市药品监督管理部门职责的卡片若干张。
3．实践地点
教室为实践地点。
4．实践内容
要求学生在限定时间内将写有工作职责的卡片分别放到对应的标志牌下。

【同步测试】▶▶▶

（一）A型题（最佳选择题）（备选答案中只有1个最佳答案）
1．由国家药品监督管理部门负责监督管理的有（　　　）。
A．药品、生物制品、医疗器械、保健食品
B．药品、生物制品、医疗器械、化妆品
C．药品、医疗器械、食品、化妆品
D．药品、生物制品、食品、保健食品、化妆品
E．药品、生物制品、医疗器械、食品、保健食品、化妆品
2．国家检验药品生物制品质量的法定机构和最高技术仲裁机构是（　　　）。
A．中国食品药品检定研究院　　　　B．省食品药品检验所

C. 国家药品监督管理局   D. 省药品监督管理局

E. 国家市场监督管理总局

3. 世界卫生组织的英文缩写是（   ）。

A. WTO   B. WHO   C. FDA   D. NHS   E. U.N.

4. 国家药品不良反应监测中心设在（   ）。

A. 中国食品药品检定研究院   B. 国家药典委员会

C. 药品审评中心   D. 药品评价中心

E. 食品药品审核查验中心

5. 承担拟订、调整非处方药目录的技术工作及其相关业务组织工作的是（   ）。

A. 中国食品药品检定研究院   B. 国家药典委员会

C. 药品审评中心   D. 药品评价中心

E. 食品药品审核查验中心

（二）B型题（配伍选择题）（备选答案在前，试题在后。每组若干题，每组题均对应同1组备选答案。每题只有1个正确答案，每个备选答案可重复选用，也可以不选用）

[6 ～ 8题]

A. 国家药典委员会

B. 中国食品药品检定研究院

C. 国家药品监督管理局药品审评中心

D. 国家药品监督管理局药品评价中心

E. 国家药品监督管理局食品药品审核查验中心

6. 对药品注册申请进行技术审评的机构是（   ）。

7. 对药品检验标准物质的研究和管理的机构是（   ）。

8. 负责组织制定和修订国家药品标准的机构是（   ）。

（三）X型题（多项选择题）（每题的备选答案中有2个或2个以上的正确答案。少选或多选均不得分）

9. 药事组织的基本类型有（   ）。

A. 药品生产、经营组织   B. 医疗机构药房组织

C. 药学教育组织   D. 药品管理行政组织

E. 药事社团组织

10. 世界卫生组织设置的主要机构有（   ）。

A. 世界卫生大会   B. 麻醉药品管理委员会

C. 执行委员会   D. 秘书处

E. 国际合作办公室

教学单元三　执业药师资格制度

【学习目标】▶▶▶

通过本教学单元的学习，学生应能够掌握我国执业药师资格管理制度和对违反执业药师资格制度行为的处罚规定，熟悉执业药师考试要求，了解执业药师在药品行业中的作用。

每家药店必须配备执业药师　买药将享受一对一服务（节选）

《药品经营质量管理规范》（简称药品GSP）于2013年6月1日起在全国实行，三年内，温州市2500多家药企陆续开始换发新证，从源头保证所售药品真实可靠可追溯。自2016年1月1日起，未达到新修订药品GSP要求的药店，不得继续从事药品经营活动。

根据国家药品安全"十二五"规划，新修订GSP规定，药品零售企业的法定代表人或企业负责人应当具备执业药师资格，企业应按规定配备执业药师，负责处方审核，指导合理用药。

"保守估计，我市执业药师缺口在50%以上，按照每家药店配一名的标准，很多药店都将面临缺执业药师的问题。"瑞安市食品药品监管局药械科科长金高周透露。

今年，温州市一正药房和康盛堂大药房作为两家试点药企，实行远程审方制度。在康盛堂大药房总部，审方室计划由3名执业药师坐诊，负责对15家门店传送的处方进行审核。市民前往药店出示处方后，工作人员将处方扫描至系统并上传审方室，执业药师对药方审查后，合格的将采用指纹确认、电子签名的方式回传至药房。如果处方无章无签名，则视为不合格处方，药房不予配药。

（资料来源：温州网/2013年/11月/29日）

思考

1. 新版GSP为何要求每家药店必须配备一名执业药师？
2. 新版GSP中有关执业药师的要求将对药品零售企业产生何种影响？

从这个案例中我们可以看到，新修订的《药品经营质量管理规范》明确提出从2013年6月份开始，药品零售企业必须配备执业药师。那么什么是执业药师呢？执业药师与普通药师有何不同？如何取得执业药师资格？本教学单元将为大家介绍这方面的知识。

一、执业药师

执业药师是指经全国统一考试合格，取得"执业药师资格证书"并经注册登记，在药品生产、经营、使用单位中执业的药学技术人员。

凡是从事药品的生产、经营、使用单位均应配备相应执业药师，此为开办药品生产、经营、使用单位的必备条件之一。执业药师的具体职责包括：管理药品和药学服务质量；审核、监督医生处方；与医师合作制订临床用药方案，保证合理用药；负责各类药品的用药指导和咨询；宣传药品、保健知识，开展社区药学保健服务等。

案　例

没有执业药师就没有全民用药安全

随着药品分类管理制度的不断推进，以及"大病进医院，小病去药店"的理念逐渐被人们认同，去药店购药正成为人们防病、治病、自我保健的快捷途径。但药品毕竟具有特殊性，"是药三分毒"，要确保广大群众用药安全、有效，最大限度地减少不良反应的发生，执业药师不可或缺。笔者在工作中曾经历过的几件事更说明了执业药师进驻药店的必要性。

案例一：一位女青年服用药店店员推荐的化痔片后，月经阻断，当问及当初向她荐药的店员，该店员张口结舌，无言以对，最后竟然胡乱回答"是女性不宜吧"。殊不知化痔片的主要成分是五倍子、石榴皮、乌梅、诃子等收敛之药，很多店员并不知晓这些药学知识，因此推荐错药的事时有发生。

案例二：公务员张某，因患尿路感染，持处方到药店购买头孢氨苄胶囊，接待她的审方药师是未通过执业药师资格考试的普通药师。患者买完药后，该药师竟然又叮嘱她说，抗生素都反胃，最好饭后服用。岂不知头孢氨苄胶囊饭后服影响吸收，会使治疗效果降低，空腹服用才能达到疗效。

案例三：退休职工刘某胃胀冷痛，泛吐清水，听朋友说，吃阴虚胃痛颗粒效果不错，便到药店询问店员。也许该店员不知道"阴虚则热，阳虚则寒"的理论，竟"照单卖药"，可实际上，该药并不对症。

从上面3个案例不难看出，与执业药师相比，普通药师的药学知识仍然有一定差距；而营业员更是缺乏基本的药学知识，难以正确推荐药。因此药店必须配备具有审方和药学服务能力的执业药师，并赋予其相应的权力。

（资料来源：赵成林.中国医药报，2006）

同学们，请想一想：执业药师在药店经营活动中起着怎样的作用？

二、执业药师管理

执业药师资格制度属于我国专业技术人员执业资格制度，其性质是对药学技术人员的职业准入控制。凡经过考试并成绩合格者，国家发给执业药师资格证书，表明具备执业药师的学识、技术和能力。

国家人力资源和社会保障部与国家药品监督管理局共同负责全国执业药师资格制度的政策制定、组织协调、资格考试、注册登记和监督管理工作。执业药师资格实行全国统一大纲、统一命题、统一组织的考试制度。

 小知识

药学职称与执业药师的区别

药学职称系列包括药师（初级职称）、主管药师（中级职称）、副主任药师和主任药师（高级职称）等，该称号与执业药师的内涵并不一致，表示的是专业技术人员的资格水平，获得方式也与执业药师不同。

1. 考试科目

包括药学（中药学）专业知识（一）、药学（中药学）专业知识（二）、药事管理与法规、综合知识与技能。其中，后两门为必考科目，前两门可根据报考人员所从事的专业选考。考试以两年为一个周期，必须在两个年度内通过全部科目的考试。

2. 报考资格

凡中华人民共和国公民和获准在我国境内就业的外籍人员，具备以下条件之一者，均可申请参加执业药师职业资格考试。

①取得药学类、中药学类专业大专学历，在药学或中药学岗位工作满5年；

②取得药学类、中药学类专业大学本科学历或学士学位，在药学或中药学岗位工作满3年；

③取得药学类、中药学类专业第二学士学位、研究生班毕业或硕士学位，在药学或中药学岗位工作满1年；

④取得药学类、中药学类专业博士学位；

⑤取得药学类、中药学类相关专业相应学历或学位的人员，在药学或中药学岗位工作的年限相应增加1年。

取得药学（中药学）或医学（中医学）专业高级职称并在药学（中药学）岗位工作的，可免试"专业知识（一）""专业知识（二）"，只参加"药事管理与法规""综合知识与技能"两个科目的考试；高级职称的类别为从事药学或中药学岗位工作获得的药学、医学或医药学专业高级职称。

执业药师资格考试合格者，由各省、自治区、直辖市人事（职改）部门颁发国家人力资源和社会保障部统一印制的、各省人力资源和社会保障厅用印的中华人民共和国"执业药师资格证书"。该证书在全国范围内有效。

3. 注册

执业药师资格实行注册制度。国家药品监督管理局为全国执业药师资格注册管理机构，各省、自治区、直辖市药品监督管理局为注册机构。取得"执业药师资格证书"者，须按规定向所在省（区、市）药品监督管理局申请注册。经注册后，方可按照注册的执业类别、执业范围从事相应的执业活动。未经注册者，不得以执业药师身份执业。

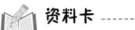 **资料卡**

> 申请注册者，必须同时具备下列条件：取得"执业药师资格证书"；遵纪守法，遵守药师职业道德；身体健康，能坚持在执业药师岗位工作；经所在单位考核同意。

执业药师变更执业地区、执业范围应及时办理变更注册手续。执业药师注册有效期为5年，有效期满前30日，向所在地注册管理机构提出延续注册申请。

4. 职责

执业药师必须遵守职业道德，忠于职守，以对药品质量负责、保证人民用药安全有效为基本准则；严格执行《药品管理法》及国家有关药品研究、生产、经营、使用的各项法规及政策；对违反《药品管理法》及有关法规的行为或决定，有责任提出劝告、制止、拒绝执行并向当地负责药品监督管理的部门报告。

执业药师在执业范围内负责对药品质量的监督和管理，参与制定、实施药品全面质量管理及对本单位违反规定的处理；执业药师负责处方的审核及监督调配，提供用药咨询与信息，指导合理用药，开展治疗药物的监测及药品疗效的评价等临床药学工作。

5. 继续教育

执业药师必须接受继续教育。执业药师应当按照国家专业技术人员继续教育的有关规定接受继续教育，更新专业知识，提高业务水平。国家药品监督管理局统一印制"执业药师继续教育登记证书"，执业药师接受继续教育经考核合格后，由培训机构在证书上登记盖章，并以此作为再次注册的依据。

6. 罚则

对未按规定配备执业药师的单位，由所在地县级以上负责药品监督管理的部门责令限期配备，并按照相关法律法规给予处罚。以欺骗、贿赂等不正当手段取得"执业药师注册证"的，由发证部门撤销"执业药师注册证"，三年内不予执业药师注册；构成犯罪的，依法追究刑事责任。

严禁"执业药师注册证"挂靠，持证人注册单位与实际工作单位不符的，由发证部门撤销"执业药师注册证"，并作为个人不良信息由负责药品监督管理的部门记入全国执业药师注册管理信息系统。买卖、租借"执业药师注册证"的单位，按照相关法律法规给予处罚。

对执业药师违反《执业药师职业资格制度规定》有关条款的，所在单位须如实上报，由药品监督管理部门根据情况给予处分。注册机构对执业药师所受处分，应及时记录在其"执业药师资格证书"中的备注"执业情况记录"栏内；执业药师在执业期间违反《药品管理法》及其他法律、法规构成犯罪的，由司法机关依法追究其刑事责任。

【能力与知识要点】▶▶▶

1. 能够进行执业药师资格考试申报。
2. 掌握执业药师资格管理制度。
3. 掌握对违反执业药师资格制度行为的处罚规定。
4. 了解执业药师在医药行业中的作用。

【同步测试】▶▶▶

（一）A型题（最佳选择题）（备选答案中只有1个最佳答案）

1. 执业药师资格注册管理机构为（   ）。
A. 国家药品监督管理部门　　　　　　B. 国家人力资源和社会保障部
C. 国家卫健委　　　　　　　　　　　D. 省级药品监督部门
E. 省人力资源和社会保障厅

2. 执业药师资格注册机构为（   ）。
A. 国家药品监督管理部门　　　　　　B. 国家人力资源和社会保障部
C. 国家卫健委　　　　　　　　　　　D. 省级药品监督部门
E. 省人力资源和社会保障厅

3. 执业药师注册有效期为（   ）。
A. 1年　　　　B. 2年　　　　C. 3年　　　　D. 4年　　　　E. 5年

4. 取得药学、中药学或相关专业大专学历，从事药学或中药学专业工作满（   ）方可参加执业药师考试。
A. 7年　　　　B. 5年　　　　C. 3年　　　　D. 2年　　　　E. 1年

（二）B型题（配伍选择题）（备选答案在前，试题在后。每组若干题，每组题均对应同一组备选答案。每题只有1个正确答案，每个备选答案可重复选用，也可以不选用）

[5～9题]
A. 调离岗位　　　　　　　　　　　　B. 收回证书，取消其执业药师资格
C. 限期配备　　　　　　　　　　　　D. 如实上报
E. 依法追究其刑事责任

5. 对未按规定配备执业药师的单位（   ）。
6. 对经过培训仍不能通过执业药师资格考试者（   ）。
7. 对涂改、伪造或以虚假和不正当手段获取"执业药师资格证书"或"执业药师注册证"的人员（   ）。
8. 对执业药师违反规定有关条款的，所在单位须（   ）。
9. 执业药师在执业期间违反《药品管理法》及其他法律、法规构成犯罪的（   ）。

（三）X型题（多项选择题）（每题的备选答案中有2个或2个以上的正确答案。少选或多选均不得分）

10. 申请执业药师注册者，必须同时具备下列条件（   ）。
A. 取得"执业药师资格证书"　　　　　B. 遵纪守法，遵守药师职业道德
C. 身体健康，能坚持在执业药师岗位工作　D. 经所在单位考核同意
E. 中华人民共和国公民

教学单元四　《中华人民共和国药品管理法》和《中华人民共和国药品管理法实施条例》

【学习目标】》》》

通过本单元的学习，学生应能够了解《中华人民共和国药品管理法》（以下简称《药品管理法》）和《中华人民共和国药品管理法实施条例》（以下简称《实施条例》）的立法目的和发展药品的方针；掌握药品生产、经营企业的管理要求以及医疗机构的制剂管理；熟悉药品管理、药品行政监督和法律责任等内容，树立起依法从业的观念。

【案例导入】》》》

广州警方侦破涉案额逾2亿元假药案　抓获嫌疑人16人

中新社广州7月5日电（记者程景伟），据广州警方5日晚通报，警方近期侦破一宗涉案额超过2亿元人民币的假药案件。

据警方介绍，5月24日，在广东省公安厅指导以及广州市食品药品监管部门的支持下，广州警方对一起生产销售假药案开展统一收网，兵分多路奔赴广州市天河区、白云区及佛山市等6个涉案窝点同时进行查处，抓获犯罪嫌疑人16人，依法刑事拘留10人，查扣作案车辆3辆，查获用于生产假药的搅拌机、烘干机、自动化包装机等机器、生产模具一大批。

广州警方现场查获假冒"万某可"等假药123种2600万余粒，以及假药原材料1570千克，各类假药包材76种约1080万张，涉案价值超过2亿元人民币。

经警方初步查明，该团伙在广州市、佛山市等地租用民宅作为厂房，雇请生产工人，通过网上购买西地那非、酚酞、玉米粉、空胶囊、印制包装材料等生产原材料，大量生产假冒的"万某可"药物及老中医补肾丸、"狼神1号"等假壮阳药和各类减肥胶囊。

（资料来源：中国新闻网，2018）

思考

1. 假药的定义是什么？
2. 该团伙的行为违反了药品管理法何种规定？应受到何种惩罚？

在这个案例中，我们可以看到，销售假药对消费者带来的危害性。那么到底什么是假药？应如何判断？是不是只有质量不合格的药品才属于假劣药？违反国家的有关法规将受到何种惩罚？国家如何通过加强药品的监督管理，达到保障人们用药的安全？通过本单元的学习，你可以找到答案。

第一节　《药品管理法》及《实施条例》颁布的意义和修订

关于药品监督管理的规范性文件有很多，其中法律层次最高的是《中华人民共和国药品管理法》，其次是《中华人民共和国药品管理法实施条例》。本单元我们主要学习这两部法律法规的有关内容。

一、颁布《药品管理法》《实施条例》的意义

加强药品管理，提高药品质量，保障人民用药安全，是关系到亿万人民身体健康的大事。颁布和制定《药品管理法》具有划时代的意义，它标志着我国药品监督管理工作进入法制化的新阶段，使药品监督管理工作有法可依，依法办事。它的颁布实施有利于发挥人民群众对药品质量的监督作用，使药品经济活动在法律的保护和制约下健康高速发展。

> **小知识**
>
> 《实施条例》增加了新的规定，包括：明确执法主体层级；科学划分职责事权；规范审批程序时限，防止和杜绝行政不作为；适应WTO规则，做到与国际惯例接轨等。

《实施条例》作为与《药品管理法》配套实施的行政法规，具体细化了《药品管理法》的法律条文，使其更具可操作性。

总之，《药品管理法》及《实施条例》为药品监督管理部门依法行政提供了法律依据，为人民群众维护自己的合法权益提供了有力武器，为医药事业的健康发展提供了可靠的保证。

二、《药品管理法》的修订

第一部《中华人民共和国药品管理法》由六届全国人大常委会第七次会议于1984年9月20日通过，自1985年7月1日起施行。自1984年至今，药品管理法共经历了两次重大修订。

第一次修订时间是2001年。2001年2月28日，九届全国人大常委会第二十次会议通过了修订的《药品管理法》，于2001年12月1日起实施。

2001年修订的《药品管理法》针对药品监督管理工作中的实际情况，对原有法律条文做了大量修改，由原来的60条变为修改后的106条，具体包括：明确新的药品监督管理执法主体；简化新开办药品生产、经营企业的审批环节；加大对制售假劣药品等违法行为的处罚及打击力度，完善法律责任制度和行政执法手段；增加药品广告、药品价格、药品回扣等相关规定，依法解决人民群众和广大医药企业关注的热点问题；实行GMP、GSP规范认证制度、药品分类管理制度和药品不良反应报告制度；增加了对药品监督管理部门和人员监督的规定；明确了药品检验机构的法律地位，规范了药品监督检验收费的管理等。

2013年和2015年，《药品管理法》分别进行了两次修正，主要是就药品委托生产和药品价格等方面的规定进行了调整。

第二次修订时间是2019年。2019年8月26日，新修订的《中华人民共和国药品管理法》经十三届全国人大常委会第十二次会议表决通过，于2019年12月1日起施行。

2019年新修订《药品管理法》主要有以下重大修改：第一方面，从篇章结构方面进行了重大调整，2015年修正的《药品管理法》有10章104条，修订以后变成12章155条；新修订的《药品管理法》强化了药品研制这个阶段的管理，强化了上市后监管，也强化了药品的供应保障。第二方面，完善了药品管理法的立法宗旨，将保护和促进公众健康作为药品监管的立法宗旨，实际上也是药品监管的使命，这样药品监管更加积极、更加开放、更加担当、更加作为。第三方面，确定了药品管理的基本原则，即风险管理、全程管控、社会共治，并与之相适应，建立了一系列的监管制度、监管机制、监管方式等，来推进药品监管的现代化。第四方面，确立了药品上市许可持有人制度、药品全程追溯制度、药物警戒制度，附条件审批制度、优先审批制度等等一系列的制度，进一步推进我国药品监管法律体系升级。第五方面，特别强调了药品监管体系和监管能力建设，强调要建立职业化、专业化的检查员队伍，

这也是这次《药品管理法》非常重要的亮点。第六方面，完善了药品安全的责任制度，坚持重典治乱，严惩各种违法行为，确实体现四个最严的要求。

第二节 《药品管理法》及《实施条例》的主要内容

一、总则

《药品管理法》第一章总则主要包括：药品管理法立法的宗旨；药品管理法适用范围；我国发展药品的方针；药品监督管理体制；药品检验机构的设置等。

1. 药品管理法立法的宗旨

（1）加强药品管理 该目的贯穿整部《药品管理法》，新法规定了生产、经营药品和配制医疗机构制剂的许可证制度、国家药品标准制度、药品注册制度等一系列制度和手段来加强监督管理，以保证药品质量。

（2）保证药品质量 影响药品质量的因素是多方面的，只有对药品从研制到使用的全过程、各环节进行监督管理，才能保证药品质量。

（3）保障公众用药安全和合法权益 用药安全是药品监管的首要目的，也是我国每个公民都应享有的权利。

（4）保护和促进公众健康 这是制定《药品管理法》的最根本的目的。为了实现这一目的，必须保障公众用药安全和合法权益；为了保障公众用药安全和合法权益，必须保证药品质量；而为了保证药品质量，必须加强药品管理。

2. 药品管理法适用范围

（1）地域范围 《药品管理法》的地域范围是在中华人民共和国境内，香港、澳门特别行政区按照其基本法规定办理。

（2）对象范围 指与药品有关的各个环节和主体，包括从事药品研制、生产、经营、使用和监督管理的单位或者个人。

3. 我国发展药品的方针

国家发展现代药和传统药，充分发挥其在预防、医疗和保健中的作用；国家保护野生药材资源，鼓励培育中药材；国家鼓励研究和创制新药。

4. 药品监督管理体制

《药品管理法》及《实施条例》规定，国务院药品监督管理部门主管全国药品监督管理工作；国务院有关部门在各自的职责范围内负责与药品有关的监督管理工作。

5. 药品检验机构的设置

药品检验机构作为药品专业技术机构，主要承担依法实施药品监督管理所需的审评、检验、核查、监测与评价等工作，可以由药品监督管理部门设置，也可以由药品监督管理部门指定。

 小·链接

《药品管理法》的"使用"是指医疗单位对患者使用药品的活动，不包括患者自行使用药品；《药品管理法》规定的有关部门涉及药品价格主管部门、卫生行政部门、中医药管理部门、市场监督管理部门、海关、监察部门、经济综合部门。

二、药品生产企业管理

药品生产企业管理内容主要包括了药品生产企业的开办条件、程序及药品生产企业应遵守的规定。

👍 **小知识**

药品生产企业是指生产药品的专营或兼营企业。

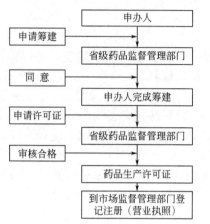

图1-2 药品生产企业开办程序

❓ **想一想**

药品生产企业若没有"药品生产许可证"是否可以从事药品生产活动？

1. 药品生产许可证管理

（1）开办药品生产企业的审批规定　开办药品生产企业，须经企业所在地省、自治区、直辖市人民政府药品监督管理部门批准并发给"药品生产许可证"，凭"药品生产许可证"到工商行政管理部门办理登记注册。

（2）开办药品生产企业的程序　开办药品生产企业申请人首先申请筹建，经省、自治区、直辖市人民政府药品监督管理部门同意后，开始筹建；第二步，筹建完成后，申请"药品生产许可证"；第三步是申办人凭"药品生产许可证"到市场监督管理部门依法办理登记注册。具体步骤如图1-2所示。

（3）"药品生产许可证"的相关要求　"药品生产许可证"有效期为5年。有效期届满，需要继续生产药品的，持证企业应当在许可证有效期届满前6个月，按照国务院药品监督管理部门的规定申请换发"药品生产许可证"。

药品生产企业变更"药品生产许可证"许可事项的，应当在许可事项发生变更30日前，向原发证机关申请"药品生产许可证"变更登记；未经批准，不得变更许可事项。原发证机关应当自收到申请之日起15个工作日内作出决定。申请人凭变更后的"药品生产许可证"到市场监督管理部门依法办理变更登记手续。

2. 开办药品生产企业必须具备的条件

《药品管理法》规定了开办药品生产企业的4项条件：

① 具有依法经过资格认定的药学技术人员、工程技术人员及相应的技术工人；

② 具有与其药品生产相适应的厂房、设施和卫生环境；

③ 具有能对所生产药品进行质量管理和质量检验的机构、人员以及必要的仪器设备；

④ 具有保证药品质量的规章制度，并符合国务院药品监督管理部门依据本法制定的药品生产质量管理规范要求。

📖 **资料卡**

原料是指生产药品所需的原材料；辅料是指生产药品和调配处方时所用的赋形剂和附加剂。委托生产是指拥有药品批准文号的企业，委托其他药品生产企业进行药品代加工，其批准文号不变。

3. 药品生产必须遵守的规定

（1）从事药品生产活动的要求　从事药品生产活动，应当遵守药品生产质量管理规范，建立健全药品生产质量管理体系，保证药品生产全过程持续符合法定要求。

（2）药品生产标准和生产记录　药品必须按照国家药品标准和国务院药品监督管理部门批准的生产工艺进行生产，生产记录必须完整准确，并按规定时间保存。药品生产企业改变影响药品质量的生产工艺的，必须报原批准部门审核批准。

中药饮片必须按照国家药品标准炮制；国家药品标准没有规定的，必须按照省、自治区、直辖市人民政府药品监督管理部门制定的炮制规范炮制。省、自治区、直辖市人民政府药品监督管理部门制定的炮制规范应当报国务院药品监督管理部门备案。

（3）对生产药品原料、辅料要求 生产药品所需的原料、辅料，必须符合药用要求。

药品生产企业生产药品所使用的原料药，必须具有国务院药品监督管理部门核发的药品批准文号或者进口药品注册证书、医药产品注册证书；但是，未实施批准文号管理的中药材、中药饮片除外。

案 例

齐齐哈尔第二制药厂用假原料制造"亮菌甲素注射液"案

2006年，齐齐哈尔第二制药厂用假原料制造假药，导致9人死亡的事件在全国引起轩然大波。本次齐齐哈尔二药厂恶性的事件问题皆因该批注射液中一种名为"丙二醇"的药用辅料出了问题。该厂用二甘醇替代丙二醇辅料用于生产，含有二甘醇的亮菌甲素注射液是导致病人肾功能急性衰竭的直接原因。

尽管药用辅料用量有限，但其生产标准却很严格，技术门槛挡住了不少企业。但正由于国内专业生产药用辅料的厂家太少，大多数企业的研发实力不高，加之近年来化工、食品企业纷纷参与药用辅料市场的激烈竞争，这些都直接、间接地促使很多企业竞相压缩成本，进而导致药用原辅料质量参差不齐。之前该厂所生产的亮菌甲素注射液所使用的原料来自国外进口，每吨的价格达到了17000元人民币，但是这次他们所购买的假的丙二醇原料只有6000元人民币左右，这个中间是否存在着降低成本导致购买到假的原材料的这种可能性呢？

（资料来源：黄佩.广州日报，2006）

同学们，请想一想：原料质量对生产合格药品的重要性是什么？该案件中最终导致命案的原因是什么？

4. 药品生产的检验

药品生产企业必须对其生产的药品进行质量检验；不符合国家药品标准或者不按照省、自治区、直辖市人民政府药品监督管理部门制定的中药饮片炮制规范炮制的，不得出厂。

三、药品经营企业管理

药品经营企业管理主要包括了开办药品经营企业的条件和程序、药品经营企业必须遵守的规定等内容。

1. 药品经营许可证管理

（1）开办药品经营企业的审批规定 药品经营企业包括药品批发企业和药品零售企业。开办药品批发企业，须经企业所在地省、自治区、直辖市人民政府药品监督管理部门批准并发给"药品经营许可证"；开办药品零售企业，须经企业所在地县级以上地方药品监督管理部门批准并发给

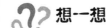

想一想

药品经营企业若没有"药品经营许可证"是否可以从事药品经营活动？

"药品经营许可证"，凭"药品经营许可证"到市场监督管理部门办理登记注册。

（2）开办药品经营企业的程序

① 开办药品批发企业的程序。第一步，申办人向拟办企业所在地省级药品监督管理部门提出筹建申请，提交有关资料，经药品监督管理部门同意后，开始筹建；第二步是筹建完成后，申请"药品经营许可证"，经审批获得许可证；第三步为持许可证到市场监督管理部门办理登记注册，取得营业执照。具体步骤如图1-3所示。

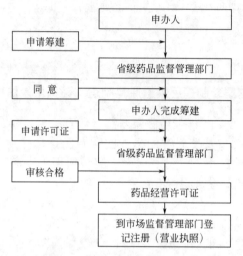

图1-3　药品批发企业开办程序

② 开办药品零售企业的程序。申办人向拟办企业所在地县级以上地方人民政府药品监督管理部门提出申请，提交有关资料，经药品监督管理部门受理后安排现场检查，通过检查的颁发"药品经营许可证"；最后持许可证到市场监督管理部门办理登记注册，取得"营业执照"。具体步骤如图1-4所示。

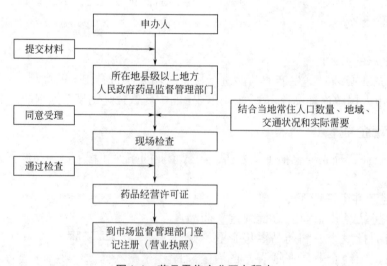

图1-4　药品零售企业开办程序

（3）"药品经营许可证"的相关要求　"药品经营许可证"有效期为5年。有效期届满，需要继续经营药品的，持证企业应当在许可证有效期届满前6个月，按照国务院药品监督管理部门的规定申请换发"药品经营许可证"。

药品经营企业变更"药品经营许可证"许可事项的，应当在许可事项发生变更30日前，向原发证机关申请"药品经营许可证"变更登记；未经批准，不得变更许可事项。原发证机关应当自收到企业申请之日起15个工作日内作出决定。申请人凭变更后的"药品经营许可证"到市场监督管理部门依法办理变更登记手续。

（4）药品的设点经营　交通不便的边远地区城乡集市贸易市场没有药品零售企业的，当地药品零售企业经所在地县级以上地方人民政府药品监督管理部门批准并到市场监督管理部门办理登记注册后，可以在该城乡集市贸易市场内设点并在批准经营的药品范围内销售非处方药。

2. 开办药品经营企业必须具备的条件

《药品管理法》规定了开办药品经营企业的4项条件：

① 具有依法经过资格认定的药师或者其他药学技术人员；

② 具有与所经营药品相适应的营业场所、设备、仓储设施、卫生环境；

③ 具有与所经营药品相适应的质量管理机构或者人员；

④有保证药品质量的规章制度，并符合国务院药品监督管理部门依据本法制定的药品经营质量管理规范要求。

此外，还应当遵循方便群众购药的原则。

3. 对企业药品购销行为要求

（1）对购进药品进行质量控制　药品经营企业购进药品，必须建立并执行进货检查验收制度，验明药品合格证明和其他标识；不符合规定要求的，不得购进。

（2）购销记录必须完整　购销记录是药品经营企业购销活动的客观凭证，在出现问题时，购销记录是查对、参考的依据。根据药品管理法的要求购销记录必须注明药品的通用名称、剂型、规格、批号、有效期、生产厂商、购（销）货单位、购（销）货数量、购销价格、购（销）货日期及国务院药品监督管理部门规定的其他内容。

（3）药品经营企业销售药品的规定　药品经营企业销售药品必须准确无误，并正确说明用法、用量和注意事项；调配处方必须经过核对，对处方所列药品不得擅自更改或者代用；对有配伍禁忌或者超剂量的处方，应当拒绝调配；必要时，经处方医师更正或者重新签字，方可调配；药品经营企业销售中药材，必须标明产地。

（4）药品保管、出入库检查制度　药品经营企业必须制定和执行药品保管制度，采取必要的冷藏、防冻、防潮、防虫、防鼠等措施，保证药品质量。药品入库和出库必须执行检查制度。

（5）城乡集市贸易市场出售中药材的规定　城乡集市贸易市场不得出售中药材以外的药品，但持有"药品经营许可证"的药品零售企业在规定的范围内可以在城乡集市贸易市场设点出售中药材以外的药品。

小知识

药品经营企业是指经营药品的专营或兼营企业。

小知识

验明药品合格证明内容包括：验明供货方的许可证和营业执照，药品的检验合格报告单和质量标准，药品的批准文号和生产批号。进口药品需提供加盖了供货单位质量检验机构原印章的"进口药品注册证"和"进口药品检验报告书"复印件。同时检验其他标识包括检验药品的包装、标签、说明书等项内容。

案 例

男子网购假药到农贸市场贩卖

今日，记者从北部新区公安分局获悉，日前，该分局在与渝北药监局的联合整治行动中，查处了一起网上购买假药贩卖的案件，并抓获犯罪嫌疑人高某。目前，高某已被刑事拘留。

5月15日上午，礼嘉镇一农贸市场内，远远听见一小贩的吆喝声，"各位叔叔大伯，婶婶婆婆，我是合川人士，由于家道中落，迫于生计，今天来到贵地特向各位前辈介绍我们高家祖传药油，能镇痛、止痒，对抽筋、咳嗽、风湿骨痛、腰酸背痛、皮肤瘙痒等病有显著疗效……"声音所传之处，聚集了很多群众。走近一看，一张简单的宣传画铺在地上，上面摆放十多瓶分别装有黑色和黄色液体的玻璃小药瓶，旁边的一个托盘内摆放了一个粉红色塑料瓶，里面泡有一条毒蛇、三只蜈蚣、七只蝎子，一个中年男子拿着样品在给旁边的群众吹嘘着。

当礼嘉镇派出所民警和药监局的工作人员出现在高某面前时，高某立即傻眼了。在询问其无行医资格后，民警将高某带回派出所做进一步调查，并将摆放在地上的大量药品和宣传画一并收缴。

据高某交代，3月底其在网上看见一篇帖子，上面讲的是在集市上贩卖一种名为"麝香五毒追风透骨油"的中成药，其成分包含蛇、蝎子、蟾蜍之类的五毒。高某认为有钱可赚，就根据帖子上的联系方式联络卖方，花了3000多元购买了11斤透骨油，并将其用自来水勾兑，灌入小玻璃瓶中贩卖。高某先后在北部新区、渝北、北碚等地乡镇集市上多次贩卖透骨油，一共卖出了500多瓶，涉案金额5000多元。在北部新区李家镇贩卖过程中，被礼嘉镇派出所民警查获。经渝北区药监局执法人员判定，高某贩卖的透骨油为假药。目前，高某已被刑事拘留。

（资料来源：重庆商报，2011-05-24）

同学们，请想一想：高某的行为违反了《药品管理法》中哪些规定？

四、医疗机构的药剂管理

医疗机构的药剂管理主要包括了对医疗机构技术工作人员和配制制剂的要求、对医疗机构购进药品、调配处方和药品保管的规定等内容。

1. 对医疗机构药剂技术工作人员的规定

医疗机构审核和调配处方的药剂人员必须是依法经资格认定的药学技术人员。非药学技术人员不得直接从事药剂技术工作。

2. "医疗机构制剂许可证"的管理

（1）"医疗机构制剂许可证"的申报与审批　医疗机构配制制剂，须经所在地省、自治区、直辖市人民政府卫生行政部门审核同意，由省、自治区、直辖市人民政府药品监督管理部门批准，发给"医疗机构制剂许可证"。无"医疗机构制剂许可证"的，不得配制制剂。

省、自治区、直辖市人民政府卫生行政部门和药品监督管理部门应当在各自收到申请之日起30个工作日内，作出是否同意或者批准的决定。具体程序如图1-5所示。

"医疗机构制剂许可证"有效期为5年，有效期届满，医疗机构应当在许可证有效期届满前6个月，按照国务院药品监督管理部门的规定申请换发"医疗机构制剂许可证"。医疗

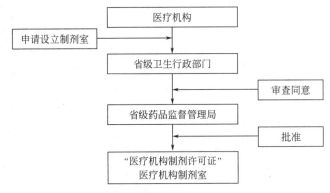

图1-5 "医疗机构制剂许可证"审批程序

机构终止配制制剂或者关闭的,"医疗机构制剂许可证"由原发证机关缴销。

（2）"医疗机构制剂许可证"的变更 医疗机构变更"医疗机构制剂许可证"许可事项的,应当在许可事项发生变更30日前,向原审核、批准机关申请"医疗机构制剂许可证"变更登记;未经批准,不得变更许可事项。原审核、批准机关应当在收到申请之日起15个工作日内作出决定。

3．医疗机构配制制剂的质量管理要求

医疗机构配制制剂,必须具有能够保证制剂质量的实施、管理制度及检验仪器和卫生条件。为了加强医疗机构配制制剂的质量管理,国家药品监督管理局颁布了《医疗机构制剂质量管理规范》（简称为GPP）,对医疗机构配制制剂必须具备条件和质量管理作出明确的要求（内容基本与GMP类似,请参见GMP内容）。

4．医疗机构配制制剂的管理

（1）医疗机构配制的制剂,应当是本单位临床需要且市场上没有供应的品种,并须经所在地省、自治区、直辖市人民政府药品监督管理部门批准后方可配制。配制的制剂必须按照规定进行质量检验;合格的,凭医师处方在本医疗机构使用。特殊情况下,经国务院或者省、自治区、直辖市人民政府的药品监督管理部门批准,医疗机构配制的制剂可以在指定的医疗机构之间调剂使用。

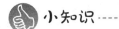 **小知识**

医疗机构制剂,是指医疗机构根据本单位临床需要经批准而配制、自用的固定处方制剂。

（2）医疗机构配制制剂,必须按照国务院药品监督管理部门的规定报送有关资料和样品,经所在地省、自治区、直辖市人民政府药品监督管理部门批准,并发给制剂批准文号后,方可配制。

（3）医疗机构配制的制剂不得在市场上销售或者变相销售,不得发布医疗机构制剂广告。

发生灾情、疫情、突发事件或者临床急需而市场没有供应时,经国务院或者省、自治区、直辖市人民政府的药品监督管理部门批准,在规定期限内,医疗机构配制的制剂可以在指定的医疗机构之间调剂使用。

国务院药品监督管理部门规定的特殊制剂的调剂使用以及省、自治区、直辖市之间医疗机构制剂的调剂使用,必须经国务院药品监督管理部门批准。

5．医疗机构购进和保管药品及处方调配的规定

（1）购进药品的规定 医疗机构购进药品,必须建立并执行进货检查验收制度,验明药品合格证明和其他标识;不符合规定要求的,不得购进和使用。

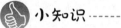 小知识

　　个人设置的门诊部、诊所等医疗机构不得配备常用药品和急救药品以外的其他药品。常用药品和急救药品的范围和品种，由所在地的省、自治区、直辖市人民政府卫生行政部门会同同级人民政府药品监督管理部门规定。

　　（2）处方调配的规定　医疗机构的药剂人员调配处方，必须经过核对，对处方所列药品不得擅自更改或者代用。对有配伍禁忌或者超剂量的处方，应当拒绝调配；必要时，经处方医师更正或者重新签字，方可调配。

　　医疗机构向患者提供的药品应与诊疗范围相适应，并凭执业医师或者执业助理医师的处方调配。

　　（3）药品保管的规定　医疗机构必须制定和执行药品保管制度，采取必要的冷藏、防冻、防潮、防虫、防鼠等措施，保证药品质量。

案例

哈尔滨三家民营医院卖自制假药、无名药上千元（节选）

　　老百姓"看病难""看病贵"，一直是全社会共同关注的民生难题，但解决了它就可以了吗？如果患者遇到的是庸医，开的是假药，还能把病看好吗？日前，针对多起患者投诉，记者历时一周暗访了哈市多家民营医院，发现这些医院主要以卖假药谋利。

　　2011年7月14日上午9时许，记者没经挂号就直接来到黑龙江省某医院糖尿病科，记者表示自己母亲患有糖尿病，但身体不好不方便出门，看能不能替母亲看病并开点药回去吃。老大夫开始询问记者母亲的病情，但几乎没怎么听便为记者开下了近1000元一个月药量的处方药"渴康胶囊"。

　　交钱拿药后，记者看到印有黑药制字（2003）Z第0007号的"渴康胶囊"，生产企业为黑龙江省中西医结合学会门诊，后经哈尔滨市药监局鉴定为假药。

　　7月15日上午，记者再次以患者身份来到这家医院的胃肠科，以同样方式开出了标有黑卫药制字（2004）Z第0041号的"健胃丸"，后经鉴定也是医院自制假药。

　　7月17日中午，记者来到道外区同发头道街9号的黑龙江××神经专科医院，记者表示睡眠不好想让医生开点有助于睡眠的药，花5元钱挂号后，记者被领到"专家"办公室。

　　随后，"专家"给记者开了价值700多元一个月量的三种药。记者看到，处方上没有明确的药名，只是简单的类似英文字母的代码，记者交了240元钱拿到了三小包药。其中一包为"环林散"，上面印有"传统名方改造，取材精良，配伍独特，专治神经系统疾病良药，哈卫药制字（内）-（99-1359）等字样；另一包为"安神胶囊"，除了药名与"环林散"的标识完全相同；还有一瓶标有"卫进食健字（1997）第009号"、哈尔滨市×××医疗保健有限公司经销的"松果体素片"。

　　7月18日，记者拿着患者投诉及在各家医院搜集的假药来到了哈尔滨市药监局，工作人员说，按照规定：医疗机构配制制剂，需经所在地省、自治区、直辖市人民政府卫生行政部门审核同意，由省、自治区、直辖市人民政府药品监督管理部门批准，发给"医疗机构制剂许可证"。没有许可证不得配制制剂。同时《药品管理法》第四十八条明确规定："禁止生产（包括配制，下同）、销售假药。""必须批准而未经批准生产"或者"必须取得批准文号而未取得批准文号的原料药生产"的药品，视为假药。

（资料来源：李宴群.黑龙江晨报，2011）

五、假药和劣药

1. 假药的定义

有下列情形之一的，为假药：①药品所含成分与国家药品标准规定的成分不符的；②以非药品冒充药品或者以他种药品冒充此种药品；③变质的药品；④药品所标明的适应证或者功能主治超出规定范围。

与修订前相比，新修订《药品管理法》假药的定义变化很大，取消了按假药论处的情形，直接规定了四种属于假药的情况，其中前三种情况主要是从药品功效的角度进行定义，第四种是从管理程序方面进行定义。原法定义的按照假药论处的几种情形，比如：国务院药品监督管理部门规定禁止使用的；依照本法必须批准而未经批准生产、进口，或者依照本法必须检验而未经检验即销售的；使用依照本法必须取得批准文号而未取得批准文号的原料药生产的；在新法中不再定义为假药，而是属于法律所禁止的行为。

2. 劣药的定义

有下列情形之一的，为劣药：①药品成分的含量不符合国家药品标准；②被污染的药品；③未标明或者更改有效期的药品；④未注明或者更改产品批号的药品；⑤超过有效期的药品；⑥擅自添加防腐剂、辅料的药品；⑦其他不符合药品标准的药品。

与修订前相比，新修订《药品管理法》劣药的定义变化之处在于，取消了按劣药论处的情形，将原属于按劣药论处的六种情形直接转为劣药定义。其中新增"被污染的药品"属于劣药，删除了"直接接触药品的包装材料和容器未经批准的按劣药论处"。

此外，《药品管理法》第九十八条还明确了禁止未取得药品批准证明文件生产、进口药品；禁止使用未按照规定审评、审批的原料药、包装材料和容器生产药品。

案例

吃安神丸险些丧命 安眠药里暗藏杀机

1. 朱砂安神丸违法添加地西泮

药品：吉林省沈辉药业有限公司生产的朱砂安神丸

查获地点：宁波市江东广慈门诊部

浙江省宁波市的张师傅服用该公司生产的朱砂安神丸之后，出现了沉睡迷糊的症状。经浙江省药检所检验，该批朱砂安神丸的微生物含量严重超标，细菌数是标准限量的40倍，霉菌数为标准限量的近2倍！此外，作为中成药，这批朱砂安神丸却含有一种西药成分地西泮（安定）。

按照《中华人民共和国药品管理法》的规定，药品所含成分与国家药品标准规定的成分不符的是假药。

2. 随意夸大药品的适应证

（1）益视颗粒

药品：山西仁源堂药业有限公司生产的益视颗粒

查获地点：宁波市光明眼病医院

在药监部门批准的说明书中，益视颗粒应该适用于青少年假性近视，而益视颗粒实际销售的药品说明书却被改为：用于青少年近视，假性两个字被去掉了。

按照《中华人民共和国药品管理法》的相关规定，药品所标明的适应证或者功能主治超出规定范围的按假药论处。

（2）乌贝颗粒

药品：安徽先求药业有限公司生产的乌贝颗粒

查获地点：宁波市世纪药行

乌贝颗粒的外包装上标注有OTC（非处方药）的标志，但执法人员却认为它不是非处方药，因为它的功能主治一项中写着可用于胃及十二指肠溃疡。按照相关规定，包括消化道溃疡在内的一些用于急救和其他患者不宜自我治疗的药品应该为处方药。药品包装上标明的是非处方药，但功能描述的适应证却超出了规定范围，乌贝颗粒应按假药论处。

（资料来源：http://www.cctv.com）

请同学们结合案例，加深对假药和劣药定义及按假劣药处理情形的理解。

六、药品包装的管理

药品包装的管理主要包括了药品的包装材料和容器的管理、药品标签和说明书的管理的内容，相关的法规包括了《药品管理法》第四十六条、第四十八条和第四十九条，《直接接触药品的包装材料和容器的管理办法》和《药品说明书和标签管理规定（局令第24号）》。

1. 药品的包装材料和容器的管理

药品的包装分为内包装和外包装。内包装是指直接与药品接触的包装，如安瓿、大输液瓶、片剂或胶囊剂的泡罩、铝箔等。内包装以外的包装称为外包装，按由里向外可分为中包装和大包装。

（1）直接接触药品的包装材料和容器（简称药包材）的管理

① 药包材的相关要求。由于药品包装材料、容器在使用过程中，有的组分可能被所接触的药品溶出或与药品相互作用，或被药品长期浸泡腐蚀脱片而直接影响药品质量。因此，药包材的组成配方、原辅料及生产工艺必须与所包装的药品相适应。

直接接触药品的包装材料和容器，必须符合药用要求，符合保障人体健康、安全的标准，并由药品监督管理部门在审批药品时一并审批；药品生产企业不得使用未经批准的直接接触药品的包装材料和容器；对不合格的直接接触药品的包装材料和容器，由药品监督管理部门责令停止使用。

② 药包材的注册管理。我国目前对药包材管理采取许可证制度和药包材注册制度。凡是列入《药品包装材料生产企业许可证管理产品目录》中的药包材生产企业，实施"药品包装材料生产企业许可证"管理，由国家药品监督管理局安全监管司统一组织实施。"药品包装材料生产企业许可证"由国家药品监督管理局统一印制，有效期为5年。

药包材须经药品监督管理部门注册并获得"药品包装材料注册证书"后方可生产。未经注册的药包材不得生产、销售、经营和使用。"药品包装材料注册证书"有效期为5年，期满前6个月按规定申请换发。

案 例

陈仓查处一起无证生产药包材案

陕西省宝鸡市陈仓区药品监管分局接到群众举报称，某塑料制品厂未获得"药包材注册证"擅自生产药包材，遂立即组织人员进行核查。随后执法人员在该厂车间内现场发现正在生产的药包材"药用聚氯乙烯（PVC）硬片"，向其索取药包材批准证明文件，该厂不能提供。针对这种情况，执法人员责令该厂立即停止生产，并对其已生产的药包材进行了先行登记保存。经过调查，该局根据《直接接触药品的包装材料和容器管理办法》的有关规定对该塑料制品厂的违法行为进行了查处，并向使用该药包材的药品生产企业所在地的药品监管局发出建议函，建议对使用该药包材的某药品生产企业依法做出处罚。

（资料来源：韩娟.中国医药报，2006-01-21）

同学们，请想一想：该塑料制品厂未获得"药包材注册证"擅自生产药包材的行为是否合法？该行为可能造成的结果是什么？

（2）药品包装的管理规定

① 药品包装必须适合药品质量的要求，方便储存、运输和医疗使用；发运中药材必须有包装，在每件包装上，必须注明品名、产地、日期、调出单位，并附有质量合格的标志。

② 在正常储运条件下，包装必须保证合格的药品在有效期内不变质。药品包装必须加封口、标签、封条或使用防盗盖、瓶盖套等。标签必须贴正、粘牢，不得与药物一起放入瓶内；凡封签、标签、包装容器等有破损的，不得出厂或销售。

③ 药品的运输包装必须符合国家标准或行业标准；必须牢固、防潮、防霉，包装用的衬垫材料、缓冲材料必须清洁卫生。药品运输包装的储运图示标志、危险货物的包装标志等，必须符合国家标准和有关规定。

2. 药品说明书和标签的管理

相关链接

国家对300多种常用中药材的包装及包装要求进行了规定。一般药材多使用麻袋作包装，其中有的药材（如蒲黄、松花粉、海金沙）需内衬布袋。矿石类、贝壳类药材使用塑料编织袋包装。贵重药材（如人参、三七）、易变质药材（如枸杞子、山茱萸）、易碎药材（如鸡内金、月季花）及需用玻璃器皿作内包装的药材（如竹沥），宜选用瓦楞纸箱作包装，箱内多衬防潮纸或塑料薄膜，箱面涂防潮油或箱外裹包麻布、麻袋，再用塑料带捆扎。

药品说明书和标签是医师、药师和消费者治疗用药的主要依据，同时也是医药企业宣传药品的主要媒介和申报材料之一，因此药品生产企业应对药品标签和说明书内容的真实性负责。

（1）药品说明书和标签的管理规定

① 药品说明书和标签由国家药品监督管理局予以核准。药品的标签应当以说明书为依据，其内容不得超出说明书的范围，不得印有暗示疗效、误导使用和不适当宣传产品的文字和标识。

② 药品包装必须按照规定印有或者贴有标签，不得夹带其他任何介绍或者宣传产品、企业的文字、音像及其他资料。

③ 药品说明书和标签中的文字应当清晰易辨，表述应当科学、规范、准确，标识应当清楚醒目，不得有印字脱落或者粘贴不牢等现象，不得以粘贴、剪切、涂改等方式进行修改或者补充。药品说明书和标签应当使用国家语言文字工作委员会公布的规范化汉字，增加其他文字对照的，应当以汉字表述为准。

④ 同一药品生产企业生产的同一药品，药品规格和包装规格均相同的，其标签的内容、格式及颜色必须一致；药品规格或者包装规格不同的，其标签应当明显区别或者规格项明显标注。同一药品生产企业生产的同一药品，分别按处方药与非处方药管理的，两者的包装颜色应当明显区别。药品生产企业生产供上市销售的最小包装必须附有说明书。

⑤ 出于保护公众健康和指导正确合理用药的目的，药品生产企业可以主动提出在药品说明书或者标签上加注警示语，国家药品监督管理局也可以要求药品生产企业在说明书或者标签上加注警示语。

案 例

让患者读懂药品说明书

详细标注相关的警示语对提高用药安全性很有好处。以前，曾有患儿家长把止咳糖浆随意放在桌上，喜爱甜食的患儿趁家人不在将其整瓶喝完，结果患儿被紧急送到医院治疗。再比如，服用甲硝唑前后不能饮酒，但一些药品说明书中没有注明，就可能会发生药品疗效不好的情况。

新《药品说明书和标签管理规定》增加了在药品说明书或标签上加注警示语的规定。警示语不仅包括对药品安全性的警告，也含有药品禁忌证、注意事项、特殊人群用药、药物相互作用、药物过量等需特别注意的事项。患者在用药前仔细阅读可以有效地提高用药的安全性。

例如，药品包装上的警示语："请放置于儿童不易接触的地方。"处方药的警示语："凭医师处方销售、购买和使用。"非处方药的警示语："请仔细阅读药品使用说明书并按说明使用或在药师指导下购买和使用。"又如对影响药物疗效的食品、烟、酒的提示，不宜空腹服用的提示，使用过程中需定期查血常规和肝、肾功能的提示，特别是对慎用、忌用、禁忌的提示尤其应引起患者的注意。

（资料来源：中国产经新闻报社，2006-05-18）

同学们，请想一想：新《药品说明书和标签管理规定》增加了在药品说明书或标签上加注警示语的规定对保障消费者用药安全性有什么作用？

⑥药品的商品名需经国家药品监督管理局批准后方可在包装、标签上使用。药品通用名称应当显著、突出，其字体、字号和颜色必须一致，并要求对于横版标签，必须在上三分之一范围内显著位置标出；对于竖版标签，必须在右三分之一范围内显著位置标出；不得选用草书、篆书等不易识别的字体，不得使用斜体、中空、阴影等形式对字体进行修饰；字体颜色应当使用黑色或者白色，与相应的浅色或者深色背景形成强烈反差；除因包装尺寸的限制而无法同行书写的，不得分行书写。药品商品名称不得与通用名称同行书写，其字体和颜色不得比通用名称更突出和显著，其字体以单字面积计不得大于通用名称所用字体的二分之一。

案 例

不要用商品名选药

李大爷去年被诊断为糖尿病，长期服用医生开的降糖药（美吡哒）。前几天，在香港工作的女儿听说"瑞易宁"降糖效果很好，就给父亲买了几盒。李大爷一看，既然名字不同，肯定不是同一类药，就把美吡哒和瑞易宁一起服用了。谁知这两个名称不同的药物实际上是同一种药物，其通用名均为格列吡嗪，美吡哒和瑞易宁都是商品名。结果李大爷因用药量过大，引起低血糖，最后被送到医院抢救。

像李大爷这样因为不了解药物名称而导致用药错误的案例，在生活中并不少见，因此有必要对药品的名称做一详细解释。

通常药品的名称有四种：化学名、通用名、别名和商品名。

化学名是药物的学术名称，是根据药物的确切化学结构命名的，科学性很强。但在实际应用中，化学名多在专业领域中使用，普通老百姓甚至临床医生都知之甚少，其价值主要体现在学术方面。

通用名是国家食品药品监督管理局核定的药品法定名称，与国际通用的药品名称、我国药典及国家食品药品监督管理部门颁发的药品标准中的名称一致。正确识别药品的通用名可以避免重复吃药、吃错药。

别名是由于一定的历史原因造成的某种药物曾在一段时间使用过的一个名称，是人们习惯的名称，不过按照国家食品药品监督管理局的规定，别名从2010年1月1日起便已停止使用了。

商品名是生产厂家或企业为了树立自己的形象和品牌，给自己的产品注册的品牌名。在一个通用名下，由于生产厂家的不同，可以有多个商品名。我们普通老百姓可能比较熟悉的都是药物的商品名。

下面就举个具体的事例分别解释药物的四种名称。扑热息痛是个大家都比较熟悉的药物，它的化学名字叫作N-乙酰基对氨基酚，这个名字可能有的人连听都没听说过，通用名叫作对乙酰氨基酚，扑热息痛这个名字是别名，而我们经常叫的必理通、百服宁、泰诺林、斯耐普、安佳热等药品名称其实都是扑热息痛的商品名。

一种药物有多个商品名，就是我们常说的所谓"一药多名"现象，这个"多名"一般指的都是商品名。

因此，我们在购买药物后一定要仔细阅读药品的说明书，因为药品说明书中都会详细标明药品的通用名和商品名，这样就可以避免重复用药或是吃错药，降低药物引起的伤害。

（资料来源：广州日报，2011-08-26）

同学们，请想一想：新《药品说明书和标签管理规定》加强了对药品名称的管理对防止消费者重复用药有什么作用？

⑦ 药品说明书和标签中禁止使用未经注册的商标以及其他未经国家药品监督管理局批准的药品名称。药品标签使用注册商标的，应当印刷在药品标签的边角，含文字的，其字体以单字面积计不得大于通用名称所用字体的四分之一。

⑧ 对储藏有特殊要求的药品，必须在包装、标签的醒目位置和说明书中标明；麻醉药品、精神药品、医疗用毒性药品、放射性药品等特殊管理的药品，以及外用药品，在标签、说明书上必须印有符合规定的标志，如图1-6所示。

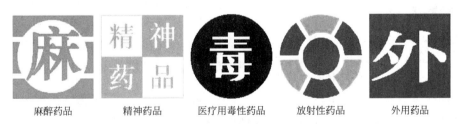

麻醉药品　　　精神药品　　医疗用毒性药品　　放射性药品　　外用药品

图1-6　特殊药品需注明的标志

麻醉药品—白底蓝字；精神药品—白绿相间；医疗用毒性药品—黑底白字；

放射性药品—红黄相间；外用药品—红底白字

⑨ 经批准异地生产的药品，其包装、标签和说明书还应标明集团名称、生产企业、生产地点；经批准委托加工的药品，其包装、标签和说明书还应标明委托双方企业的名称、加工地点。

资料卡

原料药的标签应当注明药品名称、储藏、生产日期、产品批号、有效期、执行标准、批准文号、生产企业，同时还需注明包装数量以及运输注意事项等必要内容。

用于运输、储藏的包装的标签，至少应当注明药品通用名称、规格、储藏、生产日期、产品批号、有效期、批准文号、生产企业，也可以根据需要注明包装数量、运输注意事项或者其他标记等必要内容。

 资料卡

预防用生物制品有效期的标注按照国家药品监督管理局批准的注册标准执行，治疗用生物制品有效期的标注自分装日期开始计算，其他药品有效期的标注自生产日期开始计算。

有效期若标注到日，应当为起算日期对应年月日的前一天，若标注到月，应当为起算月份对应年月的前一月。

 资料卡

药品说明书不得有意回避不良反应。长期以来，我国许多药品生产企业不重视说明书的书写，甚至故意删除某些项目，也不注重药品不良反应的收集。例如，河南商丘恒基药业有限公司生产的"立竿见影"牌清肝片，无论在包装标签上，还是说明书上都找不到"不良反应""禁忌证"等这些国家规定必须注明的项目。

（2）药品标签的要求 药品的标签是指药品包装上印有或者贴有的内容，分为内标签和外标签。药品内标签指直接接触药品的包装的标签，外标签指内标签以外的其他包装的标签。

① 药品标签的内容要求。药品的内标签应当包含药品通用名称、适应证或者功能主治、规格、用法用量、生产日期、产品批号、有效期、生产企业等内容。包装尺寸过小无法全部标明上述内容的，至少应当标注药品通用名称、规格、产品批号、有效期等内容。药品的外标签应当注明药品通用名称、成分、性状、适应证或者功能主治、规格、用法用量、不良反应、禁忌、注意事项、储藏、生产日期、产品批号、有效期、批准文号、生产企业等内容。适应证或者功能主治、用法用量、不良反应、禁忌、注意事项不能全部注明的，应当标出主要内容并注明"详见说明书"字样。

② 所有上市药品标签或者说明书上均应标明有效期。药品标签中的有效期应当按照年、月、日的顺序标注，年份用四位数字表示，月、日用两位数表示。其具体标注格式为"有效期至××××年××月"或者"有效期至××××年××月××日"；也可以用数字和其他符号表示为"有效期至××××.××."或者"有效期至××××/××/××"等。

（3）药品说明书的要求

① 药品说明书应当包含药品安全性、有效性的重要科学数据、结论和信息，用以指导安全、合理使用药品；药品说明书核准日期和修改日期应当在说明书中醒目标示。

② 药品说明书应当列出全部活性成分或者组方中的全部中药药味。注射剂和非处方药还应当列出所用的全部辅料名称。药品处方中含有可能引起严重不良反应的成分或者辅料的，应当予以说明。

③ 药品生产企业应当主动跟踪药品上市后的安全性、有效性情况，需要对药品说明书进行修改的，应当及时提出申请。药品说明书应当充分包含药品不良反应信息，详细注明药品不良反应。药品生产企业未根据药品上市后的安全性、有效性情况及时修改说明书或者未将药品不良反应在说明书中充分说明的，由此引起的不良后果由该生产企业承担。

案　例

国家食品药品监督管理总局办公厅关于修订消炎利胆片说明书的通知

各省、自治区、直辖市食品药品监督管理总局：

为保障公众用药安全，根据国家食品药品监督管理总局监测评价结果，决定对消炎利胆片说明书【不良反应】【注意事项】项进行修订（具体内容见附件）。请通知行政区域内相关药品生产企业做好以下工作。

一、在2014年1月15日前，依据《药品注册管理办法》等有关规定提出修订说明书【不良反应】【注意事项】项的补充申请报备案。说明书的其他内容应当与原批准内容一致。补充申请备案之日起生产的药品，不得继续使用原药品说明书。

二、应当将说明书修订的内容及时通知相关医疗机构、药品经营企业等单位，并在补充申请备案后6个月内对已出厂的药品说明书予以调整。

三、药品标签涉及相关内容的，应当一并修订。

附件：消炎利胆片说明书修订要求

国家食品药品监督管理总局办公厅

2013年11月12日

附件

消炎利胆片说明书修订要求

一、【不良反应】项

应当包括：

恶心、呕吐、腹痛、腹泻、皮疹、头晕、头痛、乏力、过敏样反应、过敏性休克、全身抽搐、失眠、心悸、呼吸困难等。

二、【禁忌】项

应当包括：

对本品过敏者禁用。

三、【注意事项】项

应当包括：

1. 非肝胆湿热证患者，如脾胃虚寒证等患者不宜使用；

2. 过敏体质者慎用；

3. 肝肾功能不全者慎用，如使用应定期监测肝肾功能；

4. 合并胆道梗阻时不宜使用；

5. 使用过程中应密切观察病情变化，如发热、黄疸、上腹痛等症加重时应及时请外科医生诊治；

6. 本品中苦木有小毒，不宜久服；

7. 本品疗程建议不超过2周；

8. 服药期间饮食宜清淡，忌食油腻及辛辣食物，并戒酒；

9. 孕妇慎用。

（资料来源：www.sfda.gov.cn，2013-11-12）

同学们，请想一想：药品说明书具有何种法律效力？国家为何要对其严格管理？

④ 化学药品与生物制品说明书、中药说明书标准格式。药品生产企业印制说明书，必须按照统一格式，其内容必须与国家药品监督管理局批准的说明书一致。

化学药品与生物制品说明书格式
××××说明书

[药品名称]
通用名：
商品名：
英文名：
汉语拼音：
本品主要成分及其化学名称为：
（注：①复方制剂本项内容的规范写法是："本品为复方制剂，其组分为："。
② 生物制品本项内容为主要组成成分。）
其结构式为：
分子式：
分子量：
[性状]
[药理毒理]
[药代动力学]
[适应证]
[用法用量]
[不良反应]
[禁忌证]
[注意事项]
[孕妇及哺乳期妇女用药]
[儿童用药]
[老年患者用药]
[药物相互作用]
[药物过量]
[规格]
[有效期]
[储藏]
[批准文号]
[生产企业]（地址、联系电话）

中药说明书格式
××××说明书

[药品名称]
品名：
汉语拼音：
[性状]
[主要成分]
[药理作用]
[功能与主治]

[用法与用量]

[不良反应]

[禁忌证]

[注意事项]

[规格]

[储藏]

[包装]

[有效期]

[批准文号]

[生产企业]（地址、联系电话）

七、药品价格和广告管理

药品价格和广告管理主要包括药品定价原则和价格管理、禁止药品购销回扣以及药品广告的审批与管理等内容。

1. 药品价格的管理

（1）药品定价实行政府定价和市场调节价　根据《中华人民共和国价格法》和《药品管理法》，我国药品的价格分为政府定价和市场调节价。市场调节价是指由经营者自主制定，通过市场竞争形成的价格。市场调节价要本着公平、合理、诚实信用、质价相符的原则制定，禁止价格欺诈行为。目前除麻醉药品和第一类精神药品外，其他药品一律为市场调节价。麻醉、第一类精神药品仍暂时由国家发展改革委实行最高出厂价格和最高零售价格管理。

此外，国家通过招标采购或国家谈判确定以下药品的价格：①医保基金支付的药品；②专利药品、独家生产药品；③医保目录外的血液制品、国家统一采购的预防免疫药品、国家免费艾滋病抗病毒治疗药品和避孕药具。

案　例

全国"非典"期间查处5万多起价格违法案　罚金7000多万元

在抗击"非典"期间，全国各级价格主管部门开展防治非典药品和相关商品市场价格专项检查，查处5.29万起价格违法案件，处罚金额7000多万元。

国家发展和改革委员会有关负责人说，除了经济制裁之外，有的案件通过新闻媒体公开曝光、责令停业整顿、建议工商部门吊销营业执照，还有的移送公安、纪检部门对主要责任人进行处理。这次查处的价格违法案件主要有以下四大类。

（1）不执行政府定价和价格干预措施　北京市医保全新大药房有限责任公司航天桥分店销售胸腺肽，每支（20毫克）应售25元，实售38元。河南省医药供应公司销售过氧乙酸消毒液，进价每桶40元，销价每桶50元，超过政府规定的15%差价率。

（2）哄抬价格　江苏省镇江市医药公司率先大幅度上调涉及防治非典处方相关药材价格，其中金银花零售价由每10克0.85元上调到5.28元。山西省太原市医药药材公司并南批发部对过氧乙酸、口罩、艾条等热销商品，囤积居奇，有货不卖。

（3）价格欺诈　河北省廊坊市康达药店销售的预防"非典"处方中草药，每副应重111克，实售重量仅有50.8～58克。山西省太原市绍清医疗器械有限公司以次充好销售口罩，声称24层实际只有4层。

（4）不按规定实行明码标价　陕西省西安市张煌超市多数商品没有按照规定实行明码标价。浙江省宁海县城关童氏骨科诊所的药品和医疗服务收费均未按照规定实行明码标价。

（资料来源：www.hainanpi.gov.cn）

同学们，请想一想：我国对药品价格是如何管理的？医药企业肩负着何种义务与责任？

（2）药品价格的监督管理

① 药品价格的主管部门。国务院价格主管部门统一负责全国的价格工作。国务院其他有关部门在各自的职责范围内，负责有关价格工作。县级以上地方各级人民政府价格主管部门，负责本行政区域内的价格工作。价格主管部门负责药品价格的日常监督管理，对违法行为可依据《中华人民共和国价格法》和《价格违法行为行政处罚规定》等法律、法规实施行政处罚。

② 药品上市许可持有人、药品生产企业、药品经营企业和医疗机构在执行国家药品价格规定时的义务。药品上市许可持有人、药品生产企业、药品经营企业和医疗机构应当遵守国务院药品价格主管部门关于药品价格管理的规定，制定和标明药品零售价格，禁止暴利、价格垄断和价格欺诈等行为。

药品上市许可持有人、药品生产企业、药品经营企业、医疗机构应当依法向政府价格主管部门提供其药品的实际购销价格和购销数量等资料。

医疗机构应当向患者提供所用药品的价格清单，按照规定如实公布其常用药品的价格，加强合理用药的管理。具体办法由国务院卫生行政部门规定。

③ 在药品购销中禁止给予、收受回扣。禁止药品上市许可持有人、药品生产企业、药品经营企业和医疗机构在药品购销中给予、收受回扣或者其他不正当利益。禁止药品上市许可持有人、药品生产企业、药品经营企业或者其代理人以任何名义给予使用其药品的医疗机构的负责人、药品采购人员、医师等有关人员以财物或者其他利益。禁止医疗机构的负责人、药品采购人员、医师等有关人员以任何名义收受药品的生产企业、经营企业或者其代理人给予的财物或者其他利益。

案例

收受药品回扣282.8万元

[新华社电]　国家卫生计生委2003年7月23日通报，2010年1月至2012年12月，广东省高州市人民医院9个科室的39名医务人员收受药品回扣共282.8万元，部分管理干部还通过泄露统方信息收受好处费。有关部门已对相关责任人做出严肃处理。

据通报，涉嫌犯罪的该院工会副主席、原财务科主任兼主办会计陈某和两名医药企业负责人已被移送司法机关追究法律责任；高州市卫生局局长、党组书记龚某受到党内警告、行政记过处分，高州市人民医院院长、党委书记叶某受到党内严重警告、行政记大过处分，免去院长、党委书记职务，其他4名负有领导责任的人员也受到相应的党纪政纪处分；9名直接收受药品回扣的科室主任和涉案金额较大的医生，受到撤职、吊销执业证书、暂停执业活动等处罚。

（资料来源：信息时报，2013-07-24）

同学们，请想一想：案中相关人员的行为是否构成受贿罪？为什么？

2. 药品广告的管理

（1）药品广告的审批部门与审批程序

① 药品广告的审批部门。药品广告须经企业所在地省、自治区、直辖市人民政府药品监督管理部门批准，并发给药品广告批准文号；未取得药品广告批准文号的，不得发布。需在异地发布的药品广告，需持所在地药品监督管理部门审查批准文件，到广告发布地的省级药品监督管理部门备案，方可发布。

② 药品广告的审批程序。发布药品广告的企业向省级药品监督管理部门提出申请，填写"药品广告审查表"。

省级药品监督管理部门对"药品广告审查表"和广告内容进行审核，对报审的文件不齐或其他不符合审批条件的，省级药品监督管理部门将申报资料退回申报企业。

省级药品监督管理部门对符合规定条件的进行内容审查，审查通过者发给药品批准文号。对广告内容存在问题的，省级药品监督管理部门提出修改意见，退回修改。

药品广告批准文号的格式为："×药广审（视、声、文）第××××××××××号"。其中"×"为各省、自治区、直辖市的简称。"视"代表电视，"声"代表广播，"文"代表报刊。"第×……号"由10位数字组成，编号的前4位代表公元年号，5～6位代表月份，后4位代表广告批准序号。药品广告批准文号的有效期限为1年。有效期满后继续发布的，应当在期满前两个月向原药品广告审查机关重新提出申请。

（2）药品广告发布的限制性规定

① 限制发布广告的药品。处方药可以在国务院卫生行政部门和国务院药品监督管理部门共同指定的医学、药学专业刊物上介绍，但不得在大众传播媒介发布广告或者以其他方式进行以公众为对象的广告宣传。

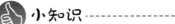 小知识

　大众传播媒介一般包括报刊、广播、电影、电视、录音、录像、电报、电话等。

② 不得发布广告的药品。下列药品不得以任何形式发布广告：麻醉药品、精神药品、医疗用毒性药品、放射性药品、药品类易制毒化学品、戒毒治疗药品、医疗机构配制的制剂、军队特需药品，以及国家药品监督管理局依法停止或者禁止生产、销售或者使用的药品。

（3）药品广告内容的限制性规定　药品广告的内容必须真实、合法，不得含有虚假或者引人误解的内容。具体内容以国务院药品监督管理部门批准的说明书为准，药品广告涉及药品名称、药品适应证或者功能主治、药理作用等内容的，不得超出说明书范围。药品广告应当显著标明禁忌、不良反应，处方药广告还应当显著标明"本广告仅供医学药学专业人士阅读"，非处方药广告还应当显著标明非处方药标识（OTC）和"请按药品说明书或者在药师指导下购买和使用"。应当显著标明的内容，其字体和颜色必须清晰可见、易于辨认，在视频广告中应当持续显示。

药品广告不得包含下列情形：

① 使用或者变相使用国家机关、国家机关工作人员、军队单位或者军队人员的名义或者形象，或者利用军队装备、设施等从事广告宣传；

② 使用科研单位、学术机构、行业协会或者专家、学者、医师、药师、临床营养师、患者等的名义或者形象作推荐、证明；

③ 违反科学规律，明示或者暗示可以治疗所有疾病、适应所有症状、适应所有人群，或者正常生活和治疗病症所必需等内容；

④ 引起公众对所处健康状况和所患疾病产生不必要的担忧和恐惧，或者使公众误解不使用该产品会患某种疾病或者加重病情的内容；

⑤ 含有"安全""安全无毒副作用""毒副作用小"；明示或者暗示成分为"天然"，因而安全性有保证等内容；

⑥ 含有"热销、抢购、试用""家庭必备、免费治疗、免费赠送"等诱导性内容，"评比、排序、推荐、指定、选用、获奖"等综合性评价内容，"无效退款、保险公司保险"等保证性内容，怂恿消费者任意、过量使用药品、保健食品和特殊医学用途配方食品的内容；

⑦ 含有医疗机构的名称、地址、联系方式、诊疗项目、诊疗方法，以及有关义诊、医疗咨询电话、开设特约门诊等医疗服务的内容；

⑧ 法律、行政法规规定不得含有的其他内容。

此外，根据《中华人民共和国广告法》第十六条规定，药品广告不得含有下列内容：

① 表示功效、安全性的断言或者保证；

② 说明治愈率或者有效率；

③ 与其他药品、医疗器械的功效和安全性或者其他医疗机构比较；

④ 利用广告代言人作推荐、证明。

非药品广告禁止涉及疾病治疗功能，并不得使用医疗用语或者易使推销的商品与药品、医疗器械相混淆的用语。广播电台、电视台、报刊音像出版单位、互联网信息服务提供者不得以介绍健康、养生知识等形式变相发布药品广告。

（4）药品广告的监督管理　对违反药品广告法律规定的，由发给药品广告批准文号的省级药品监督管理部门撤销药品广告批准文号，一年内不受理该企业同品种的广告审批申请。对违法发布药品广告，情节严重的，省级药品监督管理部门可以予以公告。

县级以上人民政府市场监督管理部门是广告的监督管理机关。对违反药品广告法律规定的企业和个人，市场监督管理部门可依据《中华人民共和国广告法》依法对其进行查处，情节恶劣，造成严重后果者，要追究刑事责任。

案例

2013年广州市违法广告公告（节选）

为充分发挥社会舆论监督作用，严厉打击虚假违法广告行为，根据《广州市违法广告公告制度》的规定，现将在广州市部分媒体和网络发布的违法广告公告如下。

一、药品广告

① 西安阿房宫药业有限公司的"薏辛除湿止痛胶囊"（广告标示为"曹清华胶囊"）非处方药广告。该广告使用了患者形象作证明，且未经审查擅自发布，违反了《中华人民共和国广告法》第十四条和第三十四条的规定。

② 呼伦贝尔松鹿制药有限公司的"乌龙养血胶囊"的非处方药品广告。广告出现了"服用2～3个疗程，就能达到神奇的效果，而且不易反复，让患者从此远离心脑血管疾病威胁"等不科学的表示功效的断言以及利用"连汝安教授"和"陈总工程师"等专家的名义和形象作证明的内容，且该广告未经审查擅自发布，违反了《中华人民共和国广告法》第十四条和第三十四条的规定。

③ 广州白云山光华制药股份有限公司的"脑络通胶囊"药品广告。广告出现了"能在辅助控制'三高'的同时，又能多靶点多途径地对脑血管、神经、血压、细胞形成双向调节平衡功能，保持脑血管通畅"等不科学表示产品功效的断言和保证的内容，且该广告未经审查擅自发布，违反了《中华人民共和国广告法》第十四条和第三十四条的规定。

④ 江苏七〇七天然制药有限公司的"长春益寿膏"非处方药品广告。广告出现了

"6个周期后：各种不适症状逐渐消失……五大系统疾病全部好转"等不科学的表示功效的断言和保证的内容，且该广告未经审查擅自发布，违反了《中华人民共和国广告法》第十四条和第三十四条的规定。

⑤ 哈尔滨天木药业股份有限公司的"人参首乌胶囊"（广告标示为"毛根生"）非处方药品广告。广告出现了"80岁以下的人，吃上毛根生3周期，无论什么情况和原因的白发、脱发都能治""坚持使用毛根生……头发持久健康浓密，乌黑亮丽，失眠健忘、耳鸣易怒、神疲乏力、记忆力减退等并发症消失"等不科学表示功效的断言和保证的内容，还利用"李阿姨""李教授"等患者和专家的名义作证明，且该广告未经审查擅自发布，违反了《中华人民共和国广告法》第十四条和第三十四条的规定。

⑥ 青海金诃格萨尔王藏药制药有限公司的金诃牌"景天清肺胶囊"非处方药品广告。广告出现了"可解决老年咳喘、多痰、肺气肿等各种肺病问题，安全无毒副作用"等不科学的表示功效的断言和保证的内容，并利用"张伯""王妈"等患者的名义和形象作证明，且该广告未经审查擅自发布，违反了《中华人民共和国广告法》第十四条和第三十四条的规定。

⑦ 山西昂生药业有限责任公司的"大风丸"非处方药品广告。广告出现了"采用世界级先进的高临界萃取提纯技术使单位药效的强度提高400个单位以上，是传统与现代的完美结合"等不科学的表示功效的断言和保证的内容，并利用"郭大夫"等专家的名义和形象作证明，且该广告未经审查擅自发布，违反了《中华人民共和国广告法》第十四条和第三十四条的规定。

（资料来源：广州日报，2014-01-06）

同学们，请想一想：你在日常生活中看到的药品广告是否存在违法之处？

八、药品监督

药品监督是指药品监督管理的行政主体，依照法定职权，对行政相对方是否遵守法律、法规、行政命令、决定和措施所进行的监督检查活动。

1. 药品监督检查

药品监督管理部门有权按照法律、行政法规的规定对报经其审批的药品研制和药品的生产、经营以及医疗机构使用药品的事项进行监督检查，有关单位和个人不得拒绝和隐瞒。

药品监督管理部门进行监督检查时，必须出示证明文件，对监督检查中知悉的被检查人的技术秘密和业务秘密应当保密。

2. 药品质量监督抽查检验与收费

药品监督管理部门根据监督管理的需要，可以对药品质量进行抽查检验。抽查检验应当按照规定抽样，并不得收取任何费用；抽样应当购买样品。所需费用按照国务院规定列支。

3. 对有关单位 持续符合GLP、GCP、GMP和GSP要求的监督检查

药品监督管理部门应当对药品上市许可持有人、药品生产企业、药品经营企业和药物非临床安全性评价研究机构、药物临床试验机构等遵守药品生产质量管理规范、药品经营质量管理规范、药物非临床研究质量管理规范、药物临床试验质量管理规范等情况进行检查，监督其持续符合法定要求。

4. 行政强制措施

药品监督管理部门对有证据证明可能危害人体健康的药品及其有关材料可以采取查封、

扣押的行政强制措施，并在7日内作出行政处理决定；药品需要检验的，必须自检验报告书发出之日起15日内作出行政处理决定。

5. 药品不良反应报告制度

国家实行药品不良反应报告制度。药品生产企业、药品经营企业和医疗机构必须经常考察本单位所生产、经营、使用的药品质量、疗效和反应。发现可能与用药有关的严重不良反应，必须及时向当地省、自治区、直辖市人民政府药品监督管理部门和卫生行政部门报告。具体办法由国务院药品监督管理部门会同国务院卫生行政部门制定。

九、法律责任

法律责任分为民事责任、行政责任和刑事责任三种。

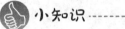 **小知识**

《药品管理法》涉及的民事责任包括：药品检验机构出具的检验结果不实，造成损失的，应当承担相应的赔偿责任；药品的生产企业、经营企业、医疗机构违反规定，给药品使用者造成损害的，依法承担赔偿责任。

民事责任是指由于违反民事义务或者侵犯他人的民事权利所应承担的法律责任，大致包括3个方面的内容：一是合同违约；二是人身、财产损害赔偿；三是国家行政赔偿。

行政责任是指实施违反行政法规定的义务的行为所必须承担的法律后果，一般包括行政处分和行政处罚。行政处分种类有：警告、记过、记大过、降级、降职、撤职、开除；行政处罚的种类有：警告、没收假劣药品和违法所得、罚款、停产停业、吊销许可证照或者撤销药品批准证明文件。

刑事责任是指触犯了刑事法律规定，必须负担的刑事法律所规定的责任。刑事处罚分为主刑和附加刑两大类，主刑分管制、拘役、有期徒刑、无期徒刑、死刑五种，附加刑分罚金、剥夺政治权利、没收财产、驱逐出境四种。

《药品管理法》中涉及的行政责任和刑事责任具体包括以下内容。

1. 无证生产、销售药品应当承担的法律责任

未取得"药品生产许可证""药品经营许可证"或者"医疗机构制剂许可证"生产、销售药品的，责令关闭，没收违法生产、销售的药品和违法所得，并处违法生产、销售的药品（包括已售出和未售出的药品，下同）货值金额十五倍以上三十倍以下的罚款；货值金额不足十万元的，按十万元计算。

案例

半个月端掉近百"黑诊所"

从2013年7月下旬开始，广东省河源市在全市范围内展开为期三个月的打击"无证药店""无证诊所"专项整治行动。据当地卫生部门初步统计，自7月26日专项行动开展半个月以来，该市已查处取缔无证"黑诊所"近百间。

执法人员介绍，在整治行动中，部分非法行医和非法经营药品的药店、窝点与执法人员玩起"躲猫猫"，一些非法行医个体诊室要么提前关门，要么一走了之。为此，工作人员先着便装"探路"，获得线索后迅速组织人员前往现场查处。

河源市食品药品监督管理总局相关负责人介绍，此次专项行动的重点是打击无证经营药品行为、非法行医行为以及药品零售企业坐堂行医等行为，行动将持续至9月上旬结束。截至昨日，河源全市共检查涉医涉药单位302户次，核实投诉举报及主动摸查线索

168条，检查药店112家，立案查处案件37宗，全市共查处取缔无证"黑诊所"近百间。

（资料来源：曾焕阳.广州日报，2013-08-11）

同学们，请想一想：该案件涉及无证药店或无证诊所经营药品的处理，该如何处罚？

2. 违反许可证、药品批准证明文件有关规定应当承担的法律责任

伪造、变造、出租、出借、非法买卖许可证或者药品批准证明文件的，没收违法所得，并处违法所得一倍以上五倍以下的罚款；情节严重的，并处违法所得五倍以上十五倍以下的罚款，吊销"药品生产许可证""药品经营许可证""医疗机构制剂许可证"或者药品批准证明文件，对法定代表人、主要负责人、直接负责的主管人员和其他责任人员，处二万元以上二十万元以下的罚款，十年内禁止从事药品生产经营活动，并可以由公安机关处五日以上十五日以下的拘留；违法所得不足十万元的，按十万元计算。

提供虚假的证明、数据、资料、样品或者采取其他手段骗取临床试验许可、药品生产许可、药品经营许可、医疗机构制剂许可或者药品注册等许可的，撤销相关许可，十年内不受理其相应申请，并处五十万元以上五百万元以下的罚款；情节严重的，对法定代表人、主要负责人、直接负责的主管人员和其他责任人员，处二万元以上二十万元以下的罚款，十年内禁止从事药品生产经营活动，并可以由公安机关处五日以上十五日以下的拘留。

3. 生产、销售假药、劣药及为假、劣药提供运输、保管、仓储等便利条件应当承担的法律责任

生产、销售假药的，没收违法生产、销售的药品和违法所得，责令停产停业整顿，吊销药品批准证明文件，并处违法生产、销售的药品货值金额十五倍以上三十倍以下的罚款；货值金额不足十万元的，按十万元计算；情节严重的，吊销"药品生产许可证""药品经营许可证"或者"医疗机构制剂许可证"，十年内不受理其相应申请；药品上市许可持有人为境外企业的，十年内禁止其药品进口。

生产、销售劣药的，没收违法生产、销售的药品和违法所得，并处违法生产、销售的药品货值金额十倍以上二十倍以下的罚款；违法生产、批发的药品货值金额不足十万元的，按十万元计算，违法零售的药品货值金额不足一万元的，按一万元计算；情节严重的，责令停产停业整顿直至吊销药品批准证明文件、"药品生产许可证""药品经营许可证"或者"医疗机构制剂许可证"。生产、销售的中药饮片不符合药品标准，尚不影响安全性、有效性的，责令限期改正，给予警告；可以处十万元以上五十万元以下的罚款。

生产、销售假药，或者生产、销售劣药且情节严重的，对法定代表人、主要负责人、直接负责的主管人员和其他责任人员，没收违法行为发生期间自本单位所获收入，并处所获收入百分之三十以上三倍以下的罚款，终身禁止从事药品生产经营活动，并可以由公安机关处五日以上十五日以下的拘留。对生产者专门用于生产假药、劣药的原料、辅料、包装材料、生产设备予以没收。

药品使用单位使用假药、劣药的，按照销售假药、零售劣药的规定处罚；情节严重的，法定代表人、主要负责人、直接负责的主管人员和其他责任人员有医疗卫生人员执业证书的，还应当吊销执业证书。

知道或者应当知道属于假药、劣药或者本法第一百二十四条第一款第一项至第五项规定的药品，而为其提供储存、运输等便利条件的，没收全部储存、运输收入，并处违法收入一倍以上五倍以下的罚款；情节严重的，并处违法收入五倍以上十五倍以下的罚款；违法收入不足五万元的，按五万元计算。

4. 违反药品管理法其他有关规定应当承担的法律责任

（1）较重的法律责任 违反本法规定，有下列行为之一的，没收违法生产、进口、销售的药品和违法所得以及专门用于违法生产的原料、辅料、包装材料和生产设备，责令停产停业整顿，并处违法生产、进口、销售的药品货值金额十五倍以上三十倍以下的罚款；货值金额不足十万元的，按十万元计算；情节严重的，吊销药品批准证明文件直至吊销"药品生产许可证""药品经营许可证"或者"医疗机构制剂许可证"，对法定代表人、主要负责人、直接负责的主管人员和其他责任人员，没收违法行为发生期间自本单位所获收入，并处所获收入百分之三十以上三倍以下的罚款，十年直至终身禁止从事药品生产经营活动，并可以由公安机关处五日以上十五日以下的拘留：①未取得药品批准证明文件生产、进口药品；②使用采取欺骗手段取得的药品批准证明文件生产、进口药品；③使用未经审评审批的原料药生产药品；④应当检验而未经检验即销售药品；⑤生产、销售国务院药品监督管理部门禁止使用的药品；⑥编造生产、检验记录；⑦未经批准在药品生产过程中进行重大变更。

销售前款第一项至第三项规定的药品，或者药品使用单位使用前款第一项至第五项规定的药品的，依照前款规定处罚；情节严重的，药品使用单位的法定代表人、主要负责人、直接负责的主管人员和其他责任人员有医疗卫生人员执业证书的，还应当吊销执业证书。

未经批准进口少量境外已合法上市的药品，情节较轻的，可以依法减轻或者免予处罚。

（2）一般的法律责任 违反本法规定，有下列行为之一的，没收违法生产、销售的药品和违法所得以及包装材料、容器，责令停产停业整顿，并处五十万元以上五百万元以下的罚款；情节严重的，吊销药品批准证明文件、"药品生产许可证""药品经营许可证"，对法定代表人、主要负责人、直接负责的主管人员和其他责任人员处二万元以上二十万元以下的罚款，十年直至终身禁止从事药品生产经营活动：①未经批准开展药物临床试验；②使用未经审评的直接接触药品的包装材料或者容器生产药品，或者销售该类药品；③使用未经核准的标签、说明书。

除本法另有规定的情形外，药品上市许可持有人、药品生产企业、药品经营企业、药物非临床安全性评价研究机构、药物临床试验机构等未遵守药品生产质量管理规范、药品经营质量管理规范、药物非临床研究质量管理规范、药物临床试验质量管理规范等的，责令限期改正，给予警告；逾期不改正的，处十万元以上五十万元以下的罚款；情节严重的，处五十万元以上二百万元以下的罚款，责令停产停业整顿直至吊销药品批准证明文件、"药品生产许可证""药品经营许可证"等，药物非临床安全性评价研究机构、药物临床试验机构等五年内不得开展药物非临床安全性评价研究、药物临床试验，对法定代表人、主要负责人、直接负责的主管人员和其他责任人员，没收违法行为发生期间自本单位所获收入，并处所获收入百分之十以上百分之五十以下的罚款，十年直至终身禁止从事药品生产经营等活动。

（3）较轻的法律责任

① 违反本法规定，有下列行为之一的，责令限期改正，给予警告；逾期不改正的，处十万元以上五十万元以下的罚款：开展生物等效性试验未备案；药物临床试验期间，发现存在安全性问题或者其他风险，临床试验申办者未及时调整临床试验方案、暂停或者终止临床试验，或者未向国务院药品监督管理部门报告；未按照规定建立并实施药品追溯制度；未按照规定提交年度报告；未按照规定对药品生产过程中的变更进行备案或者报告；未制订药品上市后风险管理计划；未按照规定开展药品上市后研究或者上市后评价。

② 除依法应当按照假药、劣药处罚的外，药品包装未按照规定印有、贴有标签或者附

有说明书，标签、说明书未按照规定注明相关信息或者印有规定标志的，责令改正，给予警告；情节严重的，吊销药品注册证书。

③ 违反本法规定，药品上市许可持有人、药品生产企业、药品经营企业或者医疗机构未从药品上市许可持有人或者具有药品生产、经营资格的企业购进药品的，责令改正，没收违法购进的药品和违法所得，并处违法购进药品货值金额二倍以上十倍以下的罚款；情节严重的，并处货值金额十倍以上三十倍以下的罚款，吊销药品批准证明文件、"药品生产许可证"、"药品经营许可证"或者"医疗机构执业许可证"；货值金额不足五万元的，按五万元计算。

④ 违反本法规定，药品经营企业购销药品未按照规定进行记录，零售药品未正确说明用法、用量等事项，或者未按照规定调配处方的，责令改正，给予警告；情节严重的，吊销"药品经营许可证"。

⑤ 违反本法规定，药品网络交易第三方平台提供者未履行资质审核、报告、停止提供网络交易平台服务等义务的，责令改正，没收违法所得，并处二十万元以上二百万元以下的罚款；情节严重的，责令停业整顿，并处二百万元以上五百万元以下的罚款。

⑥ 进口已获得药品注册证书的药品，未按照规定向允许药品进口的口岸所在地药品监督管理部门备案的，责令限期改正，给予警告；逾期不改正的，吊销药品注册证书。

⑦ 违反本法规定，医疗机构将其配制的制剂在市场上销售的，责令改正，没收违法销售的制剂和违法所得，并处违法销售制剂货值金额二倍以上五倍以下的罚款；情节严重的，并处货值金额五倍以上十五倍以下的罚款；货值金额不足五万元的，按五万元计算。

⑧ 药品上市许可持有人未按照规定开展药品不良反应监测或者报告疑似药品不良反应的，责令限期改正，给予警告；逾期不改正的，责令停产停业整顿，并处十万元以上一百万元以下的罚款。

⑨ 药品经营企业未按照规定报告疑似药品不良反应的，责令限期改正，给予警告；逾期不改正的，责令停产停业整顿，并处五万元以上五十万元以下的罚款。

⑩ 医疗机构未按照规定报告疑似药品不良反应的，责令限期改正，给予警告；逾期不改正的，处五万元以上五十万元以下的罚款。

⑪ 药品上市许可持有人在省、自治区、直辖市人民政府药品监督管理部门责令其召回后，拒不召回的，处应召回药品货值金额五倍以上十倍以下的罚款；货值金额不足十万元的，按十万元计算；情节严重的，吊销药品批准证明文件、"药品生产许可证""药品经营许可证"，对法定代表人、主要负责人、直接负责的主管人员和其他责任人员，处二万元以上二十万元以下的罚款。药品生产企业、药品经营企业、医疗机构拒不配合召回的，处十万元以上五十万元以下的罚款。

5. 药品监督管理部门（包括机构及个人）违反规定应当承担的法律责任

① 药品检验机构出具虚假检验报告的，责令改正，给予警告，对单位并处二十万元以上一百万元以下的罚款；对直接负责的主管人员和其他直接责任人员依法给予降级、撤职、开除处分，没收违法所得，并处五万元以下的罚款；情节严重的，撤销其检验资格。药品检验机构出具的检验结果不实，造成损失的，应当承担相应的赔偿责任。

② 本法第一百一十五条至第一百三十八条规定的行政处罚，由县级以上人民政府药品监督管理部门按照职责分工决定；撤销许可、吊销许可证件的，由原批准、发证的部门决定。

③ 药品上市许可持有人、药品生产企业、药品经营企业或者医疗机构违反本法规定聘用人员的，由药品监督管理部门或者卫生健康主管部门责令解聘，处五万元以上二十万元以下的罚款。

④ 药品上市许可持有人、药品生产企业、药品经营企业或者医疗机构在药品购销中给

予、收受回扣或者其他不正当利益的，药品上市许可持有人、药品生产企业、药品经营企业或者代理人给予使用其药品的医疗机构的负责人、药品采购人员、医师、药师等有关人员财物或者其他不正当利益的，由市场监督管理部门没收违法所得，并处三十万元以上三百万元以下的罚款；情节严重的，吊销药品上市许可持有人、药品生产企业、药品经营企业营业执照，并由药品监督管理部门吊销药品批准证明文件、"药品生产许可证""药品经营许可证"。

药品上市许可持有人、药品生产企业、药品经营企业在药品研制、生产、经营中向国家工作人员行贿的，对法定代表人、主要负责人、直接负责的主管人员和其他责任人员终身禁止从事药品生产经营活动。

⑤ 药品上市许可持有人、药品生产企业、药品经营企业的负责人、采购人员等有关人员，在药品购销中收受其他药品上市许可持有人、药品生产企业、药品经营企业或者代理人给予的财物或者其他不正当利益的，没收违法所得，依法给予处罚；情节严重的，五年内禁止从事药品生产经营活动。

医疗机构的负责人、药品采购人员、医师、药师等有关人员收受药品上市许可持有人、药品生产企业、药品经营企业或者代理人给予的财物或者其他不正当利益的，由卫生健康主管部门或者本单位给予处分，没收违法所得；情节严重的，还应当吊销其执业证书。

⑥ 药品监督管理部门或者其设置、指定的药品专业技术机构参与药品生产经营活动的，由其上级主管机关责令改正，没收违法收入；情节严重的，对直接负责的主管人员和其他直接责任人员依法给予处分。

药品监督管理部门或者其设置、指定的药品专业技术机构的工作人员参与药品生产经营活动的，依法给予处分。

⑦ 药品监督管理部门或者其设置、指定的药品检验机构在药品监督检验中违法收取检验费用的，由政府有关部门责令退还，对直接负责的主管人员和其他直接责任人员依法给予处分；情节严重的，撤销其检验资格。

⑧ 违反本法规定，药品监督管理部门有下列行为之一的，应当撤销相关许可，对直接负责的主管人员和其他直接责任人员依法给予处分：不符合条件而批准进行药物临床试验；对不符合条件的药品颁发药品注册证书；对不符合条件的单位颁发"药品生产许可证""药品经营许可证"或者"医疗机构制剂许可证"。

⑨ 违反本法规定，县级以上地方人民政府有下列行为之一的，对直接负责的主管人员和其他直接责任人员给予记过或者记大过处分；情节严重的，给予降级、撤职或者开除处分：瞒报、谎报、缓报、漏报药品安全事件；未及时消除区域性重大药品安全隐患，造成本行政区域内发生特别重大药品安全事件，或者连续发生重大药品安全事件；履行职责不力，造成严重不良影响或者重大损失。

⑩ 违反本法规定，药品监督管理等部门有下列行为之一的，对直接负责的主管人员和其他直接责任人员给予记过或者记大过处分；情节较重的，给予降级或者撤职处分；情节严重的，给予开除处分：瞒报、谎报、缓报、漏报药品安全事件；对发现的药品安全违法行为未及时查处；未及时发现药品安全系统性风险，或者未及时消除监督管理区域内药品安全隐患，造成严重影响；其他不履行药品监督管理职责，造成严重不良影响或者重大损失。

⑪ 药品监督管理人员滥用职权、徇私舞弊、玩忽职守的，依法给予处分。查处假药、劣药违法行为有失职、渎职行为的，对药品监督管理部门直接负责的主管人员和其他直接责任人员依法从重给予处分。

案 例

药品行政垄断案

　　某制药公司因经营需要，决定到A地开拓市场，并委派了企业经营负责人。可当该企业经营负责人在A地药品监督管理局办理有关手续时，却被告知要先办理准销证和准入证，否则一律按劣药论处。该企业经营负责人在办理准销证和准入证过程中，遭到百般刁难。尽管该企业产品通过了GMP质量认证，但A地仍以种种借口拖延办证时间，并要收受巨额办证费用。该企业经营负责人在进一步调查后得知事情真相：原来A地已经有一家制药企生产同类产品，A地为保护本地产品，一直严禁外地产品进入。该公司觉得这是典型的地方保护主义行为，遂向其上级药品监督管理部门（简称药监部门）进行举报。上级药监部门对此极为重视，经过深入调查，决定取消准入证和准销证，允许该公司产品进入，并对有关人员进行了处罚。

　　同学们，请想一想：该案件中药监部门违反了哪项规定？该如何处罚？

6. 相关民事责任规定

　　药品上市许可持有人、药品生产企业、药品经营企业或者医疗机构违反本法规定，给用药者造成损害的，依法承担赔偿责任。

　　因药品质量问题受到损害的，受害人可以向药品上市许可持有人、药品生产企业请求赔偿损失，也可以向药品经营企业、医疗机构请求赔偿损失。接到受害人赔偿请求的，应当实行首负责任制，先行赔付；先行赔付后，可以依法追偿。

　　生产假药、劣药或者明知是假药、劣药仍然销售、使用的，受害人或者其近亲属除请求赔偿损失外，还可以请求支付价款十倍或者损失三倍的赔偿金；增加赔偿的金额不足一千元的，为一千元。

7. 刑法中规定的刑事法律责任

　　生产、销售假药、劣药情节恶劣、数额巨大或造成他人死亡、残疾等严重后果，触犯刑法的，还须承担刑事责任。

　　《中华人民共和国刑法》第一百四十条

　　生产者、销售者在产品中掺杂、掺假，以假充真，以次充好或者以不合格产品冒充合格产品，销售金额五万元以上不满二十万元的，处二年以下有期徒刑或者拘役，并处或者单处销售金额百分之五十以上二倍以下罚金；销售金额二十万元以上不满五十万元的，处二年以上七年以下有期徒刑，并处销售金额百分之五十以上二倍以下罚金；销售金额五十万元以上不满二百万元的，处七年以上有期徒刑，并处销售金额百分之五十以上二倍以下罚金；销售金额二百万元以上的，处十五年有期徒刑或者无期徒刑，并处销售金额百分之五十以上二倍以下罚金或者没收财产。

　　《中华人民共和国刑法》第一百四十一条

　　生产、销售假药的，处三年以下有期徒刑或者拘役，并处罚金；对人体健康造成严重危害或者有其他严重情节的，处三年以上十年以下有期徒刑，并处罚金；致人死亡或者有其他特别严重情节的，处十年以上有期徒刑、无期徒刑或者死刑，并处罚金或者没收财产。

　　《中华人民共和国刑法》第一百四十二条

　　生产、销售劣药，对人体健康造成严重危害的，处三年以上十年以下有期徒刑，并处销售金额百分之五十以上二倍以下罚金；后果特别严重的，处十年以上有期徒刑或者无期徒刑，并处销售金额百分之五十以上二倍以下罚金或者没收财产。

【能力与知识要点】 ▶▶▶

1. 熟悉药品生产企业和经营企业的开办程序和条件。
2. 能够判断假药与劣药，了解生产、销售假劣药应承担的法律责任。
3. 掌握药品生产、经营必须遵守的规定。
4. 熟悉医疗机构制剂的品种与管理规定。
5. 熟悉药品包装和标签的基本格式。
6. 了解药品说明书的相关要求。
7. 掌握我国药品价格的分类与制订依据。
8. 掌握药品广告的审批与限制性规定。
9. 能够对媒体上的药品广告进行判断，分析其是否合法。
10. 了解药品管理法规定的行政处罚的种类。
11. 熟悉药品管理法中所规定的法律责任以及从重处罚的几种行为。
12. 能够针对实际案例进行具体分析，指出违法之处并提出处理意见。

【实践练习】 ▶▶▶

1. 实践目的

学生可以判断某个药品广告是否合法，若不合法，能针对违法之处进行具体分析。

2. 实践准备

（1）人员准备　将学生分为3～5人的项目小组，每组学生推选2人担任组长与其他组员共同完成实践练习。

（2）物品准备　报纸、杂志等。

3. 实践地点

教室为实践地点。

4. 实践内容

① 学生判断某药品广告是否合法。

② 具体指出违法广告违反了何种法律规定。

【同步测试】 ▶▶▶

（一）A型题（最佳选择题）（备选答案中只有1个最佳答案）

1. 《药品管理法》的适用范围是在中国境内从事药品（　　）的单位或个人。

A. 研制、生产、经营、使用、广告　　　B. 研制、经营、使用、检验、监督

C. 研制、生产、经营、使用、监督　　　D. 研制、生产、经营、使用、检验

E. 种植、生产、经营、使用、监督

2. 以下属于劣药的是（　　）。

A. 超过有效期的　　　　　　　　　　　B. 变质的

C. 国家药监局规定禁止使用的　　　　　D. 必须检验而未经检验即销售的

E. 药品成分与国家药品标准不符的

3. 实行政府定价的药品是（　　）。

A. 麻醉药品和第一类精神药品　　　　　B. 招标采购的药品

C．上市5年的药品　　　　　　　　　D．GMP认证企业生产的药品

E．新药

4．"药品经营许可证"的有效期是（　　）。

A．1年　　　　　B．2年　　　　　C．3年　　　　　D．4年　　　　　E．5年

5．《药品管理法》规定，医疗机构配制的制剂应当是本单位（　　）。

A．临床需要而市场供应不足的品种

B．临床需要而市场没有供应的品种

C．临床需要而市场没有或供应不足的品种

D．临床、科研需要而市场没有供应或供应不足的品种

E．临床需要、质量好、疗效佳的品种

6．现行《药品管理法》规定，主管全国药品监督管理工作的是（　　）。

A．国务院工商管理部门　　　　　　　B．国务院卫生行政部门

C．国务院产品质量监督部门　　　　　D．国务院药品监督管理部门

E．国务院发展和改革委员会

7．以下属于假药的是（　　）。

A．超过有效期的　　　　　　　　　　B．药品成分与国家药品标准不符的

C．不注明或者更改生产批号的　　　　D．依法必须检验而未经检验即销售的

E．未注明有效期的

8．《药品管理法》规定开办药品经营企业，必须具有的条件包括（　　）。

A．有依法经过资格认定的药师或其他药学技术人员

B．具有与所经营药品相适应的营业场所、设备、仓储设施、卫生环境

C．具有与所经营药品相适应的质量管理机构或者人员

D．具有保证所经营药品质量的规章制度

E．以上都是

9．负责药品零售企业审批的是（　　）。

A．县级药品监督管理部门　　　　　　B．国家药品监督管理部门

C．国家市场监督管理部门　　　　　　D．省级药品监督管理部门

E．省级市场监督管理部门

10．药品广告的审查批准机关是（　　）。

A．国家药品监督管理局　　　　　　　B．省级药品监督管理局

C．省级市场监督管理局　　　　　　　D．省卫生厅

E．市级市场监督管理局

（二）B型题（配伍选择题）（备选答案在前，试题在后。每组若干题，每组题均对应同一组备选答案。每题只有1个正确答案，每个备选答案可重复选用，也可以不选用）

[11～15题]

A．处三年以上十年以下有期徒刑

B．处十五年有期徒刑

C．处七年以上有期徒刑

D．处二年以上七年以下有期徒刑

E．处二年以下有期徒刑

11．生产、销售假药，对人体健康造成严重危害的（　　）。

12．生产者、销售者在产品中掺假、掺杂，销售金额五万元以上不满二十万元的（　　）。

13. 生产者、销售者在产品中以不合格产品冒充合格产品，销售金额二十万元以上不满五十万元的（　　）。

14. 生产者、销售者在产品中以假充真，销售金额五十万元以上不满二百万元的（　　）。

15. 生产者、销售者在产品中以次充好，销售金额二百万元以上的（　　）。

[16～19题]

A. 假药　　　　　　　　　　　　　B. 按假药论处

C. 劣药　　　　　　　　　　　　　D. 按劣药论处

E. 处方药

16. 药品所含成分与国家药品标准规定不符的（　　）。

17. 所标明的适应证或者功能主治超出规定范围的（　　）。

18. 变质的（　　）。

19. 擅自添加着色剂、防腐剂、香料、矫味剂及辅料的药品（　　）。

[20～22题]

A. 处方药　　　　　　　　　　　　B. 非处方药

C. 甲类药品　　　　　　　　　　　D. 乙类OTC

E. 医疗机构制剂

20. 可以在大众媒体上发布广告的是（　　）。

21. 只能在指定的医学、药学专业刊物上发布广告的是（　　）。

22. 禁止发布广告的是（　　）。

（三）X型题（多项选择题）（每题的备选答案中有2个或2个以上的正确答案。少选或多选均不得分）

23. 合法药品生产企业应具有（　　）。

A. "药品GSP证书"　　　　　　　　B. "药品生产许可证"

C. "药品GMP证书"　　　　　　　　D. "药品生产企业营业执照"

E. "新药证书"

24. 禁止发布广告的药品有（　　）。

A. 治疗用戒毒药品　　　　　　　　B. 特殊管理的药品

C. 未曾在中国境内进行临床试验的药品　D. 医疗制剂

E. 处方药

25. 《药品管理法》的立法宗旨是（　　）。

A. 保障和促进公众健康　　　　　　B. 维护人民用药的合法权益

C. 保障公众用药安全　　　　　　　D. 保证药品质量

E. 加强药品管理

26. 药品监督管理部门有权依法对药品研制、生产、经营企业（　　）。

A. 进行监督检查　　　　　　　　　B. 进行药品质量抽查检验

C. 采取查封、扣押的行政强制措施　　D. 采取限制人身自由的行政拘留

E. 作出行政处罚决定

27. 按照《药品标签和说明书的管理规定》，以下说法正确的是（　　）。

A. 药品的标签应当以说明书为依据，其内容不得超出说明书的范围

B. 药品包装必须按照规定印有或者贴有标签

C. 药品商品名称字体以单字面积计不得大于通用名称所用字体的三分之一

D. 药品标签使用注册商标的，应当印刷在药品标签的边角，含文字的，其字体以单字面积计不得大于通用名称所用字体的四分之一

E. 药品生产企业生产供上市销售的最小包装必须附有说明书

28. 下列说法正确的是（　　）。

A. 根据我国传统习俗，发运中药材可以不需要包装

B. 药品的商品名必须经国家药品监督管理局批准后方可在包装、标签上使用

C. 药品包装内可以夹带企业附赠的宣传光盘

D. 中药品种必须制订有效期并在药品说明书上标注

E. 批准委托加工的药品，其包装、标签应标明委托双方企业名称、加工地点

29. 对特殊管理的药品、外用药品和非处方药品要求必须印有符合规定标志的地方是（　　）。

A. 在其标签上   B. 在其使用说明书上

C. 在其最小销售单元上   D. 在其中包装上

E. 在其大包装上

教学单元五　特殊管理的药品

【学习目标】 ▶▶▶

通过本教学单元的学习，学生应能够认识特殊管理药品及药物滥用危害，熟悉麻醉药品与精神药品的定义及品种范围，掌握麻醉药品与精神药品的管理，熟悉医疗用毒性药品和放射性药品的管理。

【案例导入】 ▶▶▶

市场监管部门提醒："聪明药"多是第一类精神药品　网络销售成重灾区

"安全，吃了就能提高高考成绩……"真有这样的"聪明药"吗？

记者从成都市市场监管局了解到，近日该局在专项检查整治行动中发现，网络渠道成"聪明药"销售的重灾区。相关部门提醒，"聪明药"多是第一类精神药品，使用不当对身体有严重副作用。在成都市市场监管局针对销售"聪明药"进行的专项整治行动中发现，成都市持有"药品经营许可证"的企业均没有购进和销售该类药物。此类"聪明药"大多是通过互联网、微信群和QQ群来非法销售。成都市市场监管局提醒广大群众，没有任何研究证明这些"聪明药"有提高智力的功能，反而会危害身体健康。

网传的"聪明药"全都是我国严格管控的第一类精神药品，主要包括利他林、专注达、阿德拉、莫达非尼和阿莫达非尼等。其中，利他林、专注达、阿德拉是临床上用于治疗注意缺陷多动障碍症的主要药物，而莫达非尼和阿莫达非尼在美国是被批准用于治疗严重嗜睡症的药物。长期服用可产生药物依赖，一旦中断给药，人就会非常难受，烦躁不安，直至出现幻觉等。

（资料来源：新京报，2019-06-18）

思考

"聪明药"属于特殊管理药品吗？我国对第一类精神药品在生产、经营、使用、储存、运输等环节的特殊性管理规定有哪些？

第一节　特殊管理药品的概念及药物滥用的危害

一、特殊管理药品的概念

根据我国有关法律、法规的规定，特殊管理药品是指麻醉药品、精神药品、医疗用毒性药品、放射性药品。此外戒毒药品、医药行业使用的易制毒化学品以及治疗性功能障碍的药品也实行一定的特殊管理。

二、药物滥用的危害

药物滥用指人们反复、大量地使用与医务目的无关系的具有依赖性潜力的药物，是一种悖于社会常规的非医疗用药。

目前，药物滥用特别是麻醉药品和精神药品的滥用现象尤为严重，给个人、家庭和社会带来严重的危害。

案例

小心！这款进口减肥药会让你"瘦"上瘾

近日，浙江省嘉善县公安局破获了一起非法持有毒品罪，其中涉及的毒品并不是海洛因、冰毒等，而是一种别名叫作"蓝胖子"的网红减肥药。不久前，浙江省嘉善县公安局得到海关缉私部门转来的线索，有一批违禁药品从国外以快递的形式，走私进入国内。警方根据线索快速锁定嫌疑人邬某，并在他接收快递时对其实施了拘捕。随后，警方在邬某家中搜查到大量网红减肥药"蓝胖子"。浙江省嘉善县公安局魏塘派出所民警徐李君介绍：药品共计4000多颗，净含量应该在300多克。通过鉴定发现，里面确实含有安非拉酮。据了解，安非拉酮可以通过对人体中枢神经的刺激，产生使人食欲不振的药效，从而达到减肥的效果。但是长期服用安非拉酮，却有严重的副作用。浙江省嘉善县第一人民医院主管药师徐伟峰介绍：长期滥用安非拉酮会影响到中枢神经，影响心血管等各种方面，而且容易成瘾。在1996年的时候，国家就把它列入了第一类的精神药品。目前，邬某因涉嫌非法持有毒品罪被嘉善县公安局采取刑事强制措施。对于终端购买者，使用它是纯粹减肥还是另有目的，警方将予以调查。一旦查实涉及违法犯罪，将追究法律责任。

（资料来源：天眼新闻，2019-11-01）

同学们，请想一想：特殊管理药品与一般药品有什么区别？滥用麻醉药品和精神药品对个人、家庭和社会的危害，在本案中具体表现在哪里？

第二节　麻醉药品和精神药品的管理

国务院于2005年8月3日以442号令颁布了《麻醉药品和精神药品管理条例》（以下简

称《条例》），并于2005年11月1日正式施行，根据该条例，国家食品药品监督管理部门、公安部和卫计委于2013年11月11日公布了《麻醉药品品种目录（2013年版）》和《精神药品品种目录（2013年版）》，自2014年1月1日起施行。

一、麻醉药品和精神药品的定义及品种范围

1. 麻醉药品和精神药品的定义

麻醉药品和精神药品是指列入《麻醉药品品种目录（2013年版）》《精神药品品种目录（2013年版）》的药品和其他物质。

麻醉药品是指连续使用后易产生身体依赖性、能成瘾癖的药品。《麻醉药品和精神药品管理条例》所称麻醉药品是指列入麻醉药品目录的药品和其他物质。

精神药品作用与中枢神经系统，能使之兴奋或抑制，具有依赖性潜力，滥用或不合理使用易产生药物依赖性。根据对人体产生依赖性的程度不同，将精神药品分为第一类精神药品和第二类精神药品。

2. 麻醉药品和精神药品的品种范围

根据《麻醉药品品种目录（2013年版）》和《精神药品品种目录（2013年版）》，麻醉药品共121种，精神药品共149种，第一类精神药品68种，第二类精神药品81种。

我国生产和使用的麻醉药品有可卡因、罂粟浓缩物（包括罂粟果提取物、罂粟果提取物粉）、二氢埃托啡、地芬诺酯、芬太尼、氢可酮、氢吗啡酮、美沙酮、吗啡（包括吗啡阿托品注射液）、阿片（包括复方樟脑酊、阿桔片）、羟考酮、哌替啶、罂粟壳、瑞芬太尼、舒芬太尼、蒂巴因、布桂嗪、可待因、右丙氧芬、双氢可待因、乙基吗啡、福尔可定，共25种。

我国生产和使用的第一类精神药品有丁丙诺啡、γ-羟丁酸、氯胺酮、马吲哚、哌甲酯、司可巴比妥、三唑仑，共7种。第二类精神药品有异戊巴比妥、布托啡诺及其注射剂、咖啡因、安钠咖、地佐辛及其注射剂、格鲁米特、喷他佐辛、戊巴比妥、阿普唑仑、巴比妥、氯氮䓬、氯硝西泮、地西泮（安定）、艾司唑仑、氟西泮、劳拉西泮、甲丙氨酯、咪达唑仑、硝西泮、奥沙西泮、氨酚

麻醉药品与麻醉剂的区别

实行特殊管理的麻醉药品是指麻醉性镇痛药，它具有药物依赖性，所以我们说要实行特殊管理的麻醉药品都是有依赖性的药物。

麻醉药（或说麻醉剂）是指具有麻醉作用的麻醉剂，包括全身麻醉药和局部麻醉药，虽有麻醉作用但不成瘾，不产生依赖性。

小知识

药物依赖性包括反复用药引起下述的一种或数种现象。

（1）精神依赖性——指药物使人产生一种心满意足的愉快感觉，因而需要定期地或连续地使用它以保持那种舒适感或者为了避免不舒服。

（2）生理依赖性——指机体对该药产生适应，一旦中断用药，可出现强烈的戒断综合征，如流泪、肌肉抽动等。

资料卡

氯胺酮，俗称K粉。滥用后，易导致迷幻，产生错觉，麻痹人的神经系统。近年来在一些歌厅、舞厅等娱乐场所发现了氯胺酮的滥用现象。2004年7月，国家食品药品监督管理总局把它列为第一类精神药品，进行严格管制。

三唑仑，又名酣乐欣，俗称迷魂药、蒙汗药，这种药起效迅速，镇静能力强。其催眠效果是普通安定的50～100倍，服用后可以使人在短时间内迅速进入昏睡状态。三唑仑在正常渠道内是治病救人的良药，而一旦流入到非法途径，就成了毒品。近年来，利用三唑仑进行麻抢、强奸等犯罪案件有所上升。为此，2005年3月，原国家食品药品监督管理总局把它列为第一类精神药品，进行严格管制。

氢可酮片、匹莫林、苯巴比妥、曲马朵、唑吡坦、丁丙诺啡透皮贴剂、扎来普隆、麦角胺咖啡因、佐匹克隆、含可待因复方口服液制剂，共30种。

二、麻醉药品和精神药品的种植、实验研究和生产管理

国家根据麻醉药品和精神药品的医疗、国家储备和企业生产所需原料的需要确定需求总量，对麻醉药品药用原植物的种植、麻醉药品和精神药品的生产实行总量控制。年度生产计划由国务院药品监督管理部门根据麻醉药品和精神药品的需求总量制订。麻醉药品药用原植物年度种植计划由国务院药品监督管理部门和国务院农业主管部门根据麻醉药品年度生产计划，共同制订。具体程序见图1-7所示。

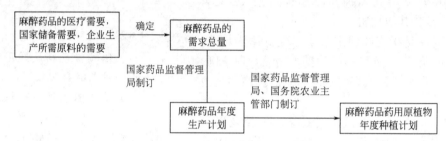

图1-7 麻醉药品药用原植物年度种植计划制订程序

 小知识

国家指定甘肃省农垦总公司为罂粟壳的定点生产单位，其他任何单位和个人均不得从事罂粟壳的生产活动。

1. 麻醉药品药用原植物的种植

麻醉药品药用原植物种植企业由国务院药品监督管理部门和国务院农业主管部门共同确定，其他单位和个人不得种植麻醉药品药用原植物；种植企业应当根据年度种植计划，种植麻醉药品药用原植物；种植企业应当向国务院药品监督管理部门和国务院农业主管部门定期报告种植情况。

2. 麻醉药品和精神药品的实验研究

麻醉药品和精神药品的实验研究单位申请相关药品批准证明文件，应当依照药品管理法的规定办理；麻醉药品和第一类精神药品的临床试验，不得以健康人为受试对象。

3. 麻醉药品和精神药品的生产管理

国家对麻醉药品和精神药品实行定点生产制度；从事麻醉药品、第一类精神药品和第二类精神药品原料药定点生产的企业，由省级药品监督管理部门批准。

定点生产企业应当严格按照麻醉药品和精神药品年度生产计划安排生产，并依照规定向所在地省药品监督管理部门报告生产情况；经批准定点生产的麻醉药品、精神药品不得委托加工。

案例

自制麻醉药被刑拘

近日，冯某等3人因涉嫌销售假药被北京昌平警方刑事拘留。今年9月初，昌平警方接到报警，东小口一处出租房内，存在制造、销售假药的商贩。据了解，当执法人员进入小院实施抓捕时，冯某和其妻子、侄子正在勾兑麻醉药。经检测，冯某制作的麻醉药含有丁卡因、碳酸利多卡因等成分，属于医用临床麻醉药的主要成分。"原材料一般从

网上进，有时也去外地进。"冯某称，他以前曾经营文身器材，知道文身店需要麻醉药，就从网上购买了一些麻醉药物，自行勾兑后，专门销往文身店。"主要成分是丁卡因加水。"对此，侦查员表示，乱用不合格的麻醉药，会引起脏器衰竭，另外对心血管疾病的病人可能造成不利的影响。

（资料来源：刘珍妮，王万春.新京报，2019-09-25）

同学们，请想一想：本案如何认定冯某等人的违法行为？本案对涉案的冯某应如何处罚？

三、麻醉药品和精神药品的经营管理

国家对麻醉药品和精神药品实行定点经营制度。国家药品监督管理部门应当根据需求，确定麻醉药品和第一类精神药品的定点批发企业布局。

定点批发企业分为全国性批发企业和区域性批发企业。其中全国性批发企业是指跨省从事麻醉药品和第一类精神药品批发业务的药品经营企业，应当经国务院药品监督管理部门批准。区域性批发企业是指在本省内从事麻醉药品和第一类精神药品批发业务的企业，应当经所在地省药品监督管理部门批准。以上两种类型的企业可以从事第二类精神药品批发业务。专门从事第二类精神药品批发业务的企业，应当经所在地省药品监督管理部门批准。

全国性批发企业可从定点生产企业购进麻醉药品和第一类精神药品；除了可以向区域性批发企业供货外，经所在地省级药品监督管理部门批准，还可以直接向医疗机构销售麻醉药品和第一类精神药品；向医疗机构销售麻醉药品，应当将药品送至医疗机构，医疗机构不得自行提货；药品经营企业不得经营麻醉药品和第一类精神药品的原料药，不得零售麻醉药品和第一类精神药品。

区域性批发企业可以从全国性批发企业购进麻醉药品和第一类精神药品；经所在地省级药品监督管理部门批准，也可以直接从定点生产企业购进麻醉药品和第一类精神药品；可以向本省医疗机构销售麻醉药品和第一类精神药品；由于特殊地理位置的原因，需要就近向其他省医疗机构销售的，应当经企业所在地省经药品监督管理部门批准。

第二类精神药品可在经市级药品监督管理部门批准的药品零售连锁企业内零售。第二类精神药品零售企业应当凭执业医师出具的处方，按规定剂量销售第二类精神药品，并将处方保存2年备查；禁止超剂量或者无处方销售第二类精神药品；不得向未成年人销售第二类精神药品。

资料卡

麻醉药品和精神药品相关单位的审批部门

① 实验研究单位、生产企业以及全国性批发企业需经国家食品药品监督管理总局批准。

② 区域性批发企业、第二类精神药品批发企业需经省级药品监督管理部门批准。

③ 第二类精神药品零售企业需经市级药品监督管理部门批准。

麻醉药品和精神药品实行政府定价，在制订出厂价和批发价格的基础上，逐步实行全国统一零售价格。麻醉药品和精神药品禁止使用现金进行交易，但是个人合法购买麻醉药品的除外。

案例

私自销售丙泊酚等麻醉药品是否构罪？

犯罪嫌疑人张某某和姚某某系事实夫妻关系，2017年8月两人先后入职某医药公司成为销售业务员。在药品销售过程中，二人发现丙泊酚、异氟烷等麻醉药品非常走销，很多没有资质的客户需求很大，利润诱人，但医药公司严格的"公对公"要求使二人无

计可施。不久后，该医药公司实行"集中开票"制度让张某某嗅得"商机"。所谓"集中开票"指客户采购药品后，由业务员在某个时间将所销售的药品集中统一开具发票，而非将发票随药品一起发出。张某某利用医药公司"集中开票"的漏洞，以非法牟利为目的，同时使用自己的账号和姚某某的账号，虚构和各家医院的交易记录，将大量麻醉药品处方药丙泊酚乳状注射液（以下简称丙泊酚）套取出来，再自行销售给全国各地的宠物医院及个人。2018年8月姚某某产子后复出，接手张某某的业务。张某某则于2018年8月成立江西昌宠医贸有限公司，随后张某某发现，市场上正规批文的动物麻醉药品供不应求。于是，他以个人名义通过他人多次从山东鲁南贝特制药公司购进处方药吸入全麻药异氟烷（以下简称异氟烷）共120箱，销售给全国各地的宠物医院及个人。经查，姚某某伙同他人非法经营药品共计740976元，张某某伙同他人非法经营药品共计297860元。根据南昌市药品监督管理局回复，丙泊酚属于静脉麻醉药，异氟烷为吸入全麻药，均应按处方药管理，无"药品经营许可证"的，不得经营。2018年9月，安徽省黄山市公安局在办理一起涉嫌吸食毒品案件中，发现有人使用"丙泊酚"进行静脉注射时发生呼吸暂停。警方通过侦查发现，涉案的"丙泊酚"是通过网上交易，由张某某从江西发出的，此案遂案发。

（资料来源：百度网，2019-08-29）

同学们，请想一想：本案如何认定张某某和姚某某的违法行为？

四、麻醉药品和精神药品的使用管理

1. 使用单位采购麻醉药品和精神药品管理

（1）药品生产企业需要以麻醉药品和第一类精神药品为原料生产普通药品的，应当向所在地省药品监督管理部门报送年度需求计划，由省级药品监督管理部门汇总报国家药品监督管理部门批准后，向定点生产企业购买。

（2）药品生产企业需要以第二类精神药品为原料生产普通药品的，应当将年度需求计划报省级药品监督管理部门，并向定点批发企业或者定点生产企业购买。

（3）食品、食品添加剂、化妆品、油漆等非药品生产企业需要使用咖啡因作为原料的，应当经所在地省级药品监督管理部门批准，向定点批发企业或者定点生产企业购买。

（4）科研、教学单位需要使用麻醉药品和精神药品开展实验、教学活动的，应当经所在地省级药品监督管理部门批准，向定点批发企业或者定点生产企业购买。

（5）医疗机构需要购买麻醉药品和第一类精神药品的，应当经所在地设区的市级卫生主管部门批准，取得"麻醉药品购用印鉴卡"和"精神药品购用印签卡"。医疗机构需要使用的，医疗机构应当凭印鉴卡向本省内的定点批发企业购买麻醉药品和第一类精神药品。

2. 医疗机构使用麻醉药品和精神药品的管理

（1）麻醉药品和精神药品处方权　开具麻醉药品和第一类精神药品处方的医务人员必须具有执业医师资格，经省级卫生行政部门考核合格，授予麻醉药品和第一类精神药品的处方权。

（2）麻醉药品和精神药品处方限量　麻醉药品和精神药品处方应书写完整，字迹清晰，签写开方医生姓名，配方应严格核对，配方和核对人员均应签名，并建立麻醉药品处方登记册，如表1-1所示。

医务人员不得为自己开处方使用麻醉药品。医务人员为了医疗需要携带少量麻醉药品出入境的，应当持有省级以上药品监督管理部门发放的携带麻醉药品证明，海关凭携带麻醉药品证明放行。

表1-1　单张处方的最大剂量

分　类	剂　型	一般患者	癌痛患者，慢性中、重度非癌痛患者
麻醉药品、第一类精神药品	注射剂	一次用量	不得超过3日用量
	其他剂型	不得超过3日用量	不得超过7日用量
	控缓释制剂	不得超过7日用量	不得超过15日用量
第二类精神药品		不得超过7日用量，特殊情况应注明	

因治疗疾病需要，个人凭医疗机构出具的医疗诊断书、本人身份证明，可以携带单张处方最大用量以内的麻醉药品、精神药品；携带麻醉药品、精神药品出入境的，由海关根据自用、合理的原则放行。

案　例

进口成药案件

阿伟和阿强是好朋友。有一天阿伟到阿强家玩，看到阿强毫无精神。一经询问，得知阿强是由于严重失眠，吃一般的安眠药不管用所致。见此，阿伟从身上拿出一板泰国安眠药，介绍给阿强服用。该安眠药是阿伟从泰国购买并携带回国的。

（资料来源：百法百众）

同学们，请想一想：阿伟的行为是否违法？如果违法，其触犯了哪些条例？

（3）安全管理　医疗机构应当对麻醉药品和精神药品处方进行专册登记，加强管理。麻醉药品处方保存3年备查，精神药品处方至少保存2年。

案　例

实习医生盗取医院麻醉药剂杀人案

实习医生盗取医院麻醉药剂，将多种麻醉药剂注入被害人体内致其死亡，该案系青海首起利用麻醉药品实施故意杀人案。青海省人民检察院第二检察部在依法办理这起案件后，针对案件中反映出的麻醉药品监管漏洞，依法向青海省卫生健康委发出《检察建议书》，青海省卫生健康委对此高度重视，采取务实举措整顿规范医疗秩序，严惩违规违法行为，确保全省麻醉药剂监管安全。

2019年2月，青海省检察院第二检察部受理一起二审上诉案件。该案被告人系西宁市湟中县第二人民医院实习医生，其利用医院在处方类麻醉药品使用过程中存在的严重监管漏洞，盗取医院手术室麻醉药剂，以为被害人注射缓解疲劳药物为由，将多种麻醉药剂注入被害人体内致其死亡。

（资料来源：法制日报，2019-12-29）

同学们，请想一想：如何认定该实习医生的违法行为？该案对涉案人员及单位应如何处罚？

五、麻醉药品和精神药品的储存管理

定点生产企业、全国性批发企业和区域性批发企业应当设置储存麻醉药品和第一类精神药品专库。麻醉药品和第一类精神药品使用单位应当设立专库或者专柜储存麻醉药品，专柜应当使用保险柜。以上专库应当设有防盗防火设施并安装报警装置；专库和专柜应当实行双人双锁管理。以上单位应当配备专人负责管理工作，并建立储存麻醉药品和第一类精神的专用账册。麻醉药品和第一类精神药品入出库实行双人核查制度，药品入库须双人验收，出库须双人复核，做到账物相符。专用账册的保存期限应当自药品有效期期满之日起不少于5年。

第二类精神药品经营企业应当在药品库房中设立独立的专库或者专柜储存第二类精神药品，并建立专用账册，实行专人管理。专用账册的保存期限应当自药品有效期期满之日起不少于5年。对因破损、变质、过期而不能销售的第二类精神药品品种，应清点登记造册，单独妥善保管，并及时向所在地县级以上药品监督管理部门申请销毁。企业不得擅自销毁。

六、麻醉药品和精神药品的运输管理

托运、承运和自行运输麻醉药品和第一类精神药品的，应当采取安全保障措施，防止麻醉药品在运输过程中被盗、被抢、丢失。

托运或者自行运输麻醉药品和第一类精神药品的单位，应当向所在地省级药品监督管理部门申请领取运输证明。运输证明有效期为1年。运输证明应当由专人保管，不得涂改、转让、转借。

铁路运输麻醉药品和第一类精神药品的，应当使用集装箱或者铁路行李车运输。道路或者水路运输麻醉药品的，应当由专人负责押运。同时道路运输必须采用封闭式车辆，中途不应停车过夜。

托运人办理麻醉药品和第一类精神药品运输手续，应当将运输证明副本交付承运单位。承运单位应当查验、收存运输证明副本，并检查货物包装。没有运输证明或者货物包装不符合规定的，承运单位不得承运。承运单位在运输过程中应当携带运输证明副本，以备查验。

邮寄麻醉药品和精神药品，寄件人应当提交所在地省级药品监督管理部门出具的准予邮寄证明。邮政营业机构应当查验、收存准予邮寄证明；没有准予邮寄证明的，邮政营业机构不得收寄。

七、麻醉药品和精神药品的监督管理

药品监督管理部门应当根据规定的职责权限，对麻醉药品药用原植物的种植以及麻醉药品和精神药品的实验研究、生产、经营、使用、储存、运输活动进行监督检查。

八、法律责任

（1）麻醉药品药用原植物种植企业违反《麻醉药品和精神药品管理条例》的规定，未依照麻醉药品药用原植物年度种植计划进行种植的，由药品监督管理部门责令限期改正，给予警告；逾期不改正的，处五万元以上十万元以下的罚款；情节严重的，取消其种植资格。

案 例

麻醉药品药用原植物种植非法案

[个人非法种植罂粟案]

例A：开封尉氏县警方接到群众举报，称有一村民在自家庭院里种植了大量罂粟。这位村民名叫王心州，尉氏县门楼任乡寄庄王村人。警方在其庭院内发现了大量高约40

厘米、尚未开花结果的罂粟幼苗。经现场清点，种植的罂粟多达4.5万余株。当警方讯问王心州大量种植罂粟的目的时，他称是要收割罂粟幼苗，到市场上当蔬菜卖。最近，这位村民已被起诉。

例B：一位81岁的老太太，因为喜欢罂粟花奇异的美丽，在自家楼前花园中种植了一丛罂粟花，颇为惹人注目。这个花园位于大连中山中南路××号楼前，此处有一块被铁丝网圈起来的地，里面除了大葱、月季等之外，一种让人们叫不出名字的植物开着红色和粉红色绚烂花团，入夏以来，浓烈的香气沁人心脾。这种植物就是美丽的罂粟花。警方接到报警后，将这40余株已经开花并且结出蒴果的罂粟连根铲除。

（资料来源：陈贝帝.中国吸毒调查.新华出版社，2006-01-01）

同学们，请想一想：以上所举的两个例子是否违法？如果违法，请说出它们违法的理由，应如何处罚？

（2）定点生产企业违反《麻醉药品和精神药品管理条例》的规定，未按照麻醉药品和精神药品年度生产计划安排生产的，未依照规定储存麻醉药品和精神药品，或者未依照规定建立、保存专用账册的，未依照规定销售麻醉药品和精神药品的，由药品监督管理部门责令限期改正，给予警告，并没收违法所得和违法销售的药品；逾期不改正的，责令停产，并处五万元以上十万元以下的罚款；情节严重的，取消其定点生产资格。

（3）定点批发企业违反《麻醉药品和精神药品管理条例》的规定销售麻醉药品和精神药品，或者违反本条例的规定经营麻醉药品原料药和第一类精神药品原料药的，由药品监督管理部门责令限期改正，给予警告，并没收违法所得和违法销售的药品；逾期不改正的，责令停业，并处违法销售药品货值金额两倍以上五倍以下的罚款；情节严重的，取消其定点批发资格。

（4）定点批发企业违反《麻醉药品和精神药品管理条例》的规定，未依照规定购进麻醉药品和第一类精神药品的，未保证供药责任区域内的麻醉药品和第一类精神药品的供应的，未依照规定储存麻醉药品和精神药品，或者未依照规定建立、保存专用账册的，由药品监督管理部门责令限期改正，给予警告；逾期不改正的，责令停业，并处二万元以上五万元以下的罚款；情节严重的，取消其定点批发资格。

（5）第二类精神药品零售企业违反《麻醉药品和精神药品管理条例》的规定储存、销售或者销毁第二类精神药品的，由药品监督管理部门责令限期改正，给予警告，并没收违法所得和违法销售的药品；逾期不改正的，责令停业，并处五千元以上二万元以下的罚款；情节严重的，取消其第二类精神药品零售资格。

（6）取得印鉴卡的医疗机构违反《麻醉药品和精神药品管理条例》的规定，未依照规定购买、储存麻醉药品和第一类精神药品的，未依照规定保存麻醉药品和精神药品专用处方，或者未依照规定进行处方专册登记的，未依照规定报告麻醉药品和精神药品的进货、库存、使用数量的，由设区的市级人民政府卫生主管部门责令限期改正，给予警告；逾期不改正的，处五千元以上一万元以下的罚款；情节严重的，吊销其印鉴卡；对直接负责的主管人员和其他直接责任人员，依法给予降级、撤职、开除的处分。

（7）处方的调配人、核对人违反《麻醉药品和精神药品管理条例》的规定未对麻醉药品和第一类精神药品处方进行核对，造成严重后果的，由原发证部门吊销其执业证书。

（8）违反《麻醉药品和精神药品管理条例》的规定，致使麻醉药品和精神药品流入非法渠道造成危害，构成犯罪的，依法追究刑事责任；尚不构成犯罪的，由县级以上公安机关处五万元以上十万元以下的罚款；有违法所得的，没收违法所得；情节严重的，处违法所得两倍以上五倍以下的罚款；由原发证部门吊销其药品生产、经营和使用许可证明文件。

第三节　医疗用毒性药品管理

为了加强毒性药品管理，国务院于1988年发布了《医疗用毒性药品管理办法》，对毒性药品的生产、供应、使用等做了明确规定。

一、医疗用毒性药品的定义和分类

 速记歌诀

**28种毒性中药材品种名录
速记歌诀及注解**

披金①戴银②一天仙③，半升半降④黄白钱⑤。川南狼⑥，闹粉娘⑦，遂草⑧炒豆⑨熬酥⑩糖。

注：①披金为砒石（红砒、白砒），砒霜，洋金花，生千金子。②银为水银。③一天仙为雪山一枝蒿，生天仙子。④半升半降为生半夏，斑蝥，白降丹。⑤黄白钱为生藤黄，雄黄，生白附子，生附子，生马钱子。⑥川南狼为生川乌，生天南星，生狼毒。⑦闹粉娘为闹羊花，红粉，轻粉，青娘虫，红娘子。⑧遂草为生甘遂，生草乌。⑨豆为生巴豆。⑩酥为蟾酥。

（资料部分来源：中华现代中医学杂志，2006）

1. 医疗用毒性药品的定义

医疗用毒性药品（以下简称毒性药品）是指毒性剧烈、治疗剂量与中毒剂量相近，使用不当会致人中毒或死亡的药品。

2. 医疗用毒性药品的分类

毒性药品分为中药和西药两大类。

毒性中药品种　砒石（红砒、白砒）、砒霜、水银、生马钱子、生川乌、生草乌、生白附子、生附子、生半夏、生天南星、生巴豆、斑蝥、青娘虫、红娘子、生甘遂、生狼毒、生藤黄、生千金子、生天仙子、闹羊花、雪上一枝蒿、白降丹、蟾酥、洋金花、红粉、轻粉、雄黄。

3. 毒性西药品种

去乙酰毛花苷丙、阿托品、洋地黄毒苷、氢溴酸后马托品、三氧化二砷、毛果芸香碱、升汞、水杨酸毒扁豆碱、亚砷酸钾、氢溴酸东莨菪碱、士的宁、亚砷酸注射液、A型肉毒毒素及其制剂。

二、毒性药品的生产管理

毒性药品年度生产、收购、供应和配制计划，由省级药品监督管理部门根据医疗需要制订并下达。

药品生产企业生产毒性药品及制剂时，必须由医药专业人员负责生产、配制和质量检验，并建立严格的管理制度，严防与其他药品混杂。每次配料，必须经两人以上复核无误，并详细记录每次生产所用原料和成品数，经手人要签字备查。

凡加工炮制毒性中药，必须按照国家药品标准进行炮制；国家药品标准没有规定的，必须按照省级药品监督管理部门制定的炮制规范进行炮制。药材符合药用要求的，方可供应、配方和用于中成药生产。

生产毒性药品及其制剂，必须严格执行生产工艺操作规程，在本单位药品检验人员的监督下准确投料，并建立完整的记录，保存5年备查。

在生产毒性药品及制剂过程中产生的废弃物，必须妥善处理，不得污染环境。所有工具、容器要处理干净，以防污染其他药品。标示量要准确无误。

三、毒性药品的经营和使用管理

1．毒性药品的收购、经营

毒性药品的收购和经营，由药品监督管理部门指定的药品经营企业承担；配方用药由有关药品零售企业、医疗机构负责供应。其他任何单位或者个人均不得从事毒性药品的收购、经营和配方业务。

毒性药品的包装容器上必须印有毒性药品标志。在运输过程中应采取有效措施，防止发生事故。

药品经营企业要严格按照GSP或相关规定的要求，毒性药品应专柜加锁并由专人保管，做到双人、双锁、专账记录。必须建立健全保管、验收、领发、核对等制度，严防收假、发错，严禁与其他药品混杂。

> **案 例**
>
> ### 买中药材煲汤 须经医生指导
>
> 广东人注重养生，平时喜欢煲点汤水来喝。平时喜爱煲汤的林先生在珠海某干货摊位处购买了一些洋参和附子，回家煲汤，但在喝汤不久竟出现头晕、胸闷、脸色发黑等不适症状，林先生马上去医院，经医生诊断，林先生为服用中药导致乌头碱中毒伴心肌损害和肺炎，林先生住院治疗了7天。为此，他去找卖药老板，却遭对方否认。最终只能起诉维权。
>
> （资料来源：南方都市报，2018-03-15）
>
> 同学们，请想一想：私自经营毒性中药材会受到什么处罚？正规经营毒性中药材有什么规定？

2．毒性药品的使用

医疗机构供应和调配毒性药品，需凭医生签名的处方。药品零售企业供应毒性药品，需凭盖有医生所在医疗机构公章的处方。每次处方限量不得超过2日极量。

调配处方时，必须认真负责，计量准确，按医嘱注明要求，并由配方人员及具有药师以上技术职称的复核人员签名盖章后方可发出。对处方未注明"生用"的毒性中药，应当付炮制品。如发现处方有疑问时，须经原处方医生重新审定后再进行调配。处方一次有效，取药后处方保存2年备查。

科研和教学单位所需的毒性药品，必须持本单位的证明信，经所在地县级以上药品监督管理部门批准后，供应单位方能发售。

群众自配民间单方、秘方、验方需用毒性中药，购买时须持有本单位或者城市街道办事处、乡（镇）人民政府的证明信，供应部门发售。每次购用量不得超过2日极量。

3．A型肉毒毒素的管理

为加强对A型肉毒毒素的监督管理，2016年6月24日国家食品药品监督管理总局、国家卫计委发布《关于将A型肉毒毒素列入毒性药品管理的通知》决定将A型肉毒毒素及其制剂列入毒性药品管理。通知要求药品生产经营企业切实加强注射用A型肉毒毒素购销管理，防止注射用A型肉毒毒素从合法渠道流入非法从事美容业务的机构，防止假药进入合法渠道。

（1）药品生产企业应制订A型肉毒毒素制剂年度计划，严格按照年度生产计划和药品GMP要求进行生产。

（2）注射用A型肉毒毒素生产（进口）企业应当指定具有医疗用毒性药品收购经营资质和具有生物制品经营资质的药品批发企业作为本企业注射用A型肉毒毒素的经营企业，并且经指定的经营企业直接将注射用A型肉毒毒素销售至已取得"医疗机构执业许可证"的医疗机构或医疗美容机构。未经指定的药品经营企业不得购销注射用A型肉毒毒素。

（3）生产经营企业不得向未取得"医疗制剂许可证"的单位销售注射用A型肉毒毒素；药品零售企业不得经营注射用A型肉毒毒素。

（4）注射用A型肉毒毒素生产（进口）企业和指定经营企业必须严格审核购买单位资质，建立客户档案，健全各项管理制度，加强购、销、存管理，保证来源清楚，流向可核查、可追溯。要建立注射用A型肉毒毒素购进、销售台账，并保存至超过药品有效期2年备查。

（5）注射用A型肉毒毒素生产（进口）企业应当及时将指定经营企业情况报所在地省级药品监督管理部门备案。药品生产（进口）企业所在地省级药品监督管理部门要对生产（进口）企业指定的经营企业进行审核，经审核确认的经营企业名单应当予以公布。

四、罚则

药品生产企业、经营企业及医疗机构应严格执行《药品管理法》《药品管理法实施条例》《医疗用毒性药品管理办法》等有关法律、法规。对违反有关法律和法规，擅自生产、收购、经营毒性药品的单位或者个人，将没收全部毒性药品，并处以警告或按非法所得的5～10倍罚款。情节严重、致人伤残或死亡，构成犯罪的，由司法机关依法追究其刑事责任。

第四节　放射性药品的管理

国务院于1989年1月公布了《放射性药品管理办法》，该办法对放射性药品的研制、生产、经营、使用及运输等问题做了具体规定。

 小知识

放射性药品与一般药品的不同之处，就在于它含有放射性核素，能放射出射线。

一、放射性药品的定义

放射性药品是指用于临床诊断或者治疗的放射性核素制剂或者其标记药物。包括裂变制品、推照制品、加速器制品、放射性同位素发生器及其配套药盒、放射免疫分析药盒等。

二、放射性药品的生产、经营管理

1. 生产、经营企业审批

开办放射性药品生产、经营企业，必须具备《药品管理法》规定的条件，符合国家的放射卫生防护基本标准，并履行环境影响报告的审批手续，经有关部门审查同意，药监部门审核批准后，由所在地省级药品监督管理部门发给"放射性药品生产企业许可证""放射性药品经营企业许可证"。无许可证的生产、经营企业，一律不准生产、销售放射性药品。

"放射性药品生产企业许可证""放射性药品经营企业许可证"的有效期为5年，期满前6个月，放射性药品生产、经营企业应重新提出申请，换发新证。

2．生产、经营管理

放射性药品生产、经营企业，必须配备与生产、经营放射性药品相适应的专业技术人员。具有安全、防护和废气、废物、废水处理等设施，并建立严格的质量管理制度。

放射性药品的生产、经营单位凭省、自治区、直辖市药品监督管理部门发给的"放射性药品生产企业许可证""放射性药品经营企业许可证"，医疗单位凭"放射性药品使用许可证"，申请办理订货。

三、放射性药品的包装和运输管理

放射性药品的包装必须安全实用，符合放射性药品质量要求，具有与放射性剂量相适应的防护装置。包装必须分内包装和外包装两部分，外包装必须贴有商标、标签、说明书和放射性药品标志，内包装必须贴有标签。标签必须注明药品品名、放射性比活度、装量。

说明书除注明标签内容外，还需注明生产单位、批准文号、批号、主要成分、出厂日期、放射性核素半衰期、适应证、用法、用量、禁忌证、有效期和注意事项等。

放射性药品的运输，按国家运输、邮政等部门制定的有关规定执行。

严禁任何单位和个人随身携带放射性药品乘坐公共交通运输工具。

四、放射性药品的使用管理

（1）医疗单位必须获省级公安、环保和药品监督管理部门联合发给的《放射性药品使用许可证》，才能使用放射性药品。

《放射性药品使用许可证》有效期为5年，期满前6个月，医疗单位应当向原发证的行政部门重新提出申请，经审核批准后，换发新证。

（2）医疗单位设立的核医学科（室），必须具备与其医疗任务相适应的专业技术人员。非核医学专业技术人员未经培训，不得从事核医学工作，不得使用放射性药品。

（3）医疗单位的核医学科（室），在研究配制放射性制剂并进行临床验证前，应当根据放射性药品的特点，提供该制剂的药理、毒性等试验材料，报省、自治区、直辖市药品监督管理部门批准，并报国家药品监督管理总局备案。该制剂只限在本单位使用。

（4）使用放射性药品的医疗单位，必须负责对使用的放射性药品的不良反应情况的收集，并定期向所在地药品监督管理部门报告。

（5）放射性药品使用后的废物（包括患者排出物），必须按照国家有关规定妥善处理。

【能力与知识要点】▶▶▶

1．能判断某种药品是否为麻醉药品和精神药品。
2．知道麻醉药品和精神药品生产管理的特殊规定。
3．麻醉药品、精神药品的经营注意要点。
4．医疗机构如何采购、使用麻醉药品和精神药品。
5．熟识麻醉药品、精神药品的运输规定。
6．知道精神药品分为哪几类，其生产有哪些规定。

【实践练习】▶▶▶

1．实践目的
学生可以判断某种药品是属于普通药品还是特殊管理药品，如果是特殊管理药品可以分辨该药品属于哪类药品。

2．实践准备

（1）人员准备　将学生分为6～8人的项目小组，每组学生推选2人担任组长与其他组员共同完成实践练习。

（2）商品准备　普通药品图片、第一类精神药品图片、第二类精神药品图片、麻醉药品图片、医疗用毒性中药图片、医疗用毒性西药图片、放射性药品图片。

3．实践地点

教室为实践地点。

4．实践内容

①让学生分辨药品，哪些属于普通药品，哪些属于特殊管理药品。

②若为特殊管理药品能进一步分辨属于哪类特殊管理药品。

【同步测试】▶▶▶

（一）A型题（最佳选择题）（备选答案中只有1个最佳答案）

1．使用麻醉药品的医务人员必须（　　）。

A．是有处方权的医生

B．是有副主任医师以上职称的专业技术人员

C．具有医师以上专业技术职称，并经考核能正确使用麻醉药品

D．具有医士以上专业技术职称，并经考核能正确使用麻醉药品

E．具有主治医师以上专业技术职称

2．以下属于可以零售的药品是（　　）。

A．放射性药品　　　　　　　　　　B．第二类精神药

C．麻醉药品　　　　　　　　　　　D．第一类精神药

E．麻黄素单方制剂

3．每次处方不得超过2日极量，处方一次有效的医疗用毒性药品是（　　）。

A．福尔可定　　　　　　　　　　　B．利他林

C．艾司唑仑　　　　　　　　　　　D．毛果芸香碱

E．脑黄金

4．麻醉药品的生产企业，须经哪个部门审批（　　）。

A．国家卫健委　　　　　　　　　　B．国家药品监督管理部门

C．省卫生厅　　　　　　　　　　　D．省级药品监督管理部门

E．农业部

5．《医疗用毒性药品管理办法》规定，生产毒性药品必须建立完整的生产记录，保存（　　）备查。

A．1年　　　　　　B．2年　　　　　　C．5年　　　　　　D．6年　　　　　　E．10年

6．从事第一类精神药品生产的企业，应当经（　　）批准。

A．国家药品监督管理局　　　　　　B．省级药品监督管理局

C．市级市场监督管理局　　　　　　D．省级卫生行政部门

E．农业部

7．麻醉药品标签上的标志应为（　　）。

A．绿白　　　　　B．蓝白　　　　　C．黑白　　　　　D．红黄　　　　　E．红白

8. 毒性药品标示量要准确无误，其包装容器上必须印有（　　　）。

A. 药用要求　　　　　　　　　　B. 毒性标志

C. 自行销售　　　　　　　　　　D. 正式处方

E. 污染环境

（二）B型题（配伍选择题）（备选答案在前，试题在后。每组若干题，每组题均对应同一组备选答案。每题只有1个正确答案，每个备选答案可重复选用，也可以不选用）

[9～12题]

A. 美沙酮　　　　　　　　　　　B. 安钠咖

C. 阿托品　　　　　　　　　　　D. 磷[^{32}P]酸钠注射液

E. 白蛋白

9. 毒性药品是（　　　）。

10. 精神药品是（　　　）。

11. 麻醉药品是（　　　）。

12. 放射性药品是（　　　）。

[13～15题]

A. 2日　　　　B. 一次　　　　C. 3日　　　　D. 4日　　　　E. 7日

13. 对一般患者，麻醉药品注射剂每张处方剂量不超过（　　　）。

14. 对于癌痛患者及慢性中、重度非癌痛患者，第一类精神药品注射剂每张处方剂量不超过（　　　）。

15. 对一般患者，第二类精神药品每张处方剂量不超过（　　　）。

[16～18题]

A. 1年　　　　B. 2年　　　　C. 3年　　　　D. 4年　　　　E. 5年

16. 麻醉药品处方保存（　　　）。

17. 精神药品处方保存（　　　）。

18. 毒性药品处方保存（　　　）。

（三）X型题（多项选择题）（每题的备选答案中有2个或2个以上的正确答案。少选或多选均不得分）

19. 下列属于麻醉药品的是（　　　）。

A. 阿片　　　　　　　　　　　　B. 罂粟浓缩物

C. 复方樟脑酊　　　　　　　　　D. 咖啡因

E. 麻黄素

20. 毒性剧烈，治疗剂量与中毒剂量相近，使用不当会致人中毒或死亡的药品是（　　　）。

A. 洋金花　　　　　　　　　　　B. 司可巴比妥

C. 苯巴比妥　　　　　　　　　　D. 氢溴酸后马托品

E. 蟾酥

21. 零售企业销售第二类精神药品时，应当（　　　）。

A. 凭执业医师出具的处方，按规定剂量销售

B. 禁止无处方销售

C. 将处方保存2年备查

D. 禁止超剂量销售

E. 不得向未成年人销售

教学单元六　药品不良反应监测及召回管理

【学习目标】▶▶▶

通过本教学单元的学习，学生应能够了解历史上的药害事件及临床表现，熟悉药品不良反应定义，掌握严重药品不良反应的情形以及药品不良反应的报告程序，培养不良反应报告意识，能完成不良反应报告表单的填写。熟悉药品召回基本概念、药品召回的分类及分级，了解药品召回的程序。

【案例导入】▶▶▶

央视直击儿童安全用药问题，呼吁：儿童要用儿童药

2016年，一部公益视频——《5岁聋儿的无声诉说》在央视一套播出，视频中5岁女孩付浠诺用手语无声诉说了自己因用药不当致聋的故事。一时间引发巨大反响，包括人民日报、央视新闻、央视财经、新华社在内的数百家权威媒体对此事进行了传播报道，同时浠诺的遭遇也牵动了亿万中国妈妈的心。

事实上，在中国，这样的悲剧远非个案。据中国聋儿康复研究中心的数据显示，我国现有14岁以下的儿童中，每年约有3万儿童因用药不当致聋，肝肾功能、神经系统等损伤亦是儿童用药不当的常见后果。2012年文献《医院药师在儿童合理用药中的作用浅析》显示，我国每年约有7000例儿童死于用药错误。而导致不当用药的一个重要原因，是市场上儿童专属药物的长期短缺。

儿童药面临"三少"困境，导致儿童用药成人化。

近日，央视直击于北京召开的2018中国儿童安全用药大会，大会指出目前我国儿童用药依然面临着生产厂家少、品种少、适宜剂型少的"三少"局面。

据调查显示，在全国6000多家制药企业中，专业的儿童用药制造商仅有包括葵花药业在内的10余家，而在常规药品中，与3600多个成人处方药相对应的是，儿童专用药仅有60多种，不足1.7%，95%以上的药品没有儿童用药安全包装，不配备专用量计，只能在成人剂型的基础上减轻分量服用。北京儿童医院联合全国15家大型儿童医疗机构 发起的一项调查显示，超过一半的药品在儿科使用时没有标注儿童的用法和用量。"用药靠掰，剂量靠猜"，儿童用药目前出现普遍成人化现象，这给儿童安全用药带来了巨大隐患，我国儿童药物不良反应率为12.5%，是成人的两倍，在儿童群体中药物中毒占所有中毒就诊儿童的比例近年来一直在上升，目前已超过70%。

［资料来源：中国新闻周刊（节选），2018-04-04］

思考

视频中的浠诺小朋友的遭遇属不属于药品不良反应事件？请阐述你的理由。

第一节　药品不良反应监测管理

为加强药品的上市后监管，规范药品不良反应报告和监测，及时、有效控制药品风险，保障公众用药安全，卫生部（现为国家卫健委）依据《中华人民共和国药品管理法》等有关

法律法规，制定了《药品不良反应报告和监测管理办法》（卫生部令第81号），并于2011年7月1日施行。

一、药品不良反应的定义

1. 定义

药品不良反应（Adverse Drug Reaction，ADR），是指合格药品在正常用法用量下出现的与用药目的无关的或者意外的有害反应。

以上定义说明，所要监测的药品不良反应是指：所有合格的人用药品；在正常的用法用量情况下；人体出现的一切有害的、非预期的反应；对那些有意或无意的超剂量、错误用药，而导致的不良后果都不属于监测范围内。

世界卫生组织对药品不良反应的定义是指一种有害的和非预期的反应，这种反应是在人类预防、诊断或治疗疾病，或为了改变生理功能而正常使用药物剂量时发生的。

药品不良反应包括已知的和新的药品不良反应。

2. 新的药品不良反应

新的药品不良反应是指药品说明书中未载明的不良反应。说明书中已有描述，但不良反应发生的性质、程度、后果或者频率与说明书描述不一致或者更严重的，按照新的药品不良反应处理。

3. 药品严重不良反应

药品严重不良反应是指因使用药品引起以下损害情形之一的反应：①引起死亡；②危及生命；③致癌、致畸、致出生缺陷；④导致显著的或者永久的人体伤残或者器官功能的损伤；⑤导致住院或者住院时间延长；⑥导致其他重要医学事件，如不进行治疗可能出现上述所列情况的。

4. 药品群体不良事件

药品群体不良事件是指同一药品在使用过程中，在相对集中的时间、区域内，对一定数量人群的身体健康或者生命安全造成损害或者威胁，需要予以紧急处置的事件。

同一药品指同一生产企业生产的同一药品名称、同一剂型、同一规格的药品。

小知识

据世界卫生组织统计，各国住院患者发生药品不良反应的比率在10% ~ 20%，其中5%的患者会因为严重的药品不良反应而死亡。在全世界死亡的患者中，约有1/3的患者死于用药不当，药品不良反应致死占社会人口死因的第四位。在我国每年5000多万人次的住院患者中，有超过500万的患者在住院期间发生过药品不良反应。药品不良反应每年导致24万名患者死亡，是目前19种主要传染病所致死亡人数的11倍。

案 例

世界重大不良反应

欧美国家较早地应用工业化方法大规模生产化学药物，1900年以后国际上发生过多起严重药物不良反应，给世界人民留下了深刻的血的教训。

1. 磺胺酏剂不良反应

1937年美国上市一种名为"磺胺酏-马先吉尔"的药品，上市仅2个月，就造成用药的358人中107人死亡（多数是儿童）。其症状主要为尿毒症、肾功能衰竭、水肿、高血压、心力衰竭、血中非蛋白氮及钾增高，以及胃肠道和精神神经系统症状，并出现口腔溃疡、牙龈红肿、腹泻、失眠或嗜睡，甚至发生精神错乱和昏迷等，最后多死于尿毒症。

2. 反应停致畸胎

1960年发生的反应停不良反应导致全世界产生了一万余例畸形儿，是20世纪最大的药物灾难。

3. 己烯雌酚引起少女阴道癌

应用己烯雌酚治疗先兆流产，可引起子代阴道癌。1971年美国波士顿妇科医师赫伯斯特等在不到两年时间就收到的91例8～25岁阴道癌患者中，其母亲在孕期服用己烯雌酚的有49例，并发现己烯雌酚引起阴道癌的不良反应可延迟至13～22年以后在子代表现出来。

4. 非那西丁引起肾脏损害

1953年以后欧洲许多国家，特别是瑞士、联邦德国和捷克斯洛伐克等国家，发现肾病病人大量增加。经过调查证实，这种肾病主要是由于服用非那西丁所致。这种病例，欧洲报告约2000例，美国报告100例，加拿大报告45例，有几百人死于慢性肾功能衰竭。

（资料来源：孟锐.药事管理概论，2006.02）

同学们请结合案例，加深对药品不良反应的认识。

二、药品不良反应的临床表现

1. 副作用（副反应）

副作用是指药品按正常用法用量使用时所出现的与药品的药理学活性相关，但与用药目的无关的作用。一般都较轻微，多为一过性可逆性功能变化，伴随治疗作用同时出现。器官选择作用低即作用广泛的药物，其副作用可能会多。

2. 毒性作用

由于患者的个体差异、病理状态或合用其他药物引起敏感性增加，在治疗量时造成某种功能或器质性损害。一般是药理作用的增强。过度作用在定义上与毒性作用相符，指使用推荐剂量时出现过强的药理作用。

3. 后遗效应

后遗效应是指停药后血药浓度已降至阈浓度以下时残存的药理效应。

4. 停药综合征

一些药物在长期应用后，机体对这些药物产生了适应性，若突然停药或减量过快易使机体的调节功能失调而发生功能紊乱，导致病情或临床症状上的一系列反跳回升现象和疾病加重等。

5. 变态反应（过敏反应）

变态反应是指药物或药物在体内的代谢产物作为抗原刺激机体而发生的不正常的免疫反应。这种反应的发生与药物剂量无关或关系甚少，治疗量或极少量都可发生。临床主要表现为皮疹、血管神经性水肿、过敏性休克、血清病综合征、哮喘等。

6. 特异质反应（特异反应性）

特异质反应是指因先天性遗传异常，少数患者用药后发生与药物本身药理作用无关的有害反应。该反应和遗传有关，与药理作用无关。大多是由于机体缺乏某种酶，药物在体内代谢受阻所致。

7. 依赖性

依赖性是指反复地（周期性或连续性）用药所引起的人体心理上或生理上或两者兼有的对药物的依赖状态，表现出一种强迫性的要连续或定期用药的行为和其他反应。

8. 致癌作用、致畸作用、致突变作用

致癌作用、致畸作用、致突变作用是药物引起的3种特殊毒性，均为药物和遗传物质或遗传物质在细胞的表达发生相互作用的结果。

三、药品不良反应的监测机构与职责

1. 国务院药品监督管理部门

负责全国药品不良反应报告和监测的管理工作，并履行以下主要职责：

① 与国家卫健委共同制定药品不良反应报告和监测的管理规定和政策，并监督实施；

② 与国家卫健委联合组织开展全国范围内影响较大并造成严重后果的药品群体不良事件的调查和处理，并发布相关信息；

③ 对已确认发生严重药品不良反应或者药品群体不良事件的药品依法采取紧急控制措施，作出行政处理决定，并向社会公布；

④ 通报全国药品不良反应报告和监测情况；

⑤ 组织检查药品生产、经营企业的药品不良反应报告和监测工作的开展情况，并与国家卫健委联合组织检查医疗机构的药品不良反应报告和监测工作的开展情况。

2. 省级药品监督管理部门

主管辖区内的药品不良反应监测工作，会同同级卫生主管部门制定本行政区域内药品不良反应报告及管理规定，并监督实施。

3. 设区的市级、县级药品监督管理部门

负责本行政区域内药品不良反应报告和监测的管理工作；与同级卫生行政部门联合组织开展本行政区域内发生的药品群体不良事件的调查，并采取必要控制措施；组织开展本行政区域内药品不良反应报告和监测的宣传、培训工作。

4. 县级以上卫生行政部门

应当加强对医疗机构临床用药的监督管理，在职责范围内依法对已确认的严重药品不良反应或者药品群体不良事件采取相关的紧急控制措施。

5. 国家药品不良反应监测中心

负责全国药品不良反应报告和监测的技术工作，承担国家药品不良反应报告和监测资料的收集、评价、反馈和上报及其他有关工作。

6. 省级药品不良反应监测中心

负责本行政区域内药品不良反应报告资料的收集、核实、评价、反馈、上报及其他有关工作。

7. 设区的市级、县级药品不良反应监测机构

负责本行政区域内药品不良反应报告和监测资料的收集、核实、评价、反馈和上报及其他有关工作。

四、药品生产、经营企业和医疗机构的职责及要求

药品生产、经营企业和医疗机构应当建立药品不良反应报告和监测管理制度。药品生产企业应当设立专门机构并配备专职人员，药品经营企业和医疗机构应当设立或者指定机构并

配备专（兼）职人员，承担本单位的药品不良反应报告和监测工作。

从事药品不良反应报告和监测的工作人员应当具有医学、药学、流行病学或者统计学等相关专业知识，具备科学分析评价药品不良反应的能力。

五、药品不良反应的报告程序和要求

《药品不良反应报告和监测管理办法》（卫生部令第81号）规定，药品生产企业、药品经营企业、医疗卫生机构是药品不良反应报告的主体，国家鼓励个人报告药品不良反应。

1. 个人发现药品不良反应的上报

个人发现新的或者严重的药品不良反应，可以向经治医师报告，也可以向药品生产、经营企业或者当地的药品不良反应监测机构报告，必要时提供相关的病历资料。

2. 单位发现药品不良反应的上报

药品生产、经营企业和医疗机构应当主动收集药品不良反应，获知或者发现药品不良反应后应当详细记录、分析和处理，填写《药品不良反应/事件报告表》并报告。

（1）药品不良反应的报告方式　药品生产、经营企业和医疗机构获知或者发现可能与用药有关的不良反应，应当通过国家药品不良反应监测信息网络报告；不具备在线报告条件的，应当通过纸质报表报所在地药品不良反应监测机构，由所在地药品不良反应监测机构代为在线报告。

（2）药品不良反应的报告时限　药品生产、经营企业和医疗机构发现或者获知新的、严重的药品不良反应应当在15日内报告，其中死亡病例须立即报告；其他药品不良反应应当在30日内报告。有随访信息的，应当及时报告。

进口药品和国产药品在境外因药品不良反应被暂停销售、使用或者撤市的，药品生产企业应当在获知后24小时内书面报国家药品监督管理局和国家药品不良反应监测中心。

（3）药品不良反应的报告范围　新药监测期内的国产药品应当报告该药品的所有不良反应；其他国产药品，报告新的和严重的不良反应。

进口药品自首次获准进口之日起5年内，报告该进口药品的所有不良反应；满5年的，报告新的和严重的不良反应。

（4）药品群体不良事件的报告　药品生产、经营企业和医疗机构获知或者发现药品群体不良事件后，应当立即通过电话或者传真等方式报所在地的县级药品监督管理部门、卫生行政部门和药品不良反应监测机构，必要时可以越级报告；同时填写《药品群体不良事件基本信息表》，对每一病例还应当及时填写《药品不良反应/事件报告表》，通过国家药品不良反应监测信息网络报告。

3. 各级药品不良反应监测中心的逐级上报

（1）设区的市级、县级药品不良反应监测机构　应当对收到的药品不良反应报告的真实性、完整性和准确性进行审核。严重药品不良反应报告的审核和评价应当自收到报告之日起3个工作日内完成，其他报告的审核和评价应当在15个工作日内完成。对死亡病例应当进行调查，详细了解死亡病例的基本信息、药品使用情况、不良反应发生及诊治情况等，自收到报告之日起15个工作日内完成调查报告，报同级药品监督管理部门和卫生行政部门，以及上一级药品不良反应监测机构。

（2）省级药品不良反应监测中心　应当在收到下一级药品不良反应监测机构提交的严重药品不良反应评价意见之日起7个工作日内完成评价工作。

对死亡病例，事件发生地和药品生产企业所在地的省级药品不良反应监测机构均应当及时根据调查报告进行分析、评价，必要时进行现场调查，并将评价结果报省级药品监督管理部门和卫生行政部门，以及国家药品不良反应监测中心。

（3）国家药品不良反应监测中心　应当及时对死亡病例进行分析、评价，并将评价结果报国家药品监督管理局和国家卫健委。

4.《药品不良反应/事件报告表》填写要求

一份有效的《药品不良反应/事件报告表》应注意以下基本内容：

① 患者基本信息资料的完整性，如年龄、性别、简单病史（含过敏史）、是否妊娠等情况。

② 准确的原患疾病记录。

③ 对ADR的描述，包括发生时严重性与关联性评价。

④ 完整、准确的被怀疑药物信息，如药品名称、用药剂量、给药时间和合并用药情况、静脉用药的给药速度以及药品批号等。

⑤ 报告填写人最好为直接接触药品不良反应的临床医护人员，并提供准确联系方式。

目前，我国有效的药品不良反应报告表相对偏少，报告的利用率不高，药品不良反应报告的来源相对单一，主要来自医疗机构，而来源于药品生产企业、经营企业的报告极少。

六、药品的重点监测

1. 药品重点监测的定义

所谓药品重点监测，是指为进一步了解药品的临床使用和不良反应发生情况，研究不良反应的发生特征、严重程度、发生率等，开展的药品安全性监测活动。

2. 重点监测药品的类型

药品生产企业应当经常考察本企业生产药品的安全性，对新药监测期内的药品和首次进口5年内的药品，应当开展重点监测，并按要求对监测数据进行汇总、分析、评价和报告；对本企业生产的其他药品，应当根据安全性情况主动开展重点监测。

3. 实施重点监测的单位和机构

省级以上药品监督管理部门根据药品临床使用和不良反应监测情况，可以要求药品生产企业对特定药品进行重点监测；必要时，也可以直接组织药品不良反应监测机构、医疗机构和科研单位开展药品重点监测。省级以上药品不良反应监测机构负责对药品生产企业开展的重点监测进行监督、检查，并对监测报告进行技术评价。

七、药品不良反应的评价与控制

① 药品生产企业应当对收集到的药品不良反应报告和监测资料进行分析、评价，并主动开展药品安全性研究。对已经确认发生严重不良反应的药品，应当通过各种有效途径将药品不良反应、合理用药信息及时告知医务人员、患者和公众；采取修改标签和说明书，暂停生产、销售、使用和召回等措施，减少和防止药品不良反应的重复发生。

② 省级药品不良反应监测机构应当每季度对收到的药品不良反应报告进行综合分析，提取需要关注的安全性信息，并进行评价，提出风险管理建议，及时报省级药品监督管理部门、卫生行政部门和国家药品不良反应监测中心。

③ 国家药品不良反应监测中心应当每季度对收到的严重药品不良反应报告进行综合分析，提取需要关注的安全性信息，并进行评价，提出风险管理建议，及时报国家药品监督管理局和国家卫健委。

④ 根据分析评价结果，国家药品监督管理局可以要求企业开展药品安全性、有效性相

关研究。必要时，应当采取责令修改药品说明书，暂停生产、销售、使用和召回药品等措施，对不良反应大的药品，应当撤销药品批准证明文件，并将有关措施及时通报国家卫健委。

八、法律责任

2019年新修订《药品管理法》第一百三十四条规定，药品上市许可持有人未按照规定开展药品不良反应监测或者报告疑似药品不良反应的，责令限期改正，给予警告；逾期不改正的，责令停产停业整顿，并处十万元以上一百万元以下的罚款。

药品经营企业未按照规定报告疑似药品不良反应的，责令限期改正，给予警告；逾期不改正的，责令停产停业整顿，并处五万元以上五十万元以下的罚款。

医疗机构未按照规定报告疑似药品不良反应的，责令限期改正，给予警告；逾期不改正的，处五万元以上五十万元以下的罚款。

《药品不良反应报告和监测管理办法》（卫生部令第81号）细化了药品生产企业、药品经营企业和医疗机构各自的法律责任。

1. 药品生产企业的法律责任

药品生产企业有下列情形之一的，由所在地药品监督管理部门给予警告，责令限期改正，可以并处罚款：

① 未按照规定建立药品不良反应报告和监测管理制度，或者无专门机构、专职人员负责本单位药品不良反应报告和监测工作的；

② 未建立和保存药品不良反应监测档案的；

③ 未按照要求开展药品不良反应或者群体不良事件报告、调查、评价和处理的；

④ 未按照要求提交定期安全性更新报告的；

⑤ 未按照要求开展重点监测的；

⑥ 不配合严重药品不良反应或者群体不良事件相关调查工作的；

⑦ 其他违反本办法规定的。

药品生产企业有前款规定④、⑤情形之一的，按照《药品注册管理办法》的规定对相应药品不予再注册。

2. 药品经营企业的法律责任

药品经营企业有下列情形之一的，由所在地药品监督管理部门给予警告，责令限期改正；逾期不改的，按照相关规定处罚：

① 无专职或者兼职人员负责本单位药品不良反应监测工作的；

② 未按照要求开展药品不良反应或者群体不良事件报告、调查、评价和处理的；

③ 不配合严重药品不良反应或者群体不良事件相关调查工作的。

3. 医疗机构的法律责任

医疗机构有下列情形之一的，由所在地卫生行政部门给予警告，责令限期改正；逾期不改的，按照相关规定处罚。情节严重并造成严重后果的，由所在地卫生行政部门对相关责任人给予行政处分：

① 无专职或者兼职人员负责本单位药品不良反应监测工作的；

② 未按照要求开展药品不良反应或者群体不良事件报告、调查、评价和处理的；

③ 不配合严重药品不良反应和群体不良事件相关调查工作的。

药品监督管理部门发现医疗机构有前款规定行为之一的，应当移交同级卫生行政部门处理。

卫生行政部门对医疗机构作出行政处罚决定的，应当及时通报同级药品监督管理部门。

第二节　药品召回管理

国家食品药品监督管理部门于2007年12月6日正式颁布并施行了《药品召回管理办法》。《药品召回管理办法》对加强药品安全监管、保障公众用药安全具有重大意义，它的出台是我国药品监管科学发展的一个里程碑。

一、药品召回的概念

药品召回，是指药品生产企业（包括进口药品的境外制药厂商，下同）按照规定的程序收回已上市销售的存在安全隐患的药品。其中，安全隐患是指由于研发、生产等原因可能使药品具有的危及人体健康和生命安全的不合理危险。

药品召回的对象应该是本身符合生产标准的合格产品，只是由于曾经的技术水平和工艺缺陷导致了某些方面的不合理，表现为"工艺技术缺陷"或"告知缺陷"，这两类缺陷均不是企业自身原因所致。

值得注意的是，根据《中华人民共和国药品管理法》第四十八条和第四十九条对假劣药的定义，假劣药不属于合格药品，因此不在召回范围之内。

二、药品召回的分类

药品召回的实施分为以下两种情形：

主动召回：企业依据药品不良反应的监测，通过对药品的风险评估，得知其产品存在缺陷和安全隐患后，主动从市场上撤回药品。

责令召回：药品监督管理部门经过调查评估，认为药品存在安全隐患，药品生产企业应当召回药品而未主动召回的，应当责令药品生产企业召回药品。必要时，药品监督管理部门可以要求药品生产企业、经营企业和使用单位立即停止生产、销售和使用该药品。

三、药品召回的责任主体

药品召回制度的责任主体是药品安全第一责任人——药品生产企业。药品生产企业应当建立和完善药品召回制度，收集药品安全的相关信息，对可能具有安全隐患的药品进行调查、评估，召回存在安全隐患的药品。

药品经营企业、使用单位应当协助药品生产企业履行召回义务，按照召回计划的要求及时传达、反馈药品召回信息，控制和收回存在安全隐患的药品。

四、药品召回程序

1. 药品安全隐患的调查

药品安全隐患调查的内容应当根据实际情况确定，可以包括：

① 已发生药品不良事件的种类、范围及原因；

②药品使用是否符合药品说明书和标签规定的适应证、用法用量的要求；

③药品质量是否符合国家标准，药品生产过程是否符合GMP等规定，药品生产与批准的工艺是否一致；

④药品储存、运输是否符合要求；

⑤药品主要使用人群的构成及比例；

⑥可能存在安全隐患的药品批次、数量及流通区域和范围；

⑦其他可能影响药品安全的因素。

2. 药品安全隐患的评估

药品安全隐患评估主要涉及以下方面：

①该药品引发危害的可能性，以及是否已经对人体健康造成了危害；

②对主要使用人群的危害影响；

③对特殊人群，尤其是高危人群的危害影响，如老年人、儿童、孕妇、肝肾功能不全者、外科病人等；

④危害的严重与紧急程度；

⑤危害导致的后果。

3. 召回分级

根据药品安全隐患的严重程度，药品召回分级表述如下：

①一级召回：使用该药品可能引起严重健康危害的。

②二级召回：使用该药品可能引起暂时的或者可逆的健康危害的。

③三级召回：使用该药品一般不会引起健康危害，但由于其他原因需要收回的。

药品生产企业应当根据召回分级与药品销售和使用情况，科学设计药品召回计划并组织实施。一级召回在24小时内，二级召回在48小时内，三级召回在72小时内，通知到有关药品经营企业、使用单位停止销售和使用，同时向所在地省、自治区、直辖市药品监督管理部门报告。

药品生产企业在启动药品召回后，一级召回在1日内，二级召回在3日内，三级召回在7日内，应当将调查评估报告和召回计划提交给所在地省、自治区、直辖市药品监督管理部门备案。由省、自治区、直辖市药品监督管理部门将收到一级药品召回的调查评估报告和召回计划向国家药品监督管理部门报告。

4. 召回计划的制订和实施

召回计划应当包括以下内容：

①药品生产销售情况及拟召回的数量；

②召回措施的具体内容，包括实施的组织、范围和时限等；

③召回信息的公布途径与范围；

④召回的预期效果；

⑤药品召回后的处理措施；

⑥联系人的姓名及联系方式。

省、自治区、直辖市药品监督管理部门可以根据实际情况组织专家对药品生产企业提交的召回计划进行评估，如果认为还不能有效消除安全隐患的话，可以要求药品生产企业扩大召回范围、缩短召回时间。

5．召回的完成与评价

药品生产企业在召回完成后，应当对召回效果进行评价，向所在地省、自治区、直辖市药品监督管理部门提交药品召回总结报告。

省、自治区、直辖市药品监督管理部门应当自收到总结报告之日起10日内对报告进行审查，并对召回效果进行评价，必要时组织专家进行审查和评价。审查和评价结论应当以书面形式通知药品生产企业。经过审查和评价，认为召回不彻底或者需要采取更为有效的措施的，药品监督管理部门应当要求药品生产企业重新召回或者扩大召回范围。

五、罚则

2019年新修订《药品管理法》第一百三十五条规定，药品上市许可持有人在省、自治区、直辖市人民政府药品监督管理部门责令其召回后，拒不召回的，处应召回药品货值金额五倍以上十倍以下的罚款；货值金额不足十万元的，按十万元计算；情节严重的，吊销药品批准证明文件、"药品生产许可证"、"药品经营许可证"，对法定代表人、主要负责人、直接负责的主管人员和其他责任人员，处二万元以上二十万元以下的罚款。药品生产企业、药品经营企业、医疗机构拒不配合召回的，处十万元以上五十万元以下的罚款。

【能力与知识要点】 》》》

1．能够识别药品不良反应。
2．能够区分药品不良反应、新的药品不良反应和严重的药品不良反应。
3．当发生药品不良反应时，懂得如何正确报告药品不良反应。
4．能够了解药品召回。
5．懂得区分哪些属于药品召回的范畴。
6．能够区分主动召回和责令召回。
7．能够区分一级召回、二级召回和三级召回。

【实践练习】 》》》

1．实践目的
当发生药品不良反应时，学生懂得如何正确报告药品不良反应。
2．实践准备
（1）人员准备 将学生分为6～8人的项目小组，每组学生推选2人担任组长与其他组员共同完成实践练习。
（2）商品准备 药品（新药监测期内的药品、进口药品）。
3．实践地点
教室为实践地点。
4．实践内容
① 项目小组根据下列角色：顾客、生产企业、经营企业、医疗机构、国家药品监督管理部门、省级药品监督管理部门、国家卫健委、国家药品不良反应监测中心、省级药品不良反应监测中心有选择扮演。
② 当发生药品不良反应时，顾客是如何报告的？
③ 当发生药品不良反应时，药品生产企业、药品经营企业和医疗机构又是如何报告的？

【同步测试】▶▶▶

（一）A型题（最佳选择题）（备选答案中只有1个最佳答案）

1. 按照《药品不良反应报告和监测管理办法》，药品不良反应是指（　　）。

A. 合格药品在超常规用法用量下出现的与用药目的无关的或意外的有害反应

B. 药品在正常用法用量下出现的与用药目的有关的中毒有害反应

C. 合格药品在正常用法用量下出现的与用药目的有关的或意外的有害反应

D. 药品在正常用法用量下出现的与用药目的无关的或意外的有害反应

E. 合格药品在正常用法用量下出现的与用药目的无关的或意外的有害反应

2. 《药品不良反应报告和监测管理办法》规定，药品生产企业、药品经营企业、医疗卫生机构应（　　）。

A. 及时报告药品不良反应

B. 直接向国家药品监督管理部门报告药品不良反应

C. 向省级药品监督管理部门和卫生厅报告药品不良反应

D. 按规定报告所发现的药品不良反应

E. 按规定反映所在地发生的药品不良反应

3. 《药品不良反应监测管理办法》规定，个人发现药品引起的可疑不良反应，应向（　　）。

A. 所在地市级卫生行政部门报告

B. 所在地省级卫生行政部门报告

C. 经治医师报告，也可向药品生产、经营企业或者当地的药品不良反应监测机构报告

D. 所在地省级药品不良反应监测专业机构或药品监督管理部门报告

E. 所在地市级药品监督管理部门报告

4. 根据《药品不良反应监督管理办法》，国家对药品不良反应实行（　　）。

A. 分类管理制度　　　　　　　　　　B. 评价、分析制度

C. 登记制度　　　　　　　　　　　　D. 逐级、定期报告制度

E. 核查制度

5. 下列关于药品不良反应的评价叙述正确的是（　　）。

A. 药品生产企业只对收集到的严重或新的药品不良反应报告和监测资料进行分析、评价，并主动开展药品安全性研究

B. 药品经营企业和医疗机构应当对收集到的药品不良反应报告和监测资料进行分析和评价，而没有义务采取有效措施减少和防止药品不良反应的重复发生

C. 国家和省级药品不良反应监测中心应当每季度对收到的药品不良反应报告进行综合分析，提取需要关注的安全性信息，并进行评价，提出风险管理建议，及时上报

D. 个人发现药品不良反应，可以要求药品生产、经营企业和医疗机构提供相关资料，以供分析和评价

E. 国家药品监督管理局根据药品分析评价结果，可以要求企业开展药品安全性、有效性相关研究

6. 以下说法不正确的是（　　）。

A. 药品召回的责任主体是药品生产企业

B. 对不良反应大的药品，应当撤销药品批准证明文件

C. 省级药品不良反应监测中心负责本行政区域内药品不良反应报告和监测资料的收集、核实、评价、反馈和上报等工作

D. 国家鼓励个人报告药品不良反应

E. 不良反应报告填写人最好为直接接触药品不良反应的临床医护人员

7. 企业依据药品不良反应的监测，通过对药品的风险评估，得知其产品存在缺陷和安全隐患后，主动从市场上撤回药品，称为（　　）。

A. 主动召回 B. 责令召回
C. 重复召回 D. 快速召回
E. 延期召回

（二）B型题（配伍选择题）（备选答案在前，试题在后。每组若干题，每组题均对应同一组备选答案。每题只有1个正确答案，每个备选答案可重复选用，也可以不选用）

[8～11题]
A. 15日内报告 B. 立即报告
C. 24小时内报告 D. 30日内报告
E. 及时报告

8. 药品生产、经营企业和医疗卫生机构发现新的或严重的药品不良反应应于发现之日（　　）。

9. 药品生产、经营企业和医疗卫生机构发现药品不良反应引起的死亡病例应（　　）。

10. 进口药品和国产药品在境外因药品不良反应被暂停销售、使用或者撤市的，药品生产企业应当在获知后（　　）书面报国家药品监督管理局和国家药品不良反应监测中心。

11. 药品发生群体不良反应的报告时限是（　　）。

[12～14题]
A. 12小时内 B. 24小时内
C. 48小时内 D. 72小时内
E. 一周内

12. 一级召回在（　　）。
13. 二级召回在（　　）。
14. 三级召回在（　　）。

[15～18题]
A. A类药品不良反应 B. B类药品不良反应
C. 新的和严重的药品不良反应 D. 所有不良反应
E. A类和B类药品不良反应

15. 新药监测期已满的药品须报告其引起的（　　）。
16. 新药监测期内的药品须报告其引起的（　　）。
17. 药品进口满5年的须报告其引起的（　　）。
18. 进口药品自首次获准进口之日起5年内须报告其引起的（　　）。

（三）X型题（多项选择题）（每题的备选答案中有2个或2个以上的正确答案。少选或多选均不得分）

19. 新的药品不良反应是指（　　）。
A. 医药期刊上从未发表过的不良反应
B. 药品使用说明书中未收载的不良反应
C. 药品申报资料未有上报的不良反应
D. 药品使用说明书或有关文献资料上未收载的不良反应
E. 说明书中已有描述，但不良反应发生的频率与说明书描述不一致

20. 下列情形属于药品严重不良反应的有（　　）。

A. 因服用药品引起死亡

B. 长期服用药品引起慢性中毒

C. 出现药品说明书中未载明的不良反应

D. 因服用药品产生致癌、致畸、致出生缺陷

E. 导致其他重要医学事件，如不进行治疗可能出现上述所列情况

21. 药品生产企业重点监测药品的类型包括（　　）。

A. 新药监测期内的药品　　　　　　　　B. 新药监测期已满的药品

C. 首次进口5年内的药品　　　　　　　D. 进口满5年的药品

E. 进口满10年的药品

教学单元七　野生药材资源保护管理

【学习目标】》》》

通过本教学单元的学习，学生应该能够熟悉野生药材资源保护的目的、原则及其适用范围，掌握野生药材物种的分级及其品种名录，掌握野生药材资源保护管理。

【案例导入】》》》

湛江查获16只穿山甲

广东省湛江市森林公安会同工商、卫生防疫和林业部门等相关部门对一辆从广西防城开往东莞的大巴进行检查时，发现车厢最后一排座位底下放着3个带轮子的大行李箱，但没有乘客承认自己是货主。执法人员打开发现，行李箱里竟装着16只穿山甲。

（资料来源：搜狐新闻，2004年01月06日）

思考

穿山甲属于我国哪一级别的野生药材保护物种？违反经营国家野生药材资源保护的品种，将会受到什么样的惩罚？

第一节　野生药材资源保护概述

一、野生药材资源保护的目的、原则及其适用范围

《野生药材资源保护管理条例》是国务院制定，于1987年10月30日发布，自1987年12月1日起施行的。

1. 目的

野生药材资源保护的目的是为了保护和合理利用野生药材资源，适应人民医疗保健事业发展的需要。

2. 原则

国家对野生药材资源实行保护、采猎相结合的原则，要求创造条件开展人工种养。

3．适用范围

在中华人民共和国境内采猎、经营野生药材的任何单位或个人，除国家另有规定外，都必须遵守本条例。

二、野生药材物种的分级及其品种名录

1．分级

国家重点保护的野生药材物种分三级：

一级保护野生药材物种：系指濒临灭绝状态的稀有珍贵野生药材物种。

二级保护野生药材物种：系指分布区域缩小，资源处于衰竭状态的重要野生药材物种。

三级保护野生药材物种：系指资源严重减少的主要常用野生药材物种。

2．各级的品种名录

一级：虎骨、豹骨、羚羊角、（梅花鹿）鹿茸。

二级：（马鹿）鹿茸、（林麝、马麝、原麝）麝香、（黑熊、棕熊）熊胆、穿山甲、（中华大蟾蜍、黑框大蟾蜍）蟾酥、哈蟆油、金钱白花蛇、乌梢蛇、蕲蛇、蛤蚧、甘草、黄连、人参、杜仲、厚朴、黄柏、血竭。

三级：川（伊）贝母、刺五加、黄芩、天冬、猪苓、龙胆、防风、远志、胡黄连、肉苁蓉、秦艽、细辛、紫草、五味（子）、蔓荆子、诃子、山茱萸、石斛、阿魏、连翘、羌活。

速记歌诀

4种一级、17种二级保护野生药材物种速记歌诀及注解

一马①牧草射蟾②涂，二黄③双蛤④穿厚杜⑤。三蛇⑥狂饮人熊血⑦，虎豹羚羊梅花鹿⑧。

注：①马为马鹿茸。②草射蟾为甘草、麝香、蟾酥。③二黄为黄连、黄柏。④双蛤为蛤蚧、哈蟆油。⑤穿厚杜为穿山甲片、厚朴、杜仲。⑥三蛇为蕲蛇、乌梢蛇、金钱白花蛇。⑦人熊血为人参、熊胆、血竭。⑧虎豹羚羊梅花鹿指4种一级保护野生药材品种虎骨、豹骨、羚羊角、梅花鹿（鹿茸）。

（资料来源：中华现代中医学杂志，2006）

速记歌诀

21种三级保护野生药材品种速记歌诀及注解

紫薇丰萸①赠猪肉②，川味黄连③送石斛，荆诃刺秦④赴远东⑤，胆⑥大心细⑦也难活⑧。

注：①紫薇丰萸为紫草、阿魏、防风、山茱萸。②猪肉为猪苓、肉苁蓉。③川味黄连为川（伊）贝母、五味子、胡黄连、黄芩、连翘。④荆诃刺秦为蔓荆子、诃子、刺五加、秦艽。⑤远东为远志、天冬。⑥胆为龙胆（草）。⑦细为细辛。⑧活为羌活。

（资料来源：中华现代中医学杂志，2006）

第二节　野生药材资源保护管理

一、对采猎保护野生药材物种的要求

（1）国家禁止采猎一级保护野生药材物种。

（2）采猎、收购二级和三级保护野生药材物种的，必须按照批准的计划执行。采猎者必

须持有采药证。取得采药证后，需要进行采伐或狩猎的，必须分别向有关部门申请采伐证或狩猎证。采猎者不得在禁止采猎区、禁止采猎期进行采猎，不得使用禁用工具进行采猎。

二、对野生药材资源保护区的要求

建立国家或地方野生药材资源保护区；在国家或地方自然保护区内建立野生药材资源保护区。进入野生药材资源保护区从事科研、教学、旅游等活动的，必须经该保护区管理部门批准，进入设在国家或地方自然保护区范围内野生药材资源保护区的还须征得该自然保护区主管部门的同意。

案 例

电影的拍摄与自然景观的冲突

电影《无极》的拍摄，在碧沽天池边禁伐区推平了一片高山杜鹃，用砂石和树干填出一条简陋的公路，混凝土钢架的海棠精舍耸立湖边，一座破败木桥将天池劈成了两半，天池旁约400平方米的空地上遍地垃圾惨不忍睹。电影拍摄导致自然景观生态环境的破坏，引起了人们高度重视与严厉批评。2006年5月12日，云南省环保局对碧沽天池的现场初步调查显示，海棠精舍、铺设的砂石路和砍伐数十平方米的高山杜鹃等项目，事先应履行环境影响评价，但其并未向环保部门申报，可能存在违法问题。

（资料来源：文汇报，2006-05-16）

同学们，请想一想：电影《无极》能否在国家或地方野生药材资源保护区或者设在国家或地方自然保护区内的野生药材资源保护区进行拍摄？为什么？如果是在野生药材保护区内旅游，需经哪些部门批准？

三、对野生药材保护物种药用部分的经营（出口）管理

一级保护野生药材物种属于自然淘汰的，其药用部分由各级药材公司负责经营管理，但不得出口。二级和三级保护野生药材物种属于国家计划管理的品种，由国家指定的药材公司（中国药材公司）统一经营管理；其余品种由产地县药材公司或其委托单位按照计划收购。二级和三级保护野生药材物种的药用部分，除国家另有规定外，实行限量出口。

四、对实行野生药材资源保护的奖罚管理

1．奖励管理

《野生药材资源保护管理条例》规定：对保护野生药材资源作出显著成绩的单位或个人，由各级药品监督管理部门会同同级有关部门给予精神鼓励或一次性物质奖励。

2．惩罚管理

① 对违反《野生药材资源保护管理条例》中有关管理规定采猎、收购国家重点保护的野生药材物种的单位和个人，由当地县级以上药品监督管理部门会同同级有关部门进行处理。

② 对未经批准擅自进入野生药材资源保护区或进入设在国家或地方自然保护区范围内野生药材资源保护区从事科研、教学、旅游等活动的单位和个人，当地县级以上药品监督管理部门和自然保护区主管部门有权制止；造成损失的，必须承担赔偿责任。

③ 违反国家重点保护的野生药材物种经营管理规定的单位和个人，由市场监督管理部

门或有关部门没收其野生药材和全部违法所得，并处以罚款。

④ 对保护野生药材资源管理部门工作人员徇私舞弊的，由所在单位或上级管理部门给予行政处分；造成野生药材资源损失的，必须承担赔偿责任。

⑤ 对破坏野生药材资源情节严重，构成犯罪的，由司法机关依法追究刑事责任。

【能力与知识要点】▶▶▶

1．熟悉野生药材物种的分级标准、采猎原则和出口规定。

2．能够分辨哪些中药材为国家重点保护的野生药材物种。

【实践练习】▶▶▶

1．实践目的

使学生可以判断哪些野生药材物种是国家重点保护的，若为国家重点保护的野生药材物种，应可以分辨该野生药材物种是属于哪级保护野生药材物种。

2．实践准备

（1）人员准备　将学生分为6～8人的项目小组，每组学生推选2人担任组长与其他组员共同完成实践练习。

（2）药材准备　中药材、国家重点保护的野生药材（或以图片替代）等。

3．实践地点

教室、模拟药材市场为实践地点。

4．实践内容

① 分辨哪些属于国家重点保护的野生药材物种。

② 分辨属于国家重点保护的野生药材分别是哪级保护野生药材物种。

【同步测试】▶▶▶

（一）A型题（最佳选择题）（备选答案中只有1个最佳答案）

1．《野生药材资源保护管理条例》的适用范围是（　　）。

A．境外采猎、经营野生药材的任何单位和个人

B．境内外采猎、经营野生药材的任何单位和个人

C．境内采猎、经营野生药材的任何单位或个人

D．境外采猎、经营野生药材的个人

E．境内采猎、经营野生药材的任何单位

2．国家对野生药材物种的保护原则是（　　）。

A．禁止采猎的原则　　　　　　　　B．限量采猎的原则

C．分级管理的原则　　　　　　　　D．规范管理的原则

E．实行保护、采猎相结合的原则，并创造条件开展人工种养。

3．国家重点保护的野生药材物种分为（　　）。

A．二级　　　　B．三级　　　　C．四级　　　　D．五级　　　　E．六级

4．对一级保护野生药材物种的保护措施是（　　）。

A．禁止采猎一级保护野生药材物种

B．允许采猎部分一级保护野生药材物种

C．允许采猎一级保护野生药材物种

D．有偿采猎部分一级保护野生药材物种

E．有偿采猎一级保护野生药材物种

5．一级保护野生药材物种属于自然淘汰的，其药用部分出口规定是（　　　）。

A．限量出口　　　　　　　　　　B．允许出口

C．不得出口　　　　　　　　　　D．部分出口

E．计划出口

6．采猎二级和三级保护野生药材物种首先必须取得（　　　）。

A．许可证　　　　B．采药证　　　　C．采伐证　　　D．狩猎证　　　E．经营证

7．二级和三级保护野生药材物种的药用部分出口规定是（　　　）。

A．实行限量出口　　　　　　　　　B．实行自由贸易

C．实行全面开放　　　　　　　　　D．实行按需出口

E．实行全面出口

8．属于一级保护的野生药材物种的是（　　　）。

A．羚羊角　　　　B．天冬　　　　C．熊胆　　　　D．蛤蚧　　　　E．人参

9．属于二级保护的野生药材物种的是（　　　）。

A．虎骨　　　　B．麝香　　　　C．梅花鹿鹿茸　　D．龙胆　　　　E．石斛

10．必须持有采药证和狩猎证，才能采猎的是（　　　）。

A．金钱白花蛇　　B．厚朴　　　　C．山茱萸　　　D．细辛　　　　E．肉苁蓉

（二）B型题（配伍选择题）（备选答案在前，试题在后。每组若干题，每组题均对应同1组备选答案。每题只有1个正确答案，每个备选答案可重复选用，也可以不选用）

[11～15题]

A．资源严重减少的主要常用野生药材物种

B．分布区域缩小，资源处于衰竭状态的重要野生药材物种

C．禁止采猎一级保护野生药材物种

D．采猎、收购二级和三级保护野生药材物种的，必须按照批准的计划执行

E．濒临灭绝状态的稀有珍贵野生药材物种

11．一级保护野生药材物种是指（　　　）。

12．二级保护野生药材物种是指（　　　）。

13．三级保护野生药材物种是指（　　　）。

14．一级保护野生药材物种的保护措施（　　　）。

15．二级和三级保护野生药材物种的保护措施（　　　）。

[16～20题]

A．由当地县级以上药品监督管理部门会同同级有关部门进行处理

B．由市场监督管理部门或有关部门没收其野生药材和全部违法所得并处以罚款

C．当地县级以上药品监督管理部门和自然保护区主管部门有权制止

D．由所在单位或上级管理部门给予行政处分

E．由司法机关依法追究刑事责任

16．对违反有关管理规定采猎、收购国家重点保护的野生药材物种的单位和个人（　　　）。

17．对未经批准擅自进入野生药材资源保护区从事科研、教学、旅游等活动的单位和个人（　　　）。

18．违反国家重点保护的野生药材物种经营管理规定的单位和个人（　　　）。

19．对保护野生药材资源管理部门工作人员徇私舞弊的（　　　）。

20. 对破坏野生药材资源情节严重，构成犯罪的（　　　）。

（三）X型题（多项选择题）（每题的备选答案中有2个或2个以上的正确答案。少选或多选均不得分）

21. 采猎二级和三级保护野生药材物种的，应注意的是（　　　）。

A. 不得在禁止采猎区进行采猎　　　　　　B. 不得在禁止采猎期进行采猎

C. 不得使用禁用工具进行采猎　　　　　　D. 采猎者必须持有采药证

E. 必须按照批准的计划执行

22. 以下属于一级保护野生药材物种是（　　　）。

A. 马鹿鹿茸　　　B. 豹骨　　　C. 梅花鹿鹿茸　　　D. 羚羊角　　　E. 虎骨

23. 以下属于二级保护野生药材物种是（　　　）。

A. 五味子　　　B. 金钱白花蛇　　　C. 川贝母　　　D. 杜仲　　　E. 黄柏

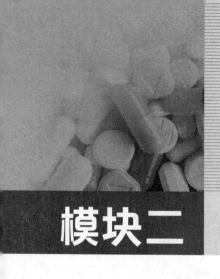

模块二 药物研发监督管理

教学单元一 药品注册管理

【学习目标】 >>>>

通过本单元的学习，学生应能够掌握与药品注册相关的概念、不同类型药品注册管理的基本内容及注册程序，熟悉药物研究的主要阶段、基本要求，从而能够在今后药学工作岗位中强化药品注册管理的观念，具备药品注册工作的基本能力。

【案例导入】 >>>>

反应停——药品不良反应事件

人类发明的药品，既给人类带来了极大的益处，但也给自己造成了意想不到的伤害，对药品的盲目依赖和滥服药物，已造成了许多不应有的悲剧。其中最典型的案例之一，就是反应停事件。

20世纪50年代，研究人员发现沙利度胺（反应停的化学成分）具有一定的镇静催眠作用，还能够显著抑制孕妇的妊娠反应。1957年10月，反应停投放欧洲市场，不久进入日本市场，在此后不到一年的时间内，反应停风靡欧洲、日本、非洲、澳大利亚和拉丁美洲。当时的人们认为这是一种没有任何副作用的抗妊娠反应药物，是孕妇的理想选择。

此后，发现大量服用反应停的患者产下"海豹婴儿"，研究人员同时确认这种胎儿畸形与反应停有关。但此时在欧洲和加拿大已经发现了8000多名"海豹婴儿"。

在这次严重的药害事件中，美国的受害者很少。原因是FDA认为，该药品有关胎儿安全性方面的资料不全，没有批准该药在美国的注册申请。

思考

1. 药品注册在反应停事件中起到了什么样的作用？
2. 人类用药过程中，可以完全避免药害事件的出现吗？

3．有哪些手段可以减少药害事件的发生？

在这个案例中，我们可以看到，药品上市前的审批及加强药品上市后不良反应的监测是将药品可能给人类造成伤害降到最低的重要手段。那么究竟什么是药品注册？为什么要进行药品注册管理？我国的药品注册制度是如何实施的？什么是GLP、GCP，它们与药品注册有何关系？在本教学单元中，大家可以找到答案。

第一节　药品注册管理概述

药品是某种特定的物质，只有在用于预防、治疗、诊断人的疾病时，这种物质才称为药品。如硫酸钡是一种常用的化学试剂，但也可以用于治疗人的疾病，只有在后一种用途时，硫酸钡才称为药品。那么，如何确定某一物质是否是药品，是否能用于预防、治疗、诊断人的疾病呢？这就需要一种制度对特定物质在药品层面上的用途进行界定，通过特定程序，经由有权机关认可，这种物质才能作为药品的用途来使用。

随着社会的进步和发展，世界上许多国家已经建立了药品审批制度，即一种物质如果作为药品来使用，那么，就必须通过相关部门的审批，这种审批主要关注该物质的有效性和安全性。只有通过审批，获得药品批准文件，该物质才具有药品的属性，才能作为药品在市场上进行销售。

在我国，这种审批制度是药品注册制度，只有通过药品注册审批的物质，才是药品。

小知识

由于我国中药的特殊性，部分中药材和中药饮片，未实施药品注册制度，这是我国药品注册管理中的特例。

一、药品注册的概念

药品注册，是指药品注册申请人依照法定程序和相关要求提出药物临床试验、药品上市许可、再注册等申请以及补充申请，药品监督管理部门基于法律法规和现有科学认知进行安全性、有效性和质量可控性等审查，决定是否同意其申请的活动。它是我国药品监督管理的一项重要制度。

小知识

药品注册是一种非常重要的药品安全性事先控制制度，在药品上市前，通过对药品的安全性和有效性进行科学评价，把药品上市后可能产生的不良影响尽可能地降低。

二、药品注册管理的意义

药品是治病救人的物质，只有符合法定质量标准的合格药品才能保证疗效。因此，世界各国在药品监督管理中都对药品质量管理给予很高的重视。药品注册是一种对产品质量进行事先控制的制度，它通过一系列严格的审查程序保证上市药品必须符合一定标准，满足安全性、有效性要求。在具体的实践过程中，通常都采取对药品研究和开发、生产、销售和使用全过程控制来实现保证药品质量的目的。

我国药品注册管理办法中，规定了药品审批的过程，可以在药品上市前，对药品进行安全性、有效性评价，防止存在安全隐患或无效药品进入

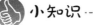

小知识

最严格的药品注册制度也不可能完全避免药品不良反应的发生，因此需要有药品不良反应监测制度来保证用药安全，药品注册与不良反应监测制度是两种相互补充的制度。

市场，从源头上控制药品的安全性。经过多年的实践和研究，我国已形成较为完整的药品注册制度，但随着科学技术不断进步，很多新问题还会被发现，因此，药品注册制度也必须不断进行完善和补充。

三、我国现行《药品注册管理办法》简介

我国的药品注册制度主要体现在《药品注册管理办法》中，现行办法经国家市场监督管理总局于2020年1月15日审议通过，自2020年7月1日起施行。

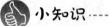

小知识

《药品注册管理办法》是对《药品管理法》中与药品注册相关部分的细化，具有很强的操作性。

现行《药品注册管理办法》正文共分10章126条，是药品注册管理相关的具体规定。正文中明确了我国药品注册的主要制度、与药品注册相关各方的权利和义务，以及不同类型药品注册的程序和时限等。

四、药品注册分类

药品注册分类是药品注册审批机构根据对申报药物的物质基础、安全性、治疗效果资料的了解程度而确定的，不是区分药物科技含量、疗效高低的标准。药品注册包括药物临床试验申请、药品上市许可申请、补充申请、再注册申请等许可事项，以及其他备案或者报告事项。

药品注册申请类别，按照中药、化学药和生物制品等进行分类注册管理。中药注册分类包括按照中药创新药、中药改良型新药、古代经典名方中药复方制剂、同名同方药等进行分类。化学药注册分类包括按照化学药创新药、化学药改良型新药、仿制药等进行分类。生物制品注册分类包括按照生物制品创新药、生物制品改良型新药、已上市生物制品（含生物类似药）等进行分类。在此基础上，将每一类别的药品分为不同的小类别。这种分类的依据是注册过程中对安全性、有效性资料要求有所不同，即在保证药品安全有效的同时，减少药品注册资料准备的重复工作，并使药品注册工作尽可能地科学化。

中药、天然药物分为9类，分别为：①未在国内上市销售的从植物、动物、矿物等物质中提取的有效成分及其制剂；②新发现的药材及其制剂；③新的中药材代用品；④药材新的药用部位及其制剂；⑤未在国内上市销售的从植物、动物、矿物等物质中提取的有效部位及其制剂；⑥未在国内上市销售的中药、天然药物复方制剂；⑦改变国内已上市销售中药、天然药物给药途径的制剂；⑧改变国内已上市销售中药、天然药物剂型的制剂；⑨仿制药。其中前8类为新药。

化学药分为6类：①境内外均未上市的创新药；②境内外均未上市的改良型新药；③境内申请人仿制境外上市但境内未上市原研药品的药品；④境内申请人仿制已在境内上市原研药品的药品；⑤境外上市的药品申请在境内上市，分为原研药品和非原研药品。

治疗用生物制品分为15类：①未在国内外上市销售的生物制品；②单克隆抗体；③基因治疗、体细胞治疗及其制品；④变态反应原制品；⑤由人、动物的组织或者体液提取的，或者通过发酵制备的具有生物活性的多组分制品；⑥由已上市销售生物制品组成新的复方制品；⑦已在国外上市销售但尚未在国内上市销售的生物制品；⑧含未经批准菌种制备的微生态制品；⑨与已上市销售制品结构不完全相同且国内外均未上市销售的制品（包括氨基酸位点突变、缺失，因表达系统不同而产生、消除或者改变翻译后修饰，对产物进行化学修饰等）；⑩与已上市销售制品制备方法不同的制品（例如采用不同表达体系、宿主细胞等）；⑪首次采用DNA重组技术制备的制品（例如以重组技术替代合成技术、生物组织提取或者发酵技术等）；⑫国内外尚未上市销售的由非注射途径改为注射途径给药，或者由局部用药

改为全身给药的制品；⑬改变已上市销售制品的剂型但不改变给药途径的生物制品；⑭改变给药途径的生物制品（不包括上述①～⑫项）；⑮已有国家药品标准的生物制品。其中前14种为新药。

中药、化学药和生物制品等药品的细化分类和相应的申报资料要求，由国家药品监督管理局根据注册药品的产品特性、创新程度和审评管理需要组织制定，并向社会公布。境外生产药品的注册申请，按照药品的细化分类和相应的申报资料要求执行。

案例

蒿甲醚——我国新药研究与开发的重要成果

我国明代杰出的医药学家李时珍在《本草纲目》一书中，对用青蒿治疗疟疾便有详细的叙述。20世纪70年代，我国多家新药研发机构几乎在同一时期从青蒿植物黄花蒿中提取出抗疟有效成分"青蒿素"，实现了抗疟药研究的历史性突破。经过实验和临床研究，证明青蒿素是一个速效、低毒、对抗氯喹虫株也有卓越疗效、具有新型化学结构的抗疟药。

但青蒿素存在着近期复燃率高、溶解度差、制剂困难等问题。1976年，上海药物研究所对青蒿素的化学结构进行改造，以筛选合成出更好的有效衍生物。这期间合成了三类青蒿素衍生物近百个，并经动物试验证明，其中，蒿甲醚是一种疗效极好的化合物，其抗疟活性是青蒿素的6倍，而且除了具有青蒿素的速效、低毒等优点外，其在油中的溶解度也比青蒿素大，有利于制备制剂。

此后，多家药品研究机构及企业参与到蒿甲醚的后期研究与药品注册工作，最终开发成功了蒿甲醚制剂。现在，蒿甲醚已在80个国家获得药品注册，在32个国家上市销售，被14个国家指定为疟疾治疗一线药物，22个国家将其列入国家疟疾治疗指南，并成为国际抗疟援助计划的首选药品，被联合国儿童基金会指定为灾难和难民救助中唯一的抗疟药，2002年被世界卫生组织（WHO）列入基本药物核心目录。

（资料来源：完颜少华，许庆瑞. 研究与发展管理，2000）

同学们，请想一想：蒿甲醚属于哪一类别的新药？

五、药品注册标准

药品应当符合国家药品标准和经国家药品监督管理局核准的药品质量标准。经国家药品监督管理局核准的药品质量标准，为药品注册标准。药品注册标准应当符合《中华人民共和国药典》通用技术要求，不得低于《中华人民共和国药典》的规定。申报注册品种的检测项目或者指标不适用《中华人民共和国药典》的，申请人应当提供充分的支持性数据。

六、药品注册管理机构

国家药品监督管理局主管全国药品注册工作，负责建立药品注册管理工作体系和制度，制定药品注册管理规范，依法组织药品注册审评审批以及相关的监督管理工作。国家药品监督管理局药品审评中心负责药物临床试验申请、药品上市许可申请、补充申请和境外生产药品再注册申请等药品注册事项的受理及审评，代表国家药品监督管理局作出行政许可决定的审评。

中国食品药品检定研究院、国家药典委员会、国家药品监督管理局食品药品审核查验中心、国家药品监督管理局药品评价中心、国家药品监督管理局行政事项受理服务和投诉举报中心、国家药品监督管理局信息中心等药品专业技术机构，承担依法实施药品注册管理所需的药品注册检验、通用名称核准、核查、监测与评价、制证送达以及相应的信息化建设与管理等相关工作。

省、自治区、直辖市药品监督管理部门负责本行政区域内以下药品注册相关管理工作：

① 境内生产药品再注册申请的受理、审查和审批；

② 药品上市后变更的备案、报告事项管理；

③ 组织对药物非临床安全性评价研究机构、药物临床试验机构的日常监管及违法行为的查处；

④ 参与国家药品监督管理局组织的药品注册核查、检验等工作；

⑤ 国家药品监督管理局委托实施的药品注册相关事项。省、自治区、直辖市药品监督管理部门设置或者指定的药品专业技术机构，承担依法实施药品监督管理所需的审评、检验、核查、监测与评价等工作。

案例

《药品注册管理办法》实施将进一步推动我国医药创新

为进一步贯彻党中央、国务院对药品审评审批制度改革要求，落实《药品管理法》的相关规定，国家药品监督管理局组织开展了对药品注册办法的修订工作。在起草过程中，国家药监局开门立法、广开言路，多次召开研讨会、发布征求意见稿，广泛征求行业、企业及社会各界意见，全面梳理和分析新形势下药品注册管理工作内容，并结合国际实践形成了新修订《药品注册管理办法》（以下简称《注册办法》）。

一、贯彻落实党中央、国务院关于药品审评审批制度改革精神

围绕落实《药品管理法》《中医药法》《疫苗管理法》对药品注册管理的最新要求，结合产业发展实际，《注册办法》认真贯彻落实两办意见，展现药品监管改革成果，参考国际监管实践经验，将改革制度细化，为实现药品全生命周期日常监督和各监管环节信息无缝衔接奠定了基础。

（一）全面推进药品注册分类改革

《注册办法》充分总结药品注册分类改革的经验，对中药、化学药和生物制品注册分类进行改革。

（二）建立优先审评审批制度，提高新药审批效率，鼓励医药创新

《注册办法》明确：国家药监局建立药品加快上市注册制度，支持以临床价值为导向的药物创新。

（三）实现药品审评审批与国际接轨，助力中国药企实施国际化战略

我国药品监管部门于2017年正式成为国际人用药品注册技术要求协调会（ICH）成员，标志着中国药品审评审批标准将与国际标准接轨，中国作为全球第二大经济体，是国际经济全球化的坚定支持者和维护者，实现药品国际临床数据互认是中国医药走向全球的必经之路。

二、进一步推动中药创新与传统中医药传承发展

本次修订的《注册办法》明确将中药范围重新界定为中药创新药、中药改良型新药、古代经典名方中药复方制剂、同名同方药等。这是我国药品监管规章首次出现中药创新药和中药改良型新药的分类，标志着中国中医药已经从过去单纯的历史传承向创新转化。

（资料来源：www.nmpa.gov.cn，2020-04-09）

同学们，请想一想：新修订《药品注册管理办法》对我国医药创新有何意义？

第二节 药品上市注册

一、药物临床前研究与《药物非临床研究质量管理规范》

1. 药物临床前研究

药品上市注册前的第一个步骤是药物临床试验的审批。在申请药物临床试验时，需要提交前期的一些有关药物安全性和有效性的资料，因此必须进行药物的临床前研究。

为申请药品上市注册而进行的药物临床前研究，包括药物的合成工艺、提取方法、理化性质及纯度、剂型选择、处方筛选、制备工艺、检验方法、质量指标、稳定性、药理、毒理、动物药代动力学研究等。中药制剂还包括原药材的来源、加工及炮制等的研究。生物制品还包括菌毒种、细胞株、生物组织等起始原材料的来源，质量标准，保存条件，生物学特征，遗传稳定性及免疫学的研究等。

2. 我国《药物非临床研究质量管理规范》简介

药物临床前研究应当执行有关管理规定，其中安全性评价研究必须执行《药物非临床研究质量管理规范》（简称GLP）。现行的GLP于2017年7月27日颁布，自2017年9月1日起施行。

我国现行GLP共12章50条，分别从非临床安全性评价研究机构应具备的软硬件条件、研究工作的管理等方面作了明确的规定。其目的在于保证药品非临床研究阶段取得数据的可靠性。通过对这一些阶段的试验结果可以判断药品用于人体的安全性，从而降低临床试验对象的风险。

 小知识

GLP是保证非临床研究试验数据真实可靠性的重要制度。只有在GLP条件下进行的非临床研究数据才能被新药注册机关认可。

二、药物临床试验与《药物临床试验质量管理规范》

药物临床试验是指以药品上市注册为目的，为确定药物安全性与有效性在人体开展的药物研究。药物临床研究必须经国家药品监督管理局批准后实施。药物临床试验分为Ⅰ期临床试验、Ⅱ期临床试验、Ⅲ期临床试验、Ⅳ期临床试验以及生物等效性试验。根据药物特点和研究目的，研究内容包括临床药理学研究、探索性临床试验、确证性临床试验和上市后研究。药物临床试验必须执行《药物临床试验质量管理规范》（简称GCP）。

1. 临床试验的分期

临床试验的分期分为Ⅰ期、Ⅱ期、Ⅲ期、Ⅳ期。申请新药注册应当进行Ⅰ期、Ⅱ期、Ⅲ期临床试验，有些情况下可进行Ⅱ期、Ⅲ期或直接进行Ⅲ期临床试验。

Ⅰ期临床试验是进行初步的临床药理学及人体安全性评价试验，目的是观察人体对新药的耐受程度和药物代谢动力学，为制订安全有效的给药方案提供依据。Ⅰ期临床试验的病例数通常为20～30例。

 小知识

GCP是保证受试者安全以及药品临床试验数据真实可靠的重要制度，只有真实可靠的试验数据才能确保药品注册的决策是科学的。

Ⅱ期临床试验的目的在于对新药的有效性及安全性作出初步评价，也包括为Ⅲ期临床试验研究设计和给药剂量方案确定提供依据。此阶段的研究设计可以根据具体的研究目的，采用多种形式，包括随机盲法对照临床试验。Ⅱ期病例数要求达到100例。

Ⅲ期临床试验的目的在于进一步评价新药的有效性、安全性和监控长期服药后可能出现的不良反应。最终为新药注册获得批准提供充分的依据。试验一般为具有足够样本的随机盲法对照试验。Ⅲ期临床试验病例数为300例。

Ⅳ期临床试验是新药上市后，申请人自主进行的应用研究阶段。其目的是考察在广泛的使用条件下的药物的疗效和不良反应，评价在普通或者特殊人群中使用的利益与风险关系，改进给药剂量等。Ⅳ期临床试验病例数为2000例。

案 例

复方丹参滴丸成为全球首例完成美国FDA Ⅲ期临床试验的复方中药制剂

复方丹参滴丸于1997年开始在美国进行药品审批注册，2010年1月完成Ⅱ期临床试验。2012年8月，Ⅲ期临床试验获FDA批准正式启动。2016年3月16日，复方丹参滴丸为申报美国FDA新药上市批准进行的全球多中心Ⅲ期临床试验已顺利提前完成全部临床工作，现进入COV（临床中心关闭访查）阶段。2016年12月23日，复方丹参滴丸成为全球首例完成美国FDA Ⅲ期临床试验的复方中药。临床试验研究证明：复方丹参滴丸治疗慢性稳定型心绞痛稳定有效。

（资料来源：米内网、人民网）

通过该案例的学习，以加深对临床试验内容的理解。

2.《药物临床试验质量管理规范》简介

我国现行《药物临床试验质量管理规范》于2003年6月4日经国家食品药品监督管理局审议通过，自2003年9月1日起施行。目的是保证药物临床试验过程规范，结果科学可靠，保护受试者的权益并保障其安全。

（1）临床试验的场所　申请人应选择具有药物临床试验资格的机构进行临床试验。

案 例

香港地区三家医院继续承担内地药物临床试验

自2006年8月1日起，国家食品药品监督管理局与香港特别行政区卫生署根据我国药物临床试验管理相关规定共同审查后，批准了香港特别行政区威尔斯亲王医院、玛丽医院、香港眼科医院的申请，可以接受药品注册申请人的委托，承担国家食品药品监督管理局批准的药物临床试验。

2019年4月29日，经国家药品监督管理局与香港特别行政区政府卫生署审查，香港特别行政区威尔斯亲王医院、玛丽医院、香港眼科医院所列专业通过药物临床试验机构复查评估，可继续接受药品注册申请人委托，开展经国家药品监督管理局批准的药物临床试验。

（资料来源：www.nmpa.org.cn）

（2）临床试验的条件　进行药物临床试验必须有充分的科学依据。临床试验用药品由申办者准备和提供。进行临床试验前，申办者必须提供试验药物的临床前研究资料，同时还应提供试验药物已完成和其他地区正在进行与临床试验有关的有效性和安全性资料。

（3）受试者权益保障　伦理委员会与知情同意书是保障受试者权益的主要措施。为确保临床试验中受试者的权益，须成立独立的伦理委员会，并向国家药品监督管理局备案。伦理委员会应包含从事医药相关专业人员、非医药专业人员、法律专家及来自其他单位的人员，至少由5人组成，并有不同性别的委员。伦理委员会的组成和工作不应受任何参与试验者的影响。试验方案需经伦理委员会审议同意并签署批准意见后方可实施。在试验进行期间，试验方案的任何修改均应经伦理委员会批准。试验中发生严重不良事件，应及时向伦理委员会报告。

（4）资料报送　临床研究方案及相关资料，应按规定在临床研究实施前报送国家和省级药品监督管理部门。申请人完成每期临床试验后，应提交临床研究和统计分析报告。临床研究时间超过一年的，申请人每年都应提交研究进展报告。

三、药品的上市许可

1. 药品上市许可的申报和审批

申请人在完成支持药品上市注册的药学、药理毒理学和药物临床试验等研究，确定质量标准，完成商业规模生产工艺验证，并做好接受药品注册核查检验的准备后，提出药品上市许可申请。按照申报资料要求提交相关研究资料，经对申报资料进行形式审查，符合要求的，予以受理。药品审评中心组织药学、医学和其他技术人员，按要求对已受理的药品上市许可申请进行审评。综合审评结论通过的，批准药品上市，发给药品注册证书。药品注册证书有效期为5年，药品注册证书有效期内持有人应当持续保证上市药品的安全性、有效性和质量可控性，并在有效期届满前6个月申请药品再注册。

 小知识

"药品注册证"是指国家药品监督管理局根据药品注册申请人的申请，依照法定程序，对拟上市销售的药品的安全性、有效性、质量可控性等进行系统评价，并决定同意其申请后颁发的批准证明文件。

2. 药品上市许可相关规定

（1）豁免药物临床试验　仿制药、按照药品管理的体外诊断试剂等以及其他符合条件的情形，经申请人评估，认为无须或者不能开展药物临床试验的，符合豁免药物临床试验条件的，申请人可以直接提出药品上市许可申请。豁免药物临床试验的技术指导原则和有关具体要求，由药品审评中心制定公布。仿制药应当与参比制剂质量和疗效一致。申请人应当参照相关技术指导原则选择合理的参比制剂。

（2）非处方药上市许可申请　符合以下情形之一的，可以直接提出非处方药上市许可申请：

① 境内已有相同活性成分、适应证（或者功能主治）、剂型、规格的非处方药上市的药品；

② 经国家药品监督管理局确定的非处方药改变剂型或者规格，但不改变适应证（或者功能主治）、给药剂量以及给药途径的药品；

③ 使用国家药品监督管理局确定的非处方药的活性成分组成的新的复方制剂；

④ 其他直接申报非处方药上市许可的情形。

（3）药品通用名称的申请要求　申报药品拟使用的药品通用名称，未列入国家药品标准或者药品注册标准的，申请人应当在提出药品上市许可申请时同时提出通用名称核准申请。药品上市许可申请受理后，通用名称核准相关资料转国家药典委，由国家药典委核准后反馈药品审评中心。申报药品拟使用的药品通用名称，已列入国家药品标准或者药品注册标准，药品审评中心在审评过程中认为需要进行核准药品通用名称的，应当通知国家药典委核准通用名称并提供相关资料，国家药典委核准后反馈药品审评中心。国家药典委在核准药品通用名称时，应当与申请人做好沟通交流，并将核准结果告知申请人。

（4）审批期间的重大变更　药品上市许可申请审评期间，发生可能影响药品安全性、有效性和质量可控性的重大变更的，申请人应当撤回原注册申请，补充研究后重新申报。申请人名称变更、注册地址名称变更等不涉及技术审评内容的，应当及时书面告知药品审评中心并提交相关证明性资料。

四、关联审评审批

1. 关联审评审批制度

国家药品监督管理局建立化学原料药、辅料及直接接触药品的包装材料和容器关联审评审批制度。在审批药品制剂时，对化学原料药一并审评审批，对相关辅料、直接接触药品的包装材料和容器一并审评。药品审评中心建立化学原料药、辅料及直接接触药品的包装材料和容器信息登记平台，对相关登记信息进行公示，供相关申请人或者持有人选择，并在相关药品制剂注册申请审评时关联审评。

2. 关联审评审批的相关规定

① 药品制剂申请人提出药品注册申请，可以直接选用已登记的化学原料药、辅料及直接接触药品的包装材料和容器；选用未登记的化学原料药、辅料及直接接触药品的包装材料和容器的，相关研究资料应当随药品制剂注册申请一并申报。

② 药品审评中心在审评药品制剂注册申请时，对药品制剂选用的化学原料药、辅料及直接接触药品的包装材料和容器进行关联审评，需补充资料的，按照补充资料程序要求药品制剂申请人或者化学原料药、辅料及直接接触药品的包装材料和容器登记企业补充资料，可以基于风险提出对化学原料药、辅料及直接接触药品的包装材料和容器企业进行延伸检查。仿制境内已上市药品所用的化学原料药的，可以申请单独审评审批。

③ 化学原料药、辅料及直接接触药品的包装材料和容器关联审评通过的或者单独审评审批通过的，药品审评中心更新登记状态标识，向社会公示相关信息。未通过关联审评审批的，化学原料药、辅料及直接接触药品的包装材料和容器产品的登记状态维持不变，相关药品制剂申请不予批准。

五、药品注册核查和药品注册检验

1. 药品注册核查

（1）定义　药品注册核查，是指为核实申报资料的真实性、一致性以及药品上市商业化生产条件，检查药品研制的合规性、数据可靠性等，对研制现场和生产现场开展的核查活动，以及必要时对药品注册申请所涉及的化学原料药、辅料及直接接触药品的包装材料和容器生产企业、供应商或者其他受托机构开展的延伸检查活动。

（2）药品注册研制现场核查相关规定　药品审评中心根据药物创新程度、药物研究机构既往接受核查情况等，基于风险决定是否开展药品注册研制现场核查。药品审评中心决定启动药品注册研制现场核查的，通知药品核查中心在审评期间组织实施核查，同时告知申请人。药品核查中心应当在规定时限内完成现场核查，并将核查情况、核查结论等相关材料反馈药品审评中心进行综合审评。

（3）药品注册生产现场核查相关规定　药品审评中心根据申报注册的品种、工艺、设施、既往接受核查情况等因素，基于风险决定是否启动药品注册生产现场核查。

对于创新药、改良型新药以及生物制品等，应当进行药品注册生产现场核查和上市前药品生产质量管理规范检查。

对于仿制药等，根据是否已获得相应生产范围药品生产许可证且已有同剂型品种上市等情况，基于风险进行药品注册生产现场核查、上市前药品生产质量管理规范检查。

2．药品注册检验

（1）定义　申请药品注册必须进行药品注册检验。药品注册检验，包括对申请注册的药品进行的样品检验和药品标准复核。

样品检验，是指药品检验所按照申请人申报的药品标准对样品进行的检验。药品标准复核，是指药品检验所对申报的药品标准中检验方法的可行性、科学性、设定的项目和指标能否控制药品质量等进行的实验室检验和审核工作。

与国家药品标准收载的同品种药品使用的检验项目和检验方法一致的，可以不进行标准复核，只进行样品检验。其他情形应当进行标准复核和样品检验。

（2）机构　药品注册检验由中国食品药品检定研究院或者经国家药品监督管理局指定的药品检验机构及省级药品检验机构承担。

中检院或者经国家药品监督管理局指定的药品检验机构承担以下药品注册检验：

① 创新药；

② 改良型新药（中药除外）；

③ 生物制品、放射性药品和按照药品管理的体外诊断试剂；

④ 国家药品监督管理局规定的其他药品。

境外生产药品的药品注册检验由中检院组织口岸药品检验机构实施。其他药品的注册检验，由申请人或者生产企业所在地省级药品检验机构承担。

第三节　药品加快上市注册程序

国家药品监督管理局建立药品加快上市注册制度，支持以临床价值为导向的药物创新。对符合条件的药品注册申请，申请人可以申请适用突破性治疗药物、附条件批准、优先审评审批及特别审批程序。

一、突破性治疗药物程序

药物临床试验期间，用于防治严重危及生命或者严重影响生存质量的疾病，且尚无有效防治手段或者与现有治疗手段相比有足够证据表明具有明显临床优势的创新药或者改良型新药等，申请人可以申请适用突破性治疗药物程序。

申请适用突破性治疗药物程序的，申请人应当向药品审评中心提出申请。符合条件的，药品审评中心按照程序公示后纳入突破性治疗药物程序。

二、附条件批准程序

药物临床试验期间，符合以下情形的药品，可以申请附条件批准：

① 治疗严重危及生命且尚无有效治疗手段的疾病的药品，药物临床试验已有数据证实疗效并能预测其临床价值的；

② 公共卫生方面急需的药品，药物临床试验已有数据显示疗效并能预测其临床价值的；

③ 应对重大突发公共卫生事件急需的疫苗或者国家卫生健康委员会认定急需的其他疫苗，经评估获益大于风险的。

申请附条件批准的，申请人应当就附条件批准上市的条件和上市后继续完成的研究工作等与药品审评中心沟通交流，经沟通交流确认后提出药品上市许可申请。

经审评，符合附条件批准要求的，在药品注册证书中载明附条件批准药品注册证书的有效期、上市后需要继续完成的研究工作及完成时限等相关事项。

三、优先审评审批程序

药品上市许可申请时，以下具有明显临床价值的药品，可以申请适用优先审评审批程序：

① 临床急需的短缺药品、防治重大传染病和罕见病等疾病的创新药和改良型新药；

② 符合儿童生理特征的儿童用药品新品种、剂型和规格；

③ 疾病预防、控制急需的疫苗和创新疫苗；

④ 纳入突破性治疗药物程序的药品；

⑤ 符合附条件批准的药品；

⑥ 国家药品监督管理局规定其他优先审评审批的情形。

案 例

国家药品监管局：应急审批5种新药用于新冠肺炎临床试验

2月21日，国务院新闻办举行联防联控机制发布会，介绍科技创新支撑新冠肺炎疫情防控有关情况。国家药品监督管理局副局长陈时飞在会上表示，按照安全守底线、疗效有证据、质量能保证、审评超常规的原则，批准了瑞德西韦、法匹拉韦等5个新药进入临床试验，目前进展比较顺利。

陈时飞表示，国家药监局对先前已经基本完成研究、用于非新冠肺炎适应证的药品，凡是列入科研攻关组用于治疗新冠肺炎的攻关项目，启动了优先审评审批的程序，特事特办，批准上市，供前线医生在确保安全的前提下选择使用，选择进入临床治疗方案。

（资料来源：新京报快讯，2020-02-25）

同学们，请想一想：国家药品监督管理局为何要按照优先审评审批程序批准该药？国家药品监督管理局制定优先审评审批程序对我国药品注册有何影响？

四、特别审批程序

在发生突发公共卫生事件的威胁时以及突发公共卫生事件发生后，国家药品监督管理局可以依法决定对突发公共卫生事件应急所需防治药品实行特别审批。

对实施特别审批的药品注册申请，国家药品监督管理局按照统一指挥、早期介入、快速高效、科学审批的原则，组织加快并同步开展药品注册受理、审评、核查、检验工作。特别审批的情形、程序、时限、要求等按照药品特别审批程序规定执行。

对纳入特别审批程序的药品，可以根据疾病防控的特定需要，限定其在一定期限和范围内使用。

第四节　药品上市后变更和再注册

一、药品上市后变更

变更原药品注册批准证明文件及其附件所载明的事项或者内容的，以及改变可能影响药品质量的生产工艺等事项，申请人应当按照变更程序提出补充申请、备案或者报告。

以下变更，持有人应当以补充申请方式申报，经批准后实施：

① 药品生产过程中的重大变更；

② 药品说明书中涉及有效性内容以及增加安全性风险的其他内容的变更；

③ 持有人转让药品上市许可；

④ 国家药品监督管理局规定需要审批的其他变更。

以下变更，持有人应当在变更实施前，报所在地省、自治区、直辖市药品监督管理部门备案：

① 药品生产过程中的中等变更；

② 药品包装标签内容的变更；

③ 药品分包装；

④ 国家药品监督管理局规定需要备案的其他变更。

境外生产药品发生上述变更的，应当在变更实施前报药品审评中心备案。药品分包装备案的程序和要求，由药品审评中心制定发布。

以下变更，持有人应当在年度报告中报告：

① 药品生产过程中的微小变更；

② 国家药品监督管理局规定需要报告的其他变更。

二、药品的再注册

1. 定义

药品的再注册，是指对药品批准证明文件有效期满后继续生产、进口的药品实施审批的过程。

国家药品监督管理局核发的药品注册证书的有效期为5年。有效期届满，需要继续生产或者进口的，申请人应当在有效期届满前6个月申请再注册。

> **小知识**
>
> 药品再注册是保证和不断提高药品质量的重要制度，再注册过程中，可以参考临床用药中发生的新情况，以决定是否同意再注册。

2. 申报与审批

境内生产药品再注册申请由持有人向其所在地省、自治区、直辖市药品监督管理部门提出，境外生产药品再注册申请由持有人向药品审评中心提出。

药品再注册申请受理后，省、自治区、直辖市药品监督管理部门或者药品审评中心对持有人开展药品上市后评价和不良反应监测情况，按照药品批准证明文件和药品监督管理部门要求开展相关工作情况，以及药品批准证明文件载明信息变化情况等进行审查，符合规定的，予以再注册，发给药品再注册批准通知书。不符合规定的，不予再注册，并报请国家药品监督管理局注销药品注册证书。

3. 不予再注册情形

① 有效期届满未提出再注册申请的；②药品注册证书有效期内持有人不能履行持续考察药品质量、疗效和不良反应责任的；③未在规定时限内完成药品批准证明文件和药品监督管理部门要求的研究工作且无合理理由的；④经上市后评价，属于疗效不确切、不良反应大或者因其他原因危害人体健康的；⑤其他不予再注册的情形。

不符合药品再注册规定的，药品注册证书有效期届满时予以注销。

案 例

陕西药品再注册审批时限由90个工作日压缩为41个工作日

2019年7月30日，记者从省药品监管局获悉：日前，陕西省药品监管局深化"放管服"改革，印发《2019年药品再注册工作方案》(简称《方案》)，将陕西省药品再注册审批时限由原来的90个工作日压缩为41个工作日，药品生产企业再注册申报资料由原来一式3份减至1份，企业人员到省药品监管局办事次数由5次减少到2次。

2019年下半年，陕西省药品监管局将全面启动第三轮药品再注册工作。此项工作涉及140多家企业和6000多个药品品种。

为做好本轮药品再注册工作，陕西省药品监管局成立了工作领导小组，对药品再注册申报资料内容、工作程序、工作时限等环节进行进一步优化。同时，该局要求各成员单位要严格按照相关要求把握审查尺度，进一步优化药品再注册审查工作流程，明确工作时限，提高工作效率，确保工作质量。

《方案》明确，药品再注册申报资料主要包括药品批准证明文件；药品生产企业对再注册药品的安全性、有效性和质量可控性的综合评价报告；五年内药品临床使用情况及不良反应情况总结；五年内生产、销售、抽验情况总结，对产品不合格情况的说明；药品处方、生产工艺、药品标准和生产药品制剂所用原料药的来源等内容。同时明确，企业存在药品有效期届满前未提出再注册申请；未达到国家药监局批准上市时提出的有关要求，未按照要求完成Ⅳ期临床试验以及未按照规定进行药品不良反应监测等9种情形之一的药品不予再注册。

（资料来源：陕西日报）

通过该案例学习，以加深对药品再注册的理解。同学们想一想，陕西省药品监督管理局为何要对药品再注册流程进行优化？

第五节　药品上市许可持有人制度

一、药品上市许可持有人制度概念

药品上市许可持有人制度（MAH 制度），指具有药品技术的研发机构、科研人员等主体，经过提出药品上市许可申请从而取得药品上市许可批件，并对药品品质在其整个生命周期内负有主要责任的制度。目前，药品上市许可制度已成为国际上通行的药品准入管理制度。美国和欧盟中的大多数成员国都是制药强国，其药品上市许可制度包括"上市许可"与"生产许可"两部分，特点是将药品"上市许可"与"生产许可"实行分离管理。

二、我国实行药品上市许可持有人制度的背景及意义

长期以来，我国对国产药品实行上市许可与生产许可捆绑的合一管理模式，新药申报做临床批样品，需要找具有GMP证书的企业去生产，企业也需要为了GMP证书而四处寻求新药进行申报。实践中，药品研发机构和科研人员往往因不具备生产能力而无法取得药品批准文号，只能将相关药品技术转让给药品生产企业，这在客观上有损新药研发人员的研发积极性，不利于保护他们的合法利益，也妨碍了新药的市场推广，患者无法更及时使用到新的医药科研成果。

鉴于此，2015年启动的药品审批制度改革，开始引入药品上市许可持有人制度，在国内10个省市开展为期3年的试点。2018年10月这一试点到期，在总结试点经验的基础上，此次修法拟规定全面推行药品上市许可持有人制度，这将对我国药品研发、生产和流通市场带来新的积极变化。按照新规，药品研发企业可单独申请药品批件，不再需要与生产药企洽谈合作才能完成注册，同时增加了原研药企及通过一致性评价的仿制药企的自主选择能力。

通过药品上市许可持有人制度改革，由研发机构和科研人员直接持有药品批准文号，成为药品上市许可持有人，不仅能够鼓励科研人员更积极地投入药品研发并享受合理报酬，而且有利于药品生产企业减轻负担，提高新药生产效率。

推行上市许可持有人制度，更重要的意义还在于为药品生产和流通及医用建立起了全流程监管网，药品上市许可持有人要对药品安全性和有效性承担全面责任。在2019版《药品管理法》中，已写入药品可追溯制度，某种药品一旦出了安全事故，从上市许可持有人、生产企业、经营机构一直到医院、药店，一路可以追溯到相关责任人。

所以，药品上市许可持有人制度的推行，在鼓励药研创新、提高药企生产效率的同时，也向药品研发、生产和流通各环节相关机构施加了更高的责任约束。

三、药品上市许可持有人的权利与义务

① 药品上市许可持有人应当对药品的非临床研究、临床试验、生产经营、上市后研究、不良反应监测及报告与处理等承担责任。药品上市许可持有人的法定代表人、主要负责人对药品质量全面负责。

② 药品上市许可持有人应当建立药品质量保证体系，配备质量负责人独立负责药品质量管理。药品上市许可持有人应当对受托生产企业、经营企业的质量管理体系进行定期审核，保证其持续具备质量保证和控制能力。

③ 药品上市许可持有人可以自行生产药品，也可以委托药品生产企业生产。药品上市许可持有人自行生产药品的，应当依照本法规定取得"药品生产许可证"；委托生产的，应当委托符合条件的药品生产企业，并与其签订委托协议和质量协议。药品上市许可持有人和受托生产企业应当严格履行协议约定的义务。国务院药品监督管理部门制定药品委托生产质量协议指南，指导、监督药品上市许可持有人和受托生产企业履行药品质量保证义务。疫苗、血液制品、麻醉药品、精神药品、医疗用毒性药品不得委托生产；但是，国务院药品监督管理部门另有规定的除外。

④ 药品上市许可持有人必须对药品进行质量检验、审核。不符合国家药品标准的，不得销售。

药品上市许可持有人应当建立药品上市放行规程，对药品生产企业出厂放行的药品进行审核，经质量负责人签字后方可放行。

⑤ 药品上市许可持有人可以自行经营药品，也可以委托药品经营企业经营。药品上市许可持有人自行经营药品的，应当具备本法规定的条件；委托经营的，应当委托符合条件的药品经营企业，并与其签订委托协议。药品上市许可持有人和受托经营企业应当严格履行协议约定的义务。

⑥ 药品上市许可持有人、药品生产企业、药品经营企业委托储存、运输药品的，应当对受托方的质量保障能力和风险管理能力进行评估，与其签订委托协议，明确药品质量责任、操作规程等内容，并对受托方进行监督。

⑦ 药品上市许可持有人、药品生产企业、药品经营企业和医疗机构应当建立并实施药品质量追溯制度，保证药品可追溯。

⑧ 药品上市许可持有人应当建立年度报告制度，每年将药品生产销售、上市后研究、风险管理等情况按照规定向省、自治区、直辖市人民政府药品监督管理部门报告。

⑨ 药品上市许可持有人为境外企业的，应当由其在中国境内设立的代表机构或者指定的企业法人履行药品上市许可持有人义务，共同承担药品上市许可持有人责任。

⑩ 中药饮片生产企业履行药品上市许可持有人的相关义务，对中药饮片的生产、销售、

不良反应报告等负责；建立中药饮片质量追溯体系，对中药饮片生产、销售实行全过程管理，保证中药饮片安全、有效、可追溯。

⑪ 经国务院药品监督管理部门批准，药品上市许可持有人可以转让药品注册证书。药品注册证书的受让方应当具备保障药品安全性、有效性的质量管理、风险防控和责任赔偿等能力，依法全面履行药品上市许可持有人义务。

【能力与知识要点】▶▶▶

1. 能够参与完成药品注册的相关工作。
2. 了解国家加强药品注册管理的重要性。
3. 熟悉药品上市注册程序的基本要求。
4. 了解药品加快上市注册的四种程序。
5. 了解药品上市后变更申请的基本要求。
6. 了解药品再注册的要求与程序。
7. 了解药品上市许可持有人制度的意义。

【实践练习】▶▶▶

1. 实践目的

学生可以熟悉药品上市注册程序。

2. 实践准备

（1）人员准备　将学生分为6人的项目小组，每组分为三种角色，分别为申请人、药监部门，以及负责技术监督的机构与人员，每个角色为2个人，在小组内进行新药注册演练，扮演某一角色的2个人可以进行讨论以决定做出何种决定。

（2）知识准备　学生应在实践之前，认真研读药品上市注册程序相关内容，并上网查阅相关资料。

3. 实践地点

教室为实践地点。

4. 实践内容

学生按药品上市注册流程进行演练，完成注册程序。

【同步测试】▶▶▶

（一）A型题（最佳选择题）（备选答案中只有1个最佳答案）

1. 药品的上市许可，要求申请人必须取得（　　）。

A. "药品生产许可证"

B. "营业执照"

C. "药品注册证"

D. "药品生产质量管理规范证书"和"药品生产许可证"

E. "药品生产许可证"和药品批准文号

2. 负责对药物临床研究、药品生产审批的是（　　）。

A. 国家药品监督管理部门　　　　　B. 国家医药管理局

C. 省级药品监督管理部门　　　　　D. 国家卫健委

E. 国家中医药管理局

3. 《药物非临床研究质量管理规范》规定该规范适用于（　　）。

A．为申请药品临床试验而进行的非临床研究

B．为申请药品注册而进行的非临床研究

C．为申请新药证书而进行的非临床研究

D．为申请药品上市而进行的非临床研究

E．为申请药品生产而进行的非临床研究

4．药品注册证书的有效期为（　　）。

A．1年　　　　　　　B．2年　　　　　　　C．3年　　　　　　　D．4年　　　　　E．5年

5．临床研究用药物，应当（　　）。

A．在符合GLP要求的实验室制备　　　　B．在符合GMP条件的车间制备

C．在符合GCP规定的环境中制备　　　　D．在符合GDP条件的操作室制备

E．在符合GAP规定的环境中制备

6．药品再注册应当在药品注册证书到期前（　　）申请。

A．1个月　　　　　　B．2个月　　　　　　C．3个月　　　　　　D．6个月　　　　E．1年

（二）B型题（配伍选择题）（备选答案在前，试题在后。每组若干题，每组题均对应同一组备选答案。每题只有1个正确答案，每个备选答案可重复选用，也可以不选用）

[7～10题]

A．Ⅰ期临床试验　　　　　　　　　　B．Ⅱ期临床试验

C．Ⅲ期临床试验　　　　　　　　　　D．Ⅳ期临床试验

E．药品临床试验机构

7．新药上市后监测是（　　）。

8．使用随机盲法对照临床试验的是（　　）。

9．申请新药在完成哪期临床试验之后（　　）。

10．治疗作用初步评价阶段是（　　）。

[11～13题]

A．GLP　　　　　B．GCP　　　　　C．GMP　　　　　D．GSP　　　　　E．GAP

11．药品临床前研究中的安全性评价研究必须执行（　　）。

12．药物临床研究必须执行（　　）。

13．《药物非临床研究质量管理规范》缩写是（　　）。

（三）X型题（多项选择题）（每题的备选答案中有2个或2个以上的正确答案。少选或多选均不得分）

14．药品注册申请包括（　　）等。

A．药物临床试验申请　　　　　　　　B．进口药品申请

C．补充申请　　　　　　　　　　　　D．再注册申请

E．药品上市许可申请

15．国家药品监督管理局对下列哪些药品可以实行优先审评审批审批（　　）。

A．符合儿童生理特征的儿童用药品新品种、剂型和规格

B．临床急需的短缺药品、防治重大传染病和罕见病等疾病的创新药和改良型新药

C．疾病预防、控制急需的疫苗和创新疫苗

D．纳入突破性治疗药物程序的药品及其制剂

E．符合附条件批准的药品

16．在药品申请注册的同时可申请为非处方药的情况是（　　）。

A．境内已有相同活性成分、适应证（或者功能主治）、剂型、规格的非处方药上市的药品

B. 经国家药品监督管理局确定的非处方药改变剂型或者规格，但不改变适应证（或者功能主治）、给药剂量以及给药途径的药品

C. 使用国家药品监督管理局确定的非处方药的活性成分组成的新的复方制

D. 已有国家药品标准的处方药的生产和进口

E. 其他直接申报非处方药上市许可的情形

教学单元二 　药品标准管理

【学习目标】

通过本教学单元的学习，学生应能够掌握国家药品标准的含义和范围，了解药典相关的内容，为将来参与药品标准的相关工作打下基础。

【案例导入】

国家药监局关于实施2020年版《中华人民共和国药典》有关事宜的公告

2020年版《中华人民共和国药典》（以下简称《中国药典》）已由国家药品监督管理局、国家卫生健康委2020年第78号公告发布，自2020年12月30日起实施。现就实施本版《中国药典》有关事宜公告如下：

一、根据《药品管理法》的规定，药品应当符合国家药品标准。《中国药典》是国家药品标准的重要组成部分，是药品研制、生产（进口）、经营、使用和监督管理等相关单位均应遵循的法定技术标准。

二、《中国药典》主要由凡例、品种正文和通用技术要求构成。自实施之日起，所有生产上市药品应当符合本版《中国药典》相关技术要求。

三、自实施之日起，凡原收载于历版药典、局（部）颁标准的品种，本版《中国药典》收载的，相应历版药典、局（部）颁标准同时废止；本版《中国药典》未收载的，仍执行相应历版药典、局（部）颁标准，但应符合本版《中国药典》的相关通用技术要求，经上市后评价撤销或注销的品种，相应历版药典、局（部）颁标准废止。

本版《中国药典》品种正文未收载的制剂规格、中药的制法，其质量标准按本版《中国药典》同品种相关要求执行，规格项、制法项分别按原批准证明文件执行。

四、药品注册标准中收载检验项目多于或者异于药典规定的，或者质量指标严于药典要求的，应在执行药典要求的基础上，同时执行注册标准的相应项目和指标。

药品注册标准收载检验项目少于药典规定或质量指标低于药典要求的，应执行药典规定。

五、由于溶出度、释放度等项目在质量控制中的特殊性，按照仿制药质量和疗效一致性评价要求核准的仿制药注册标准中有别于《中国药典》的，国家药品监督管理部门在审批结论中予以说明，申请人在相应注册申请获批后三个月之内向国家药典委员会提出修订国家药品标准的建议。在《中国药典》完成修订之前，可按经核准的药品注册标准执行。

六、为符合本版《中国药典》要求，如涉及药品处方、生产工艺和原辅料来源等变更的，药品上市许可持有人、生产企业应按照《药品注册管理办法》以及有关变更研究技术指导原则和药品生产质量管理规范等要求进行充分研究和验证，按相应变更类别批准、备案后

实施或报告。

七、本版《中国药典》已进行通用名称修订的药品，应使用本版《中国药典》中载明的名称，其原名称可作为曾用名过渡使用。

八、本版《中国药典》实施之日起，提出的药品注册申请，相应申报资料应符合本版《中国药典》相关要求。

本版《中国药典》实施之日前已受理、尚未完成技术审评的注册申请，自本版《中国药典》实施之日起药品监督管理部门应按照本版《中国药典》相关要求开展相应审评审批，申请人需要补充技术资料的应一次性完成提交。

本版《中国药典》发布之日后、实施之日前按原药典标准相关要求批准上市的药品，批准后6个月内应符合本版《中国药典》相关要求。

九、药品上市许可持有人、生产企业和药品注册申请人应积极做好执行本版《中国药典》的准备工作，对在《中国药典》执行过程中发现的问题及时向国家药典委员会报告，同时应持续研究完善药品质量标准，不断提高药品质量控制水平。

十、各省级药品监督管理部门应配合做好2020年版《中国药典》的宣传贯彻，加强本版药典执行中的监督与指导，及时收集和反馈相关问题和意见。

十一、国家药典委员会负责统一组织和协调2020年版《中国药典》的宣贯培训和技术指导工作，在官方网站开辟"2020年版《中国药典》执行专栏"，及时答复执行中反映的问题。

特此公告。

国家药监局
2020年7月3日

（资料来源：https://www.nmpa.gov.cn/yaopin/ypggtg/ypqtgg/20200703183201635.html）

思考

1.《中国药典》对医药企业有何意义和作用？
2.除了《中国药典》，我国药品标准的范围还包括哪些？

从这个案例中我们可以了解到，《中国药典》是国家药品标准的重要组成部分，药品研制、生产（进口）、经营、使用和监督管理等相关单位均应严格遵循药品标准进行药品的生产（进口）、经营和使用，才能确保用药的安全性。通过本单元的学习，大家可以掌握我国药品标准的含义和范围界定。

一、药品标准

1. 国家药品标准的含义

依据《药品管理法》第二十八条规定，"药品应当符合国家药品标准。经国务院药品监督管理部门核准的药品质量标准高于国家药品标准的，按照经核准的药品质量标准执行；没有国家药品标准的，应当符合经核准的药品质量标准。"自1953年我国颁布第1版《中国药典》至今，我国药品标准体系逐步建立并不断完善，为保障公众用药安全有效提供了有力的技术支撑。截至目前，我国已经建成以《中国药典》为核心的，涵盖中药材、中药饮片、中成药、化学药品、生物制品、药用辅料、药包材、药品标准物质等门类齐全的药品标准体系。2020年版《中国药典》收载品种5911种，整体上基本达到或接近国际先进水平。

国家药品标准是指国家对药品质量规格及检验方法所作的技术规定，是药品生产、经营、使用、检验和监督管理部门共同遵循的法定依据。国家药品标准是法定的、强制性标准。

2. 药品标准的制定原则

制定药品标准要尽可能地反映药品的质量、生产技术水平和管理水平。

① 必须坚持质量第一，充分体现"安全有效、技术先进、经济合理"的原则，并要尽可能采用国外先进药典标准，使其能起到促进提高质量、择优发展的作用。

② 要从生产、流通、使用各个环节了解影响药品质量的因素，有针对性地规定检测项目，切实加强对药品内在质量的控制。

③ 检验方法的选择应根据"准确、灵敏、简便、快速"的原则，既要考虑实际条件，又要反映新技术的应用和发展。

④ 标准中各种限度的规定应密切结合实际，要能保证药品在生产、储存、销售和使用过程中的质量。

 资料卡

化学药品标准格式

原料药：品名（汉语拼音，英文名），分子式及原子质量；性状；鉴别；检查；含量测定；类别；剂量；注意；贮藏；制剂。

化学药品制剂：品名（汉语拼音，英文名），主要成分标示量的百分含量；处方；性状；鉴别；检查；含量测定；类别；剂量；注意；规格；贮藏。

3. 药品标准的种类和收载范围

国家药品标准包括《中华人民共和国药典》（简称《中国药典》）和经国务院药品监督管理部门核准的药品质量标准（即药品注册标准，也称局颁标准）。中药饮片有国家药品标准的，应当按照国家药品标准炮制；国家药品标准没有规定的，应当按照省、自治区、直辖市人民政府药品监督管理部门制定的炮制规范炮制。

《中国药典》的收载必须是医疗必需、临床常用、疗效肯定、质量好、副作用小、优先推广并有标准规定能控制或检定质量的品种。具体规定如下：

① 工业生产的药品应是工艺成熟、质量稳定、可成批生产的。

② 中药材应是医疗常用、品种来源清楚、有商品经营的。

③ 中成药应是使用面广、处方合理、工艺成熟、原料较易解决的。

④ 临床必需的验方、制剂，择优选收。医疗常用的敷料、基质等，适当收载。

二、《中华人民共和国药典》

 小知识

各国药典全称及英文简称：美国药典简称USP；英国药典简称BP；日本药局方简称JP；国际药典简称Ph.Int.

《中华人民共和国药典》译为The Pharmacopoeia of the People's Republic of China，英文简写为ChP。国务院药品监督管理部门会同国务院卫生健康主管部门组织国家药典委员会，负责国家药品标准的制定和修改。

新中国成立以来，先后共编纂颁布《中国药典》11版，计有1953年版、1963年版、1977年版、1985年版、1990年版、1995年版、2000年版、2005年版、2010年版、2015年版、2020年版。

现行版是2020年版《中国药典》，由一部、二部、三部、四部构成，分别收载中药、化学药、生物制品、通则和药用辅料，收载品种总计5911种。2020年版《中国药典》整体上基本达到或接近国际先进水平。

【能力与知识要点】▶▶▶

1. 能够使用《中国药典》查找相关药品标准。
2. 掌握国家药品标准的含义。
3. 熟悉《中国药典》相关内容。

【实践练习】▶▶▶

1. 实践目的

通过查阅我国现行的各种类型国家药品标准，熟悉其种类、构成和内容。

2. 实践准备

将学生分为4～6人的项目小组，每组学生推选1人担任组长与其他组员共同完成实践练习。

3. 实践地点

教室为实践地点。

4. 实践内容

根据教师指定的药品，查阅我国现行的各类型国家药品标准，熟悉其种类、构成和内容。

【同步测试】▶▶▶

（一）A型题（最佳选择题）（备选答案中只有1个最佳答案）

1. 国家对药品质量规格及检验方法所作的技术规定，药品生产、供应、使用、检验和管理部门共同遵循的法定依据是（　　　）。

A. 国家药品标准　　　　　　　　　　B. 国家基本药物

C. 处方药　　　　　　　　　　　　　D. 仿制药品

E. 药品分类管理办法

2. 关于制定药品标准的原则中不正确的是（　　　）。

A. 必须坚持质量第一，充分体现"安全有效、技术先进、经济合理"原则

B. 有针对性地规定检测项目，切实加强对药品内在质量的控制

C. 检验方法的选择应遵循"准确、灵敏、简便、快速"的原则

D. 标准中各种限度的规定应密切结合实际，要能保证药品在生产、储存、销售和使用过程中的质量

E. 遵循优选效价比较高的产品的原则

3.《中华人民共和国药品管理法》规定，国家药品标准由（　　　）。

A. 国务院药品监督管理部门组织国家药典委员会负责制定和修订

B. 国务院药品监督管理部门、国务院卫生行政部门共同制定和修订

C. 国务院药品监督管理部门的药品检验机构负责制定和修订

D. 国务院药品监督管理部门会同国务院卫生行政部门制定和修订

E. 国务院卫生行政部门负责制定和修订

（二）X型题（多项选择题）（每题的备选答案中有2个或2个以上的正确答案。少选或多选均不得分）

4. 下列关于药品标准的含义正确的是（　　　）。

A. 药品标准是根据药物来源、制药工艺等生产及贮存过程中的各个环节所制定的

B. 药品标准是用以检测药品质量是否达到用药要求并衡量其是否稳定均一的技术规定

C. 药品标准即药典

D．药品标准是药品质量的规范

E．药品标准包括药典标准和局颁标准

5．国家药品标准包括（　　）。

A．《中华人民共和国药典》

B．经国务院药品监督管理部门核准的药品质量标准

C．暂行或试行药品标准

D．企业标准

E．省、市自治区、直辖市药品标准

6．下列关于药品标准的说法正确的是（　　）。

A．对中药饮片的炮制，国家药品标准没有规定的，必须按照省、自治区、直辖市人民政府药品监督管理部门制定的炮制规范炮制

B．企业标准必须高于国家标准

C．国家标准是最低标准

D．试行药品标准执行两年后，如果药品质量仍然稳定，经国家药品监督管理局批准转为国家药品标准

E．暂行药品标准执行两年后，如果药品质量稳定，经国家药品监督管理局主管部门批准转为国家药品标准

7．被国家药典收载的药品必须是（　　）。

A．价格合理　　　　　　　　　　B．疗效确切

C．生产稳定　　　　　　　　　　D．有合理的质量标准

E．服用方便

8．以下关于国家药品标准的叙述正确的是（　　）。

A．药品必须符合国家药品标准

B．国务院药品监督管理部门颁布的《中华人民共和国药典》和药品标准为国家药品标准

C．国家药品标准涉及药品全过程，是法定的、强制性标准

D．国家药品标准是指国家对药品质量规格及检验方法所作的技术规定

E．国家药品标准是药品生产、经营、使用、检验和监督管理部门共同遵循的法定依据

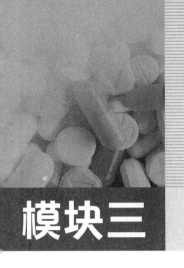

模块三 药品生产监督管理

教学单元一 药品生产质量管理

【学习目标】

通过本教学单元的学习，学生应能够了解《药品生产质量管理规范》（GMP）的历史沿革和发展趋势，掌握GMP的特点和主要内容，熟悉药品生产监督管理办法相关内容了解我国实施GMP对确保药品质量，保障人们用药安全有效的重要性，从而能够在今后药物制剂工作岗位树立正确的质量观念。

【案例导入】

齐二药假药事件再探：哪一环节可以中止毒药夺命

一个通过了国家"GMP"认证的正规药厂，怎么会生产出能置人于死地的假药，而且一路畅通无阻，最终进入患者体内？致命注射液究竟有哪些致命的环节漏洞？

采购——毒剂登堂入室：药品生产企业在药品主料、辅料的采购上有严格程序。首先，对首次提供原料的供货生产企业，要进行实地认证，考察该企业的生产设备、生产能力、质量管理，以及原料是否符合国家药典指标。资质实地认证后，双方签订供货合同。每次供货，供货方还必须提供企业的《营业执照》《药品生产许可证》《药品注册证》以及产品的检验单和合格证。此次涉案的"齐二药"55岁老采购员纽忠仁对采购程序应该一清二楚。然而，他一没有调查企业资质文件的真实性，二没有实地认证，就"糊里糊涂"地购进了致命的辅料假丙二醇。

生产——"齐二药"漏洞：进入药品生产厂的原料需要经过下列关口才能最终成为成品。第一关，原料入库。质量控制部门（QC）首先要按照国家药典标准和企业标准对每一批原料进行化验，检验合格后，原料被贴上标志连同检验报告一同入库。第二关，生产投料。计划部门和工段会根据检验报告选择原料投放进入制造设备。制造过程中，制造中心化验室还将进行中间体质量检查，并写出报告。第三关，复检。产品在生产设备中成型后，质量控制部门将接到复检通知，进行成品前的化验。第四关，抽样。生产部门进行无菌灌装的过程中，质量控制部门还将对每个灌装设备中的半成品进行每个批次的抽样检验。第五关，成品检验。灌装、封装后，产品在包装前还将进行澄明度的灯检。同时，质量控制部门将抽出一定样品，进行最终成品检验，检验其是否符合国家和企业标准。

国家制定如此严格的生产全过程质量控制，"齐二药"又如何顺利生产出致命的毒药呢？药监部门对"齐二药"生产过程的调查结果显示，"齐二药"在对药品的原料、成品等检验环节存在较大漏洞，检验人员没有按照国家对药品生产的规定，对药品从原料加工到成品的每个环节都实行检验，而且化验室11名职工中竟无一人会进行图谱的分析操作，最终导致假药流入了市场。

（资料来源：新民周刊.2006-05-29）

思考

1. "齐二药"假药事件中，该药厂哪些环节存在问题？
2. 药品生产企业加强生产过程管理对保障药品质量的重要性是什么？

从这个案例中，我们可以看到，药品生产企业如果不加强药品生产过程质量管理，难以保障药品质量的安全有效。那么究竟GMP是什么？ GMP的主要内容是什么？ GMP认证的程序是什么？通过本章的学习，你可以解决这些疑问。

第一节 药品生产质量管理规范

一、GMP概述

1. GMP的定义

《药品生产质量管理规范》原名为"Good Practice in the Manufacture and Quality Control of Drugs"，简称"Good Manufacturing Practice"。我国简称此制度为GMP。GMP是在药品生产全过程中，保证生产出优质药品的一套科学的、系统的管理制度，是全面质量管理的思想、理论在药品生产过程中质量管理的具体运用和规范化的产物。GMP是药品进入国际医药市场的"准入证"。

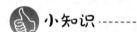 **小知识**

> GMP与传统的质量管理观念相比，GMP的中心指导思想是指任何药品质量形成是设计和生产出来的，而不是检验出来的。GMP强调预防为主，在生产过程中建立质量保证体系，实行全面质量保证，确保药品质量。

2. GMP制度的发展

GMP制度现已被许多国家的政府、制药企业和专家一致公认为制药企业进行药品生产管理行之有效的制度，在世界各国制药企业中得到广泛推广。它最早是20世纪60年代由美国坦普尔大学6名教授提出的，当时仅作为FDA内部工作文件使用。1963年美国国会将GMP颁布为法令，要求制药企业强制实施。1969年，世界卫生组织也正式向其各成员国推荐GMP制度，受到了许多国家和组织的重视。1971年英国制定了自己的GMP（第1版），1972年欧共体公布了《GMP总则》。德国、法国、瑞典、日本、澳大利亚等许多国家和地区也相继制定了本国的GMP。

与其他国家相比，我国的GMP工作开展较晚。1982年中国医药工业公司制定了我国第一部GMP——《药品生产管理规范（试行）》，当时作为行业规范推荐使用。1988年卫生部颁布了根据《药品管理法》制定的《药品生产质量管理规范》。1998年，国家药品监督管理局总结近几年来实施GMP的情况，吸取了WHO、美国FDA、欧盟、日本等实施GMP的经验与教训，对药品GMP重新进行修订，并颁布了《药品生产质量管理规范》（1998年修订）及附录。2011年1月国家食品药品监督管理局颁布了《药品生产质量管理规范（2010年修订）》及附录。

3．GMP的分类

（1）具有国际性质的GMP　如WHO的GMP、北欧七国自由贸易联盟制定的PIC-GMP（PIC为Pharmaceutical Inspection Convention，即药品生产检查互相承认公约）、东南亚国家联盟的GMP等。

（2）国家权力机构颁布的GMP　如国家卫健委及国家药品监督管理局、英国卫生和社会保险部、日本厚生省等政府机关制定的GMP。

（3）制药组织制定的GMP　如美国制药工业联合会制定的，标准不低于美国政府制定的GMP，中国医药工业公司制定的GMP实施指南，甚至还包括药厂或公司自己制定的GMP。

二、GMP的主要内容

我国自1988年第一次颁布药品GMP至今已有20多年，其间经历1992年和1998年两次修订，截至2004年6月30日，实现了所有原料药和制剂均在符合药品GMP的条件下生产的目标。目前现行的GMP为卫生部（现国家卫健委）于2011年1月颁布的《药品生产质量管理规范（2010年修订）》（以下简称新版GMP）及《药品生产质量管理规范（2010年修订）附录》，并于2011年3月1日起施行。新建药品生产企业、药品生产企业新建（改、扩建）车间应符合新版GMP的要求。现有药品生产企业将给予不超过5年的过渡期，并依据产品风险程度，按类别分阶段达到新版GMP的要求。

与1998版GMP相比，2010版GMP具有以下特点：①加强了药品生产质量管理体系建设，大幅提高对企业质量管理软件方面的要求；细化了对构建实用、有效质量管理体系的要求，强化药品生产关键环节的控制和管理，以促进企业质量管理水平的提高。②全面强化了从业人员的素质要求。增加了对从事药品生产质量管理人员素质要求的条款和内容，进一步明确职责。③细化了操作规程、生产记录等文件管理规定，增加了指导性和可操作性。④进一步完善了药品安全保障措施。引入了质量风险管理的概念，在原辅料采购、生产工艺变更、操作中的偏差处理、发现问题的调查和纠正、上市后药品质量的监控等方面，增加了供应商审计、变更控制、纠正和预防措施、产品质量回顾分析等新制度和措施，对各个环节可能出现的风险进行管理和控制，主动防范质量事故的发生。提高了无菌制剂生产环境标准，增加了生产环境在线监测要求，提高无菌药品的质量保证水平。

2010版《药品生产质量管理规范》共有14章313条。药品GMP是药品生产和质量管理的基本准则。该法适用于药品制剂生产的全过程和原料药生产中影响成品质量的关键工序。关键工序主要指精制、烘干、包装等工序。本节就GMP主要内容介绍如下。

小·链接

从专业性管理的角度，GMP分为两个方面：质量管理（质量监督系统）对原材料、中间品、产品的系统质量控制；生产管理（质量保证系统）对影响药品质量的人、机、料、法、环五类因素等进行系统严格管理。

从硬件和软件系统的角度，GMP分为两个方面：硬件系统主要包括人员、厂房、设施、设备等的目标要求；软件系统主要包括组织机构、组织工作、生产工艺、记录、制度、方法、文件化程序、培训等。

1. 质量管理

企业应建立并实施符合质量管理体系要求的质量目标，将药品注册中有关安全、有效和质量可控的所有要求，系统地贯彻到药品生产、控制及产品放行、发运的全过程中，确保所生产的药品适用于预订的用途，符合注册批准或规定要求和质量标准。

2. 机构与人员

（1）机构的要求　药品生产企业就建立生产和质量管理机构及各级机构和人员的职责应明确，并配备一定数量的与药品生产相适应的具有专业知识、生产经验及组织能力的管理人员和技术人员。

（2）人员的要求　①企业主管药品生产管理负责人应具有药学或相关专业本科以上学历，具有至少3年从事药品生产和质量管理的实践经验，其中至少1年的药品生产管理经验，接受过与生产产品相关的专业知识培训；②质量管理负责人应至少具有药学或相关专业本科学历（或中级专业技术职称或执业药师资格），具有至少5年的药品生产质量管理实践经验和至少1年的药品质量管理工作经验，接受过与所生产产品相关的专业知识培训；③药品生产管理部门和质量管理部门的负责人不得互相兼任；④质量受权人应至少具有药学或相关专业大学本科的学历，至少具有5年药品生产和质量管理的实践经验，从事过药品生产过程控制和质量检验工作；⑤从事药品生产操作和质量检验的人员应经专业技术培训，具有基础理论知识和实际操作技能。对从事高生物活性、高毒性、强污染性、高致敏性及有特殊要求的药品生产操作和质量检验人员，应经过相应专业的培训；⑥对从事药品生产的各级人员应按本规范要求进行培训和考核；⑦所有人员都应接受卫生要求的培训，企业应建立人员卫生操作规程，最大限度地降低人员对药品生产造成的污染风险。

小知识

　　药品生产企业可以依据实际需要对从事药品生产操作和质量检验的人员进行职业技能鉴定，取得"药物制剂工证"和"药物检验工证"，持证上岗。

资料卡

　　厂区规划要考虑主、辅车间分开，人流、物流分开等；工艺布局遵循人流物流协调、工艺流程协调、洁净级别协调的原则；洁净厂房周围应绿化，尽量减少厂区的露土面积。

3. 厂房与设施

（1）生产企业的总体要求　①药品生产企业必须有整洁的生产环境，生产区的地面、路面及运输等不应对药品的生产造成污染；②在建厂或改造时，应将厂区总平面按建筑物的使用性质进行全厂性的归类分区布置（按生产、行政、生活和辅助区划分）。

（2）生产厂房的要求　①厂房应按生产工艺流程及所要求的空气洁净级别进行合理布局，同一厂房内及相邻厂房之间的生产操作不得相互妨碍；②厂房应有防尘、捕尘及防止昆虫和其他动物进入的设施；③在设计和建设厂房时，应考虑使用时便于进行清洁工作；④生产区和储存区应有与生产规模相适应的面积和空间用以安置设备、物料，便于生产操作，存放物料、中间产品、待验品和成品，应最大限度地减少差错和交叉污染。

（3）药品生产洁净室（区）的规定　①药品生产洁净室（区）空气洁净度的规定：空气洁净度等级分成四级，即A级、B级、C级和D级。②洁净室（区）的一般要求：洁净区应设置必要的气锁间和排风设施；洁净区与非洁净区之间、不同级别洁净区之间的压差应当不低于10帕；必要时，相同洁净度级别的不同功能区域（操作间）之间也应当保持适当的压差梯度；洁净区的内表面（墙壁、地面、天棚）应当平整光滑、无裂缝、接口严密、无颗粒物脱落，避免积尘，便于有效清洁，必要时应当进行消毒；物料取样区的空气洁净度级别应当与生产要求一致；存放在洁净区内的维修用备件和工具，应当放置在专门的房间或工具柜中。

（4）特殊产品要求　生产青霉素类等高致敏性药品必须使用独立的厂房与设施，分装室应保持相对负压，排至室外的废气应经净化处理并符合要求，排风口应远离其他空气净化系统的进风口；生产β-内酰胺结构类药品必须使用专用设备和独立的空气净化系统，并与其他药品生产区域严格分开。

小知识

　　药品生产厂房分为一般厂房与洁净室（区）。一般厂房系指无洁净度要求的生产车间及辅助车间等；洁净室（区）系指需要对尘粒及微生物含量进行控制的房间（区域）。洁净度系指空气洁净度，是洁净环境中所含尘粒、活微生物多少的程度。

4. 设备

（1）生产设备的总体要求　设备的设计、选型、安装应符合生产要求，易于清洗、消毒或灭菌，便于生产操作和维修、保养，并能防止差错或减少污染。

（2）具体规定及管理规定　与药品直接接触的设备表面应光洁、平整、易清洗或消毒、耐腐蚀，不与药品发生化学变化或吸附药品；设备所用的润滑剂、冷却剂等不得对药品或容器造成污染；生产设备应有明显的状态标志，并定期维修、保养和验证；生产、检验设备均应有使用、维修、保养记录，并由专人管理。

5. 物料与产品

药品生产所需物料是指原料、辅料、包装材料等；产品包括药品的中间产品、待包装产品和成品。

（1）物料管理的总体要求　药品生产所用的原辅料、与药品直接接触的包装材料应当符合相应的质量标准。药品上直接印字所用油墨应当符合食用标准要求。进口原辅料应当符合国家相关的进口管理规定。

（2）物料的质量标准生产　药品所用的物料应符合国家药品标准、包装材料标准、生物制品规程或其他有关标准，不得对药品的质量产生不良影响。

（3）物料的购、存规定　①药品生产所用物料应从符合规定的单位购进；②待验、合格、不合格物料要严格管理，要有易于识别的明显状态标志；③对有温度、湿度或其他要求的物料中间产品和成品，应按规定条件储存；④物料应按规定的使用期限储存，无规定使用期限的，其储存一般不超过3年，期满后应复验。

案例

央视曝光13种铬超标胶囊药物，多种常用药上榜

最东方网记者唐漪薇4月15日消息：中央电视台《每周质量报告》在今天播出的栏目中曝光了13种药用铬超标胶囊药物，其成分含有不可食用的工业明胶。新闻一经播出，有市民在阅读不合格药品清单时惊呼："竟然都是常用药！"

根据CCTV13新闻频道《每周质量报告》栏目调查，在浙江省新昌县，一些药用胶囊生产厂从河北、江西等地购买用工业皮革下脚料加工的工业明胶，代替食用明胶作为原料生产药用胶囊，并将这些胶囊卖到了药企。央视记者在北京等地药店对胶囊类药品

进行了买样送检，结果发现包括长春海外制药、修正药业、通化金马药业等九家药品生产企业生产的13种药品铬超标。

在本次被央视曝光的13种药用铬超标胶囊药物中，包含了青海格拉丹东药业有限公司生产的"脑康泰胶囊""愈伤灵胶囊"，长春海外制药集团有限公司生产的"盆炎净胶囊""苍耳子鼻炎胶囊""通便灵胶囊"，丹东市通远药业有限公司生产的"人工牛黄甲硝唑胶囊"，吉林省辉南天宇药业股份有限公司生产的"抗病毒胶囊"，四川蜀中制药股份有限公司生产的"阿莫西林胶囊""诺氟沙星胶囊"，修正药业集团股份有限公司生产的"羚羊感冒胶囊"，通化金马药业集团股份有限公司生产的"清热通淋胶囊"、通化盛和药业股份有限公司生产的"胃康灵胶囊"、通化颐生药业股份有限公司"炎立消胶囊"等部分批次药品，其中不乏常用药。

以上被查药用胶囊中，部分铬含量大幅超过国家标定的"不超过2mg/kg"标准上限，其中，"炎立消胶囊"中铬含量甚至达到了181.54mg/kg。不少市民在观看新闻后发帖表示"震惊"，网友"海天红月"感叹道："健康时，我们的吃喝不安全。生病了，我们用的药物也不安全。那我们的安全，究竟哪里去了呢？"

（资料来源：东方网2012-04-15）

同学们，请想一想：该案例中药用胶囊质量存在什么问题？应如何保障药用胶囊的质量达标？

（4）物料的标签、说明书管理规定　①药品的标签、使用说明书必须与药品监督管理部门批准的内容、式样、文字相一致；②药品的标签、说明书应由专人保管、领用，凭批包装指令发放，按实际需要量领取；③标签要计数发放，领用人核对、签名，使用数、残损数及剩余数之和应与领用数相符；④标签发放、使用、销毁应有记录。

6. 确认与验证

确认是指证明厂房、设施、设备能正确运行并可达到预期结果的一系列活动；验证是指证明任何操作规程（或方法）、生产工艺或系统能够达到预期结果的一系列活动。

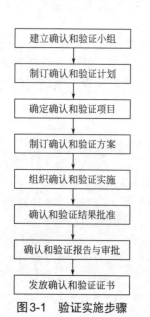

图3-1　验证实施步骤

（1）确认和验证范围　包括厂房与设施、设备、物料、产品、工艺、灭菌、清洁、检验方法等。

（2）确认和验证要求　产品的生产工艺及关键设施、设备应按方案进行验证。当影响产品质量的主要因素（如工艺、质量控制方法、主要原辅料、主要生产设备等）发生改变及生产一定周期后，应进行再验证。

（3）确认和验证的实施　应根据确认与验证对象提出验证项目，制订验证方案，并组织实施。验证工作完成后应写出验证报告，由验证工作负责人审核、批准。验证实施步骤见图3-1所示。

（4）确认和验证文件的管理　验证过程中的数据和分析内容应以文件形式归档保存。

7. GMP规定的文件要求

（1）药品生产管理、质量管理制度的规定　药品生产企业应建立文件的起草、修订、审查、批准、撤销、印制及保管的管理制度。

（2）产品生产管理文件　药品生产管理文件主要有生产工艺规程、岗位操作法或标准操作规程、批生产记录。

（3）产品质量管理文件 药品质量管理文件主要有药品的申请和审批文件；物料、中间产品和成品质量标准及其检验操作规程，产品质量稳定性考察，批检验记录。

8. 生产管理

（1）生产管理文件的管理 ①生产工艺规程、岗位操作法和标准操作规程不得任意更改。②批生产记录应字迹清晰、内容真实、数据完整，并由操作人及复核人签名。记录应保持整洁，不得撕毁和任意涂改；更改时，在更改处签名，并使原数据仍可辨认。批生产记录应按批号归档保存至药品有效期后1年；未规定有效期的药品，其批生产记录至少保存3年。③产品应有批包装记录，内容包括：待包装产品的名称、批号、规格；印有批号的标签和使用说明书以及产品合格证；待包装产品和包装材料的领取数量及发放人、领用人、核对人的签名、包装产品的数量；前次包装操作的清场记录（副本）及本次包装操作的清场记录（正本）；本次包装操作完成后的检验核对结果、核对人签名；生产操作负责人签名。

（2）生产操作的管理 ①每批产品按产量和数量的物料平衡进行检查，如有显著差异，必须查明原因，在得到合理解释、确认无潜在质量事故后，方可按正常产品处理。②每批药品均应编制生产批号。药品零头包装只限两个批号为一个合箱，箱外应标明全部批号，并建立合箱记录。

（3）生产现场的管理 ①清场管理：每批药品的每一生产阶段完成后必须由操作人员清场，填写清场记录。清场记录应纳入批生产记录。②防污染和混淆管理：生产操作应防止尘埃的产生和扩散，防止物料及产品所产生的气体、蒸汽、喷雾物或生物体等引起的交叉污染；不同产品品种、规格的生产操作不得在同一生产操作间同时进行；有数条包装线同时进行包装时，应采取隔离或其他有效防止污染或混淆的设施；每一生产操作间或生产用设备、容器应有所生产的产品或物料名称、批号、数量等状态标志。③工艺用水管理：根据产品工艺规程选用工艺用水。工艺用水应符合质量标准，并定期检验，检验有记录。应根据验证结果，规定检验周期。

资料卡

①生产工艺规程是产品设计、质量标准和生产、技术、质量管理的标准化汇总。②岗位操作法是对各具体生产操作岗位的生产操作、技术、质量管理等方面的进一步详细要求。③标准操作规程（SOP）包括题目、编号、制定人及制定日期、审核人及审核日期、批准人及批准日期、颁发部门、生效日期、分发部门、标题及正文。④批生产记录包括：产品名称、生产批号、生产日期、操作者、复核者的签名、有关操作与设备、相关生产阶段的产品数量、物料平衡的计算、生产过程的控制记录及特殊问题记录。

小知识

物料平衡是指产品或物料的理论产量或理论用量与实际产量或用量之间的比较，并适当考虑可允许的正常偏差。在规定限度内，具有同一性质和质量，并在同一连续生产周期内生产出来的一定数量的药品为一批。批号是指用于识别"批"的一组数字或字母加数字，用于追溯和审查该批药品的生产历史。

案 例

长春长生公司违法违规生产狂犬病疫苗案件调查工作取得重大进展

据国务院调查组消息，长春长生公司违法违规生产狂犬病疫苗案件调查工作取得重大进展，已基本查清企业违法违规生产狂犬病疫苗的事实。

记者在现场看到，该企业的相关文件已被查封；调查组询问相关人员的书证34份，取证材料1138页，利用查获的计算机还原了实际生产记录和伪造的生产记录。公安机关已追回犯罪嫌疑人丢弃并意图损毁的60块电脑硬盘。

按照有关规定，疫苗生产应当按批准的工艺流程在一个连续的生产过程内进行。但该企业为降低成本、提高狂犬病疫苗生产成功率，违反批准的生产工艺组织生产，包括使用不同批次原液勾兑进行产品分装，对原液勾兑后进行二次浓缩和纯化处理，个别批次产品使用超过规定有效期的原液生产成品制剂，虚假标注制剂产品生产日期，生产结束后的小鼠攻毒试验改为在原液生产阶段进行。

为掩盖上述违法违规行为，企业有系统地编造生产、检验记录，开具填写虚假日期的小鼠购买发票，以应付监管部门检查。

据介绍，7月6日至8日，药品监管部门对长春长生公司进行飞行检查时，发现企业违法违规生产行为，随即责令企业停产。此后，长春长生公司为掩盖事实，对内部监控录像储存卡、部分计算机硬盘进行了更换、处理，销毁相关证据。7月15日，国家药监局检查组再次进驻长春长生公司进行调查。

记者了解到，公安机关已对长春长生公司违法违规生产狂犬病疫苗案件开展立案侦查。截至25日，公安机关依法对长春长生公司董事长高某等16名涉嫌犯罪人员刑事拘留，冻结涉案的企业账户、个人账户。案件侦办工作正在进行中。

（资料来源：新华社，2018-07-27）

请同学们结合案例，分析长春长生公司违反了GMP的哪些规定？

9. 质量控制与质量保证

药品生产企业应成立质量管理部门，负责药品生产全过程的质量管理和检验，受企业负责人直接领导；质量管理部门应配备一定数量的质量管理和检验人员，并有与药品生产规模、品种、检验要求相适应的场所、仪器、设备；质量管理部门应会同有关部门对主要物料供应商质量体系进行评估。

企业应对在有效期内已上市药品实施持续稳定性考察，以发现药品与生产相关的稳定性问题，并确定药品能够在标示的储存条件下，符合质量标准的各项要求；建立变更控制系统，对所有影响产品质量的变更进行评估和管理；各部门负责人应当确保所有人员正确执行生产工艺、质量标准、检验方法和操作规程，防止偏差的产生，企业应当建立偏差处理的操作规程，规定偏差的报告、记录、调查、处理以及所采取的纠正措施，并有相应的记录，任何偏差都应当评估其对产品质量的潜在影响；建立纠正措施和预防措施系统，对投诉、召回、偏差、自检或外部检查结果、工艺性能和质量监测趋势等进行调查并采取纠正和预防措施。

药品生产企业应建立药品不良反应监测报告制度，指定专门机构或人员负责管理。对用户的药品质量投诉和药品不良反应应详细记录和调查处理，对药品不良反应应及时向当地药品监督管理部门报告。药品生产出现重大质量问题时，应及时向当地药品监督管理部门报告。

10. 委托生产与委托检验

药品委托生产是指合法取得药品批准证明文件的企业委托其他药品生产企业生产该药品品种的行为。为确保委托生产产品的质量和委托检验的准确性和可靠性，委托方和受托方必须签订书面合同，明确规定各方责任、委托生产或委托检验的内容及相关的技术事项。委托生产或委托检验的所有活动，包括在技术或其他方面拟采取的任何变更，均应当符合药品生产许可和注册的有关要求。

11. 产品发运与召回

（1）产品发运的规定　每批成品均应有发运记录；发运记录内容应包括产品名称、规格、批号、数量、收货单位和地址、联系方式、发货日期、运输方式等。发运记录应保存至药品有效期后1年；未规定有效期的药品，其发运记录应保存3年。

（2）产品召回的规定　药品生产企业应建立药品退货召回的书面程序，并有记录，内容包括品名、批号、规格、数量、召回原因及日期、处理意见；因质量原因召回的药品制剂，应在质量管理部门监督下销毁，涉及其他批号时，应同时处理。

12. 自检

药品生产企业应定期组织自检，自检应按预定的程序，对人员、厂房、设备、文件、生产、质量控制、产品销售、用户投诉和产品收回的处理等项目定期进行检查，以证实与本规范的一致性；自检完成后应形成自检报告，内容包括自检的结果、评价的结论以及改进措施和建议。

第二节　药品生产监督管理办法

2020年1月15日，国家市场监督管理总局颁布了新修订的《药品生产监督管理办法》（以下简称《办法》），这是该办法自2004年以来的第一次大修，主要在以下几个方面做出了重大改进。

一、主要变化

1. 落实新修订《药品管理法》要求

依据新修订《药品管理法》，《办法》在四个方面明确了要求：一是全面规范生产许可管理。明确药品生产的基本条件，规定了药品生产许可申报资料提交、许可受理、审查发证程序和要求，规范了药品生产许可证的有关管理要求。二是全面加强生产管理。明确要求从事药品生产活动，应当遵守药品生产质量管理规范等技术要求，按照国家药品标准、经药品监管部门核准的药品注册标准和生产工艺进行生产，保证生产全过程持续符合法定要求。三是全面加强监督检查。按照属地监管原则，省级药品监管部门负责对本行政区域内的药品上市许可持有人、制剂、化学原料药、中药饮片生产企业的监管。对原料、辅料、直接接触药品的包装材料和容器等供应商、生产企业开展日常监督检查，必要时开展延伸检查。建立药品安全信用档案，依法向社会公布并及时更新，可以按照国家规定实施联合惩戒。四是全面落实最严厉的处罚，严厉打击违法违规行为。《办法》进一步细化了《药品管理法》有关处罚条款的具体情形。对违反《办法》有关规定的情形，增设了相应的罚则条款，保证违法情形能够依法处罚。

2. 进一步明确规定药品监管部门生产监管事权

《办法》在坚持属地监管原则的基础上，细化了药品监管部门在药品生产环节的监管事权，明确国家药监局主管全国药品生产监督管理工作，对省级药品监管部门的药品生产监督管理工作进行监督和指导；国家药监局食品药品审核查验中心负责组织制定药品检查技术规范和文件，承担境外检查以及组织疫苗巡查等，分析评估检查发现风险、作出检查结论并提出处置建议，负责各省级药品检查机构质量管理体系的指导和评估；国家药监局信息中心负责药品追溯协同服务平台、药品安全信用档案建设和管理，对药品生产场地进行统一编码；省级药品监管部门负责本行政区域内的药品生产监督管理，承担药品生产环节的许可、检查和处罚等工作。

3. 明确药品上市许可持有人需要取得"药品生产许可证"

《药品管理法》规定，从事药品生产活动，应当经所在地省级药品监管部门批准，取得"药品生产许可证"。《办法》进一步明确药品上市许可持有人（包括自行生产或者委托生产的）应当申请取得"药品生产许可证"，并细化了相关工作程序和要求。对于委托他人生产制剂的药品上市许可持有人，只要满足药品生产人员要求、药品质量管理和质量检验要求、保证药品质量的规章制度要求和符合药品生产质量管理规范要求即可办理"药品生产许可证"。

4. 明确申请取得"药品生产许可证"的程序和要求

《办法》对"药品生产许可证"的核发条件、办理程序时限、现场检查要求、变更许可等环节进行了具体规定。一是规定了取得"药品生产许可证"的条件，对疫苗生产企业进行了特殊规定。二是规定了许可程序和时限要求。明确了药品生产许可中所有时间都是以工作日计，技术审查和评定、现场检查、企业整改等所需时间不计入期限。同时，药品监管部门应当公开审批结果，并提供条件便利申请人查询审批进程。三是规定了变更内容。对登记事项和许可事项的变更内容进行了规定，明确了许可证变更的办理时限等。同时，《办法》还规定了许可证补发、吊销、撤销、注销等办理程序要求。

5. 明确取消GMP认证，加强动态监管

根据新修订的《药品管理法》，国家药监局提出自2019年12月1日起，取消药品GMP认证，不再受理GMP认证申请，也不再发放"药品GMP证书"。取消GMP认证发证后，药品生产质量管理规范仍然是药品生产活动的基本遵循和监督管理的依据，药品监管部门由5年一次的认证检查，改为随时对GMP执行情况进行检查，监督企业的合规性，对企业持续符合GMP要求提出了更高的要求。

《办法》对药品生产监管工作重新进行了顶层设计，对药品生产质量管理规范符合性检查的检查频次及要求等都进行了明确规定，通过上市前的检查、许可检查、上市后的检查、行政处罚等措施，将执行药品生产质量管理规范的网格织得更紧密，监管检查形式更加灵活，真正做到了药品生产质量管理规范贯穿于药品生产全过程。

6. 规定如何做好生产环节的跨省监管工作

对于持有人和受托药品生产企业不在同一省的，由持有人所在地省级药品监管部门负责对药品上市许可持有人的监督管理，受托药品生产企业所在地省级药品监管部门负责对受托药品生产企业的监督管理。有关省级药品监管部门加强监督检查信息互相通报，及时将监督检查信息更新到药品安全信用档案中，并可以根据通报情况和药品安全信用档案中监管信息更新情况开展调查，对持有人或者受托药品生产企业依法做出行政处理，必要时可以开展联合检查。

7. 加强药品生产环节风险管理

为贯彻《药品管理法》风险管理的原则，《办法》进一步强化风险管理措施，强调在生产过程中企业应开展风险评估、控制、验证、沟通、审核等质量管理活动，对已识别的风险及时采取有效风险控制措施，制订上市后药品风险管理计划，主动开展上市后研究等。

省级药品监管部门根据药品品种、剂型、管制类别等特点，结合国家药品安全总体情况、药品安全风险警示信息、重大药品安全事件及其调查处理信息等，以及既往检查、检验、不良反应监测、投诉举报等情况确定检查频次，特别强调对麻醉药品、第一类精神药品、药品类易制毒化学品生产企业每季度检查不少于一次。对疫苗、血液制品、放射性药品、医疗用毒性药品、无菌药品等高风险药品生产企业，每年不少于一次药品生产质量管理规范符合性检查。

二、《办法》主要内容

1. 总则

（1）适用范围　在中华人民共和国境内上市药品的生产及监督管理活动。

（2）总体要求　从事药品生产活动，应当遵守法律、法规、规章、标准和规范，保证全过程信息真实、准确、完整和可追溯。应当经所在地省、自治区、直辖市药品监督管理部门批准，依法取得"药品生产许可证"，严格遵守药品生产质量管理规范，确保生产过程持续符合法定要求。药品上市许可持有人应当建立药品质量保证体系，履行药品上市放行责任，对其取得药品注册证书的药品质量负责。中药饮片生产企业应当履行药品上市许可持有人的相关义务，确保中药饮片生产过程持续符合法定要求。原料药生产企业应当按照核准的生产工艺组织生产，严格遵守药品生产质量管理规范，确保生产过程持续符合法定要求。经关联审评的辅料、直接接触药品的包装材料和容器的生产企业以及其他从事与药品相关生产活动的单位和个人依法承担相应责任。

（3）监管部门职责　国家药品监督管理局主管全国药品生产监督管理工作，对省、自治区、直辖市药品监督管理部门的药品生产监督管理工作进行监督和指导。省、自治区、直辖市药品监督管理部门负责本行政区域内的药品生产监督管理，承担药品生产环节的许可、检查和处罚等工作。国家药品监督管理局食品药品审核查验中心组织制定药品检查技术规范和文件，承担境外检查以及组织疫苗巡查等，分析评估检查发现风险、作出检查结论并提出处置建议，负责各省、自治区、直辖市药品检查机构质量管理体系的指导和评估。国家药品监督管理局信息中心负责药品追溯协同服务平台、药品安全信用档案建设和管理，对药品生产场地进行统一编码。药品监督管理部门依法设置或者指定的药品审评、检验、核查、监测与评价等专业技术机构，依职责承担相关技术工作并出具技术结论，为药品生产监督管理提供技术支撑。

2. 生产许可

（1）申请　从事制剂、原料药、中药饮片生产活动，申请人应当按照本办法和国家药品监督管理局规定的申报资料要求，向所在地省、自治区、直辖市药品监督管理部门提出申请。

从事药品生产，应当符合以下条件：

① 有依法经过资格认定的药学技术人员、工程技术人员及相应的技术工人，法定代表人、企业负责人、生产管理负责人（以下称生产负责人）、质量管理负责人（以下称质量负责人）、质量受权人及其他相关人员符合《药品管理法》《疫苗管理法》规定的条件；

② 有与药品生产相适应的厂房、设施、设备和卫生环境；

③ 有能对所生产药品进行质量管理和质量检验的机构、人员；

④ 有能对所生产药品进行质量管理和质量检验的必要的仪器设备；

⑤ 有保证药品质量的规章制度，并符合药品生产质量管理规范要求。

委托他人生产制剂的药品上市许可持有人，应当具备以上①、③、⑤条件，并与符合条件的药品生产企业签订委托协议和质量协议，将相关协议和实际生产场地申请资料合并提交至药品上市许可持有人所在地省、自治区、直辖市药品监督管理部门，按照本办法规定申请办理药品生产许可证。

从事疫苗生产活动的，还应当具备下列条件：

① 具备适度规模和足够的产能储备；

② 具有保证生物安全的制度和设施、设备；

③ 符合疾病预防、控制需要。

省、自治区、直辖市药品监督管理部门收到申请后，应当根据下列情况分别做出处理：

申请事项依法不属于本部门职权范围的，应当即时作出不予受理的决定，并告知申请人向有关行政机关申请；申请事项依法不需要取得行政许可的，应当即时告知申请人不受理；申请材料存在可以当场更正的错误的，应当允许申请人当场更正；申请材料不齐全或者不符合形式审查要求的，应当当场或者在5日内发给申请人补正材料通知书，一次性告知申请人需要补正的全部内容，逾期不告知的，自收到申请材料之日起即为受理；申请材料齐全、符合形式审查要求，或者申请人按照要求提交全部补正材料的，予以受理。

省、自治区、直辖市药品监督管理部门受理或者不予受理药品生产许可证申请的，应当出具加盖本部门专用印章和注明日期的受理通知书或者不予受理通知书。省、自治区、直辖市药品监督管理部门应当自受理之日起30日内，作出决定。经审查符合规定的，予以批准，并自书面批准决定作出之日起10日内颁发"药品生产许可证"；不符合规定的，作出不予批准的书面决定，并说明理由。省、自治区、直辖市药品监督管理部门按照药品生产质量管理规范等有关规定组织开展申报资料技术审查和评定、现场检查。

（2）变更 "药品生产许可证"载明事项分为许可事项和登记事项。许可事项是指生产地址和生产范围等。登记事项是指企业名称、住所（经营场所）、法定代表人、企业负责人、生产负责人、质量负责人、质量受权人等。

变更药品生产许可证许可事项的，向原发证机关提出药品生产许可证变更申请。未经批准，不得擅自变更许可事项。原发证机关应当自收到企业变更申请之日起15日内作出是否准予变更的决定。不予变更的，应当书面说明理由，并告知申请人享有依法申请行政复议或者提起行政诉讼的权利。变更生产地址或者生产范围，药品生产企业应当按照本办法第六条的规定及相关变更技术要求，提交涉及变更内容的有关材料，并报经所在地省、自治区、直辖市药品监督管理部门审查决定。原址或者异地新建、改建、扩建车间或者生产线的，应当符合相关规定和技术要求，提交涉及变更内容的有关材料，并报经所在地省、自治区、直辖市药品监督管理部门进行药品生产质量管理规范符合性检查，检查结果应当通知企业。检查结果符合规定，产品符合放行要求的可以上市销售。有关变更情况，应当在药品生产许可证副本中载明。上述变更事项涉及药品注册证书及其附件载明内容的，由省、自治区、直辖市药品监督管理部门批准后，报国家药品监督管理局药品审评中心更新药品注册证书及其附件相关内容。

变更药品生产许可证登记事项的，应当在市场监督管理部门核准变更或者企业完成变更后30日内，向原发证机关申请药品生产许可证变更登记。原发证机关应当自收到企业变更申请之日起10日内办理变更手续。

（3）注销和补发 有下列情形之一的，"药品生产许可证"由原发证机关注销，并予以公告：主动申请注销"药品生产许可证"的；"药品生产许可证"有效期届满未重新发证的；营业执照依法被吊销或者注销的；"药品生产许可证"依法被吊销或者撤销的；法律、法规规定应当注销行政许可的其他情形。"药品生产许可证"遗失的，药品上市许可持有人、药品生产企业应当向原发证机关申请补发，原发证机关按照原核准事项在10日内补发"药品生产许可证"。许可证编号、有效期等与原许可证一致。

3. 生产管理

（1）相关负责人义务 药品上市许可持有人的法定代表人、主要负责人应当对药品质量全面负责，履行以下职责：配备专门质量负责人独立负责药品质量管理；配备专门质量受权人独立履行药品上市放行责任；监督质量管理体系正常运行；对药品生产企业、供应商等相关方与药品生产相关的活动定期开展质量体系审核，保证持续合规；按照变更技术要求，履行变更管理责任；对委托经营企业进行质量评估，与使用单位等进行信息沟通；配合药品监督管理部门对药品上市许可持有人及相关方的延伸检查；发生与药品质量有关的重大安全事件，应当及时报告并按持有人制订的风险管理计划开展风险处置，确保风险得到及时控制；

其他法律法规规定的责任。

药品生产企业的法定代表人、主要负责人应当对本企业的药品生产活动全面负责，履行以下职责：配备专门质量负责人独立负责药品质量管理，监督质量管理规范执行，确保适当的生产过程控制和质量控制，保证药品符合国家药品标准和药品注册标准；配备专门质量受权人履行药品出厂放行责任；监督质量管理体系正常运行，保证药品生产过程控制、质量控制以及记录和数据真实性；发生与药品质量有关的重大安全事件，应当及时报告并按企业制定的风险管理计划开展风险处置，确保风险得到及时控制；其他法律法规规定的责任。

（2）药品生产企业责任　从事药品生产活动，应当对使用的原料药、辅料、直接接触药品的包装材料和容器等相关物料供应商或者生产企业进行审核，保证购进、使用符合法规要求。生产药品所需的原料、辅料，应当符合药用要求以及相应的生产质量管理规范的有关要求。直接接触药品的包装材料和容器，应当符合药用要求，符合保障人体健康、安全的标准。经批准或者通过关联审评审批的原料药、辅料、直接接触药品的包装材料和容器的生产企业，应当遵守国家药品监督管理局制定的质量管理规范以及关联审评审批有关要求，确保质量保证体系持续合规，接受药品上市许可持有人的质量审核，接受药品监督管理部门的监督检查或者延伸检查。药品生产企业应当确定需进行的确认与验证，按照确认与验证计划实施。定期对设施、设备、生产工艺及清洁方法进行评估，确认其持续保持验证状态。药品生产企业应当采取防止污染、交叉污染、混淆和差错的控制措施，定期检查评估控制措施的适用性和有效性，以确保药品达到规定的国家药品标准和药品注册标准，并符合药品生产质量管理规范要求。药品生产企业应当建立药品出厂放行规程，明确出厂放行的标准、条件，并对药品质量检验结果、关键生产记录和偏差控制情况进行审核，对药品进行质量检验。符合标准、条件的，经质量受权人签字后方可出厂放行。

（3）药品上市许可持有人责任　药品上市许可持有人应当建立药品上市放行规程，对药品生产企业出厂放行的药品检验结果和放行文件进行审核，经质量受权人签字后方可上市放行。中药饮片符合国家药品标准或者省、自治区、直辖市药品监督管理部门制定的炮制规范的，方可出厂、销售。药品上市许可持有人、药品生产企业应当每年进行自检，监控药品生产质量管理规范的实施情况，评估企业是否符合相关法规要求，并提出必要的纠正和预防措施。

药品上市许可持有人应当建立年度报告制度，按照国家药品监督管理局规定每年向省、自治区、直辖市药品监督管理部门报告药品生产销售、上市后研究、风险管理等情况。疫苗上市许可持有人应当按照规定向国家药品监督管理局进行年度报告。

药品上市许可持有人应当持续开展药品风险获益评估和控制，制订上市后药品风险管理计划，主动开展上市后研究，对药品的安全性、有效性和质量可控性进行进一步确证，加强对已上市药品的持续管理。药品上市许可持有人应当建立药物警戒体系，按照国家药品监督管理局制定的药物警戒质量管理规范开展药物警戒工作。

药品上市许可持有人、药品生产企业应当经常考察本单位的药品质量、疗效和不良反应。发现疑似不良反应的，应当及时按照要求报告。药品上市许可持有人委托生产药品的，应当符合药品管理的有关规定。

药品上市许可持有人委托符合条件的药品生产企业生产药品的，应当对受托方的质量保证能力和风险管理能力进行评估，根据国家药品监督管理局制定的药品委托生产质量协议指南要求，与其签订质量协议以及委托协议，监督受托方履行有关协议约定的义务。受托方不得将接受委托生产的药品再次委托第三方生产。经批准或者通过关联审评审批的原料药应当自行生产，不得再行委托他人生产。

药品上市许可持有人应当按照药品生产质量管理规范的要求对生产工艺变更进行管理和控制，并根据核准的生产工艺制定工艺规程。生产工艺变更应当开展研究，并依法取得批准、备案或者进行报告，接受药品监督管理部门的监督检查。

药品上市许可持有人、药品生产企业应当每年对所生产的药品按照品种进行产品质量回顾分析、记录，以确认工艺稳定可靠，以及原料、辅料、成品现行质量标准的适用性。

药品上市许可持有人、药品生产企业的质量管理体系相关的组织机构、企业负责人、生产负责人、质量负责人、质量受权人发生变更的，应当自发生变更之日起30日内，完成登记手续。疫苗上市许可持有人应当自发生变更之日起15日内，向所在地省、自治区、直辖市药品监督管理部门报告生产负责人、质量负责人、质量受权人等关键岗位人员的变更情况。

4. 法律责任

（1）按《药品管理法》第一百一十五条无证生产处罚的情形　药品上市许可持有人和药品生产企业变更生产地址、生产范围应当经批准而未经批准的；药品生产许可证超过有效期限仍进行生产的。

（2）未按照药品生产质量管理规范的要求生产，属于《药品管理法》第一百二十六条规定的情节严重情形　未配备专门质量负责人独立负责药品质量管理、监督质量管理规范执行；药品上市许可持有人未配备专门质量受权人履行药品上市放行责任；药品生产企业未配备专门质量受权人履行药品出厂放行责任；质量管理体系不能正常运行，药品生产过程控制、质量控制的记录和数据不真实；对已识别的风险未及时采取有效的风险控制措施，无法保证产品质量；其他严重违反药品生产质量管理规范的情形。

（3）其他违法情形　药品上市许可持有人和药品生产企业有下列情形之一的，由所在地省、自治区、直辖市药品监督管理部门处一万元以上三万元以下的罚款：企业名称、住所（经营场所）、法定代表人未按规定办理登记事项变更；未按照规定每年对直接接触药品的工作人员进行健康检查并建立健康档案；未按照规定对列入国家实施停产报告的短缺药品清单的药品进行停产报告。

【能力与知识要点】 ▶▶▶

1. 能够了解GMP对保障药品质量的重要意义。
2. 能够分辨GMP的适用生产工序。
3. 熟悉GMP对企业相关人员的资质要求。
4. 能够分辨药品生产环境和厂房是否符合GMP的要求，并能指出存在的问题。
5. 了解GMP对生产物料的相关要求，并能应用于实践操作。
6. 能够依据GMP对人员卫生的要求进入生产车间。
7. 熟悉GMP相关文件的要求。
8. 能够严格执行GMP中对生产管理的相关操作要求。
9. 能够了解不同制剂剂型GMP认证的机构。
10. 熟悉药品生产监督管理办法的主要内容。

【实践练习】 ▶▶▶

1. 实践目的

使学生明确药品生产企业原料购进和验收的正确方法，当遇到不合格原料时，学生懂得如何处理。

2. 实践准备

（1）人员准备　将学生分为6～8人的项目小组，每组学生推选1人担任组长与其他组员共同完成实践练习。

（2）其他准备　准备几种常用原料药（包括质量合格和不合格的两类）。

3. 实践地点

教室或模拟原料库为实践地点。

4. 实践内容

① 项目小组根据下列角色选择扮演：采购员、仓库保管员、原料检验员、化验员。

② 各个小组成员互相配合，完成药品生产原料购进使用过程操作。

③ 根据验收操作结果和相应的判断依据，对所验收药品合格与否下结论。

④ 根据验收操作过程和GSP要求，做好验收记录工作。

⑤ 出现不合格原料时，能采取正确方法处理。

【同步测试】》》》》

（一）A型题（最佳选择题）（备选答案中只有1个最佳答案）

1. 药品生产企业必须执行（　　）。

A. GAP　　　　　　　B. GLP　　　　　　　C. GSP　　　　　　　D. GMP　　　　　E. GCP

2. 药品生产企业主管药品生产管理和质量管理的负责人（　　）。

A. 具有高等教育或相当学历　　　　　B. 具有管理专业教育或相当学历

C. 具有医药或相关专业的学历　　　　D. 具有医药或相关本科以上学历

E. 具有医药或相关中专以上学历

3. 药品生产企业中洁净室（区）的温度和相对湿度应控制在（　　）。

A. 温度18～24℃，相对湿度45%～65%

B. 温度18～26℃，相对湿度45%～65%

C. 温度18～24℃，相对湿度45%～75%

D. 温度18～26℃，相对湿度45%～75%

E. 温度18～24℃，相对湿度30%～70%

4. GMP对药品生产企业制定的原料及包装材料的储存期一般不得超过（　　）。

A. 1年　　　　　　　B. 2年　　　　　　　C. 3年　　　　　　　D. 4年　　　　　E. 5年

5. 应与其他药品生产厂房分开，并装有独立的专用的空气净化系统的是（　　）。

A. 放射性药品生产厂房　　　　　　　B. 青霉素类高致敏性药品的生产厂房

C. β-内酰胺结构类药品的生产厂房　　D. 计生药品生产厂房

E. 抗肿瘤药品生产厂房

6. 负责对物料取样留样的部门是（　　）。

A. 技术管理部门　　　　　　　　　　B. 质量管理部门

C. 生产管理部门　　　　　　　　　　D. 销售管理部门

E. 采购管理部门

7. 以下与GMP的规定不相符的是（　　）。

A. 洁净室（区）应定期消毒，消毒剂品种应定期更换，防止产生耐药菌

B. 洁净室（区）内安装的水池、地漏不得对药品产生污染

C. 洁净室级别低的厂房与相邻的洁净级别高的厂房呈相对正压

D. 不同空气洁净级别的洁净室（区）之间的人员及物流出入，应有防止交叉污染的措施

E. 每批成品均应有销售记录

8. 对木企业的药品生产活动全面负责的是（　　）。

A．药品生产企业的法定代表人

B．药品生产企业的主要负责人

C．药品生产企业的法定代表人、质量受权人

D．药品生产企业的法定代表人、主要负责人

E．药品生产企业的主要负责人、质量受权人

（二）B型题（配伍选择题）（备选答案在前，试题在后。每组若干题，每组题均对应同一组备选答案。每题只有1个正确答案，每个备选答案可重复选用，也可以不选用）

[9～13题]

A．1年　　　　　B．2年　　　　　C．3年　　　　　D．4年　　　　　E．5年

9．企业主管药品生产管理负责人应具有至少（　　）从事药品生产和质量管理的实践经验。

10．质量受权人应至少具有（　　）药品生产和质量管理的实践经验。

11．物料应按规定的使用期限储存，无规定使用期限的，其储存一般不超过（　　）。

12．批生产记录应按批号归档，保存至药品有效期后（　　）。

13．对疫苗、血液制品、放射性药品、医疗用毒性药品、无菌药品等高风险药品生产企业，（　　）至少检查一次药品生产质量管理规范符合性检查。

（三）X型题（多项选择题）（每题的备选答案中有2个或2个以上的正确答案。少选或多选均不得分）

14．我国GMP的适用范围是（　　）。

A．原料药生产中影响产品质量的关键工序

B．注射剂生产的全过程

C．片剂生产的全过程

D．药用辅料生产的全过程

E．中药制剂生产的全过程

15．GMP规定药品生产工艺规程至少应包括（　　）。

A．品名　　　　　　　　　　B．工艺

C．处方　　　　　　　　　　D．成品的质量标准

E．物料平衡的计算方法

16．药品生产企业生产操作区内（　　）。

A．不得存放非生产物品　　　　　B．不得带入个人杂务

C．不得裸手操作　　　　　　　　D．废弃物应及时处理

E．操作人员不得化妆和佩戴饰物

17．原料药生产的关键工序是指原料药的（　　）。

A．合成　　　B．精制　　　C．干燥　　　D．检验　　　E．包装

教学单元二　中药材生产质量管理

【学习目标】

通过本单元的学习，学生应能够掌握《中药材生产质量管理规范》的主要内容，明

确《中药材生产质量管理规范》的管理要点，从而能够在今后的工作岗位上自觉遵守相关规定。

【案例导入】 ▶▶▶

关注中药材质量：道地药材何处寻（节选）

中药自古就有"道地性"之说。由于各地所处的生态、地理环境不同,药物本身的治疗作用也有着显著的差异。产于浙江的贝母叫浙贝母,长于清肺祛痰,适用于痰热蕴肺之咳嗽；而产于四川的川贝母,长于润肺止咳,治疗肺燥热之咳嗽、虚劳咳嗽。同是黄连,四川产的所含有效物质比湖北产的高2.73%。甘草、麻黄适宜在东北、华北、西北地区的钙质土上生长；栀子偏好南方酸性土壤；雪莲花、蒲公英、肉苁蓉、锁阳能在强光照条件下生长发育,而人参、三七、黄连、细辛等只有在微弱光照条件下才能长好。如果违背规律,随意跨地区种植,加上缺少种植经验,往往造成病虫害大量发生,产量低下,品质也会大打折扣。

中国中药协会中药材市场专委会副秘书长周洵说,现在很多人说中医治病不灵,其实有一部分原因是中药材质量出了问题,传承近两千年的道地药材不道地了。

"三月茵陈四月蒿,五月砍来当柴烧。"药材种植技术不规范,该掐顶时不掐顶,该剪枝时不剪枝,该采收时不采收,不该采收时乱采收,会使中药材质量出现滑坡。五六年才能长成的杭白菊、三七,有的农民提前采收；根茎类药材应该在花开前或花谢后采收,有的药农却在花期采收,结果上市后连专家都认不出来。有的农民看时价不好,就把药材留在地里继续生长,等着涨价,但像板蓝根、白芷、当归一类药,当年不收就开花抽薹,做药用的根就会"发柴"（即严重木质化）,没有用了。不按时节采摘,不按地域种植的中药材,跟烂木头没什么两样。

据中国医学科学院药用植物研究所所长陈士林介绍,我国栽培的近160种中药材基本还停留在使用农家品种或混杂群体的阶段。培育并经过审定或鉴定出品种的中药材仅有枸杞、红花、地黄、柴胡、五味子、人参等20余种,绝大部分药材种子还没有质量标准。

"药材好,药才好。"如何才能保证中药材的质量？原国家食品药品监督管理总局副局长任德权认为出路在于推行GAP（中药材生产质量管理规范）,与成药质量要靠GMP的理念相通。好的中药材归根到底是生产出来的,靠的是种植全程的作业规范,在哪里种、种什么、怎么种、怎么收,建立作业记录,由此保证药材质量。2002年,国家食品药品监督管理局发布《中药材生产质量管理规范（试行）》,次年再推《中药材生产质量管理规范认证管理办法（试行）》。主管部门希望按照GAP生产,这是提升中药材产品质量的关键,也是后续产业——中成药品生产的前期保证。

（资料来源：中国新闻网）

思考

1. 我国目前中药材种植主要面临的问题是什么？
2. 如何解决该问题？

在这个案例中我们可以看到,如果国家不大力推行《中药材生产质量管理规范》,则中药材的质量将难以保证,甚至会每况愈下,必将会影响到中药饮片和中成药的治疗效果。那么《中药材生产质量管理规范》的主要内容有哪些呢？通过本单元的学习,你可以解开这些疑问。

第一节　中药材与中药现代化

一、中药概念

中药是指在中医理论指导下，用以预防、诊断和治疗疾病及康复保健等方面的物质。中药主要来源于天然药及其加工品，包括植物药、动物药、矿物药及部分化学、生物制品类药物。

中药材是指药用植物、动物、矿物质的药用部位采收后经过产地初加工形成的生药材。

中药饮片是指经过加工炮制的中药材，可直接用于调配或制剂。

中成药是指以中药材为原料，在中医药理论指导下，按规定处方和标准制成一定剂型的现成药物。

二、中药现代化

1. 中药现代化的含义

中药现代化就是将传统中医药的优势、特色与现代科学技术相结合，以适应当代社会发展需求的过程。

2. 我国中药现代化的战略目标

为加强科技进步和技术创新，推进中药现代化，科技部等八部门于2002年10月10日发布了共同编制的《中药现代化发展纲要》（2002～2010年）。

《中药现代化发展纲要》指出，通过采取加强中药现代化发展的整体规划，建立多渠道的中药现代化投入体系，加大对中药产业的政策支持，加强对中药资源及中药知识产权保护管理力度，加速中药现代化人才培养，进一步扩大中药的国际交流与合作等主要措施，2010年达到如下目标：

（1）构筑国家现代中药创新体系　到2010年，形成中药现代化基础研究、应用开发及支撑条件平台，重点支持2～3个国家重点实验室、10个中药研究开发中心、20个中药国家工程和技术研究中心及10个中药产业基地的建设。

（2）制定和完善现代中药标准和规范　到2010年，建立和完善500种常用中药材、500种常用中药饮片（包括相应配方颗粒）的现代质量标准；完成国家基本用药目录传统中成药的工艺条件优选评价和质量控制手段的提高工作；完成200种中药化学对照品研究。

（3）开发出一批疗效确切的中药新产品　到2010年，开发出100个中药新产品，完成100个传统中成药的二次开发；完成现有国家中成药标准品种整理、提高工作；扩大高附加值、高科技含量中药产品的出口份额，争取2～3个中药品种进入国际医药主流市场。

（4）形成具有市场竞争优势的现代中药产业　到2010年，推动形成约5个年销售额50亿元以上、10个年销售额30亿元以上的大型企业集团；大幅度提高中药产品的国际市场份额。

案　例

甘肃中药现代化产业基地项目建成投产

2018年8月7日，甘肃中药现代化产业基地项目在兰州市兰州新区建成投产。该基地涵盖了一条从种苗组培、种植到新型中药饮片、新型中药制剂和创新药物研发生产的完整产业链，实现了中药现代化、标准化、规范化生产。

据介绍，甘肃中药现代化产业基地项目主要生产精制饮片、超微饮片、配方颗粒及中药制剂，通过新型方便、快捷、疗效确切的中药产品，将药厂与患者直接联系。

同时，基地充分利用甘肃省优质的道地中药材产业资源，带动秦巴山区连片贫困地区农户通过中药材种植增收致富，推动中医药产业现代化发展，开创扶贫模式，实现甘肃省中药材区域化布局、规范化生产和产业化经营。

甘肃中药现代化产业基地的建成投产将为兰州新区医药产业结构调整与优化起到推动作用，同时发挥"一带一路"桥头堡作用，加快甘肃中药国际化进程。

（资料来源：www.satcm.gov.cn，2018-08-13）

通过该案例的学习，帮助同学们了解我国中药现代化的发展现状。

第二节　中药材生产质量管理规范（GAP）

为了保证中药材质量，首先必须规范中药材生产，从而才能促进中药标准化、现代化目标的实现。为此，我国借鉴国际上已有的规范，并结合中药的特殊性，国家食品药品监督管理局于2002年4月17日颁布了《中药材生产质量管理规范（试行）》（Good Agricultural Practice，GAP）。GAP的内容涵盖了中药材生产的全过程，从种植地的生态环境到繁殖材料的来源，直至采收、产地加工、运输储藏等整个生产环节以及生产人员和档案管理等都列入了GAP范围。

现试行的GAP共10章57条。基本内容可概括为以下6个方面。

一、产地生态环境

生产企业应按中药材产地适宜性优化原则，因地制宜，合理布局。中药材产地的环境应符合国家相应标准：空气应符合大气环境质量二级标准；土壤应符合土壤质量二级标准；灌溉水应符合农田灌溉水质量标准；药用动物饮用水应符合生活饮用水质量标准。药用动物养殖企业应满足动物种群对生态因子的需求及与生活、繁殖等相适应的条件。

二、种质和繁殖材料

对养殖、栽培或野生采集的药用动植物，应

小·链接

《环境空气质量标准》（GB 3095—2012）将环境空气功能区分为二类，其中二类区为居民区、商业交通居民混合区、文化区、工业区和农村地区，适用二级浓度限值。

2018年颁布的《土壤环境质量农用地土壤污染风险管控标准（试行）》（GB 15618—2018）取消了土壤环境质量标准分级，统一了农用地土壤污染风险管控标准。

准确鉴定其物种，包括亚种、变种或品种，记录其中文名及学名。对种子、菌种和繁殖材料在生产、储运过程中应实行检验和检疫制度以保证质量和防止病虫害及杂草的传播；防止伪劣种子、菌种和繁殖材料的交易与传播。应按动物习性进行药用动物的引种及驯化。捕捉和运输时应避免动物机体和精神损伤。引种动物必须严格检疫，并进行一定时间的隔离、观察。加强中药材良种选育、配种工作，建立良种繁育基地，保护药用动植物种质资源。

三、栽培与养殖管理

1. 药用植物栽培管理

GAP规定要根据药用植物生长发育要求，确定栽培适宜区域，并制定相应的种植规程。根据其营养特点及土壤的供肥能力，确定施肥种类、时间和数量，施用肥料的种类以有机肥为主，根据不同药用植物物种生长发育的需要有限度地使用化学肥料。

GAP根据其不同生长发育时期的需水规律及气候条件、土壤水分状况，适时、合理灌溉和排水，保持土壤的良好通气条件。根据其生长发育特性和不同的药用部位，加强田间管理，及时采取打顶、摘蕾、整枝修剪、覆盖遮阴等栽培措施，调控植株生长发育，提高药材产量，保持质量稳定。

对病虫害的防治采取综合防治策略。必须施用农药时，采用最小有效剂量并选用高效、低毒、低残留农药（即施用无公害农药），以降低其残留和重金属污染，保护生态环境。

2．药用动物养殖管理

GAP要求根据药用动物的生存环境、食性、行为特点及对环境的适应能力等，确定相应的养殖方式和方法，制定相应的养殖规程和管理制度。根据其季节活动、昼夜活动规律及不同生长周期和生理特点，科学配制饲料，定时定量投喂。适时适量地补充精料、维生素、矿物质及其他必要的添加剂，不得添加激素、类激素等添加剂。饲料及添加剂应无污染。养殖应视季节、气温、通气等情况，确定给水的时间及次数。草食动物应尽可能通过多食青绿多汁的饲料补充水分。

GAP还要求，根据药用动物栖息、行为等特性，建造具有一定空间的固定场所及必要的安全设施。养殖环境应保持清洁卫生，建立消毒制度，并选用适当消毒剂对动物的生活场所、设备等进行定期消毒。加强对进入养殖场所人员的管理。疫病防治应以预防为主，定期接种疫苗。合理划分养殖区，对群饲药用动物要有适当密度。发现患病动物，应及时隔离。传染病患动物应处死、火化或深埋。根据养殖计划和育种需要，确定动物群的组成与结构，适时周转。禁止将中毒、感染疫病的药用动物加工成中药材。

四、采收与初加工

野生或半野生药用动植物的采集应坚持"最大持续产量"原则，即不危害生态环境的可持续生产（采收）的最大产量。应有计划地进行野生抚育、轮采与封育，以利生物的繁衍与资源的更新。根据产品质量及植物单位面积产量或动物养殖数量，并参考传统采收经验等因素确定适宜的采收时间（包括采收期、采收年限）和方法。

五、包装、运输与储藏

1．包装

包装前应检查并清除劣质品及异物。

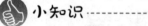 小知识

生产企业的技术负责人应有药学或农学、畜牧学等相关专业的大专以上学历，并有药材生产实践经验。

质量管理部门负责人应有大专以上学历，并有药材质量管理经验。

从事中药材生产的人员均应具有基本的中药学、农学或畜牧学常识，并经过生产技术、安全及卫生学知识培训。

包装应按标准操作规程操作，并有批包装记录，其内容应包括品名、规格、产地、批号、重量、包装工号、包装日期等。所使用的包装材料应是清洁、干燥、无污染、无破损，并符合药材质量要求。在每件药材包装上，应注明品名、规格、产地、批号、包装日期、生产单位，并附有质量合格的标志。易破碎的药材应使用坚固的箱盒包装；毒性、麻醉性、贵细药材应使用特殊包装，并应贴上相应的标记。

2．运输

药材批量运输时，不应与其他有毒、有害、易串味物质混装。运载容器应具有较好的通气性，

以保持干燥，并应有防潮措施。

3. 储藏

药材仓库应通风、干燥、避光，必要时安装空调及除湿设备，并具有防鼠、虫、禽畜的措施。地面应整洁、无缝隙、易清洁。药材应存放在货架上，与墙壁保持足够距离，防止虫蛀、霉变、腐烂、泛油等现象发生，并定期检查。

在应用传统储藏方法的同时，应注意选用现代储藏保管新技术、新设备。

六、质量、人员、设备和文件管理

1. 质量管理

生产企业应设质量管理部门，并对质量管理部门的主要职责做了明确的规定。要求药材包装前，质量检验部门应对每批药材按照国家标准或经审核批准的标准进行检验。规定了具体的检验项目，检验报告应由检验人员、质量检验部门负责人签章并存档。不合格的中药材不得出厂和销售。

2. 人员和设备

GAP对生产企业的技术负责人、质量管理部门负责人和中药材生产的人员的学历和实践经验提出了要求，并规定从事加工、包装、检验人员应定期进行健康检查，患有传染病、皮肤病或外伤性疾病等不得从事直接接触药材的工作。对从事中药材生产的有关人员应定期培训与考核。

中药材产地应设厕所或盥洗室，排出物不应对环境及产品造成污染。生产企业生产和检验用的仪器、仪表、量具、衡器等其适用范围和精密度应符合生产和检验的要求，有明显的状态标志，并定期校验。

3. 文件管理

生产企业应有生产管理、质量管理等标准操作规程。对每种中药材的生产全过程均应详细记录，必要时可附照片或图像。对记录的内容做了具体规定。要求所有原始记录、生产计划及执行情况、合同及协议书等均应存档，至少保存5年。

【能力与知识要点】

1. 能够按照GAP的要求完成中药材种植、采收和包装等基本工作。
2. 了解中药现代化的战略目标。
3. 了解制定《中药材生产质量管理规范》的目的。
4. 熟悉《中药材生产质量管理规范》的主要内容。

【实践练习】

1. 实践目的

使学生可以按照《中药材生产质量管理规范》的要求完成中药材的包装并做好批记录。

2. 实践准备

（1）人员准备　将学生分为6～8人的项目小组，每组学生推选2人担任组长与其他组员共同完成实践练习。

（2）药材准备　中药材、包装材料、批记录本。

3. 实践地点

中药标本馆为实践地点。

4. 实践内容

① 学生按照《中药材生产质量管理规范》的要求完成中药材的包装。

② 按照《中药材生产质量管理规范》的要求做好批记录。

【同步测试】>>>>

（一）A型题（最佳选择题）（备选答案中只有1个最佳答案）

1. 中药材产地的空气应符合大气环境质量（　　　）标准。

A. 一级　　　　　　B. 二级　　　　　　C. 三级　　　　　　D. 四级　　　　　E. 五级

2.《中药材生产质量管理规范》的缩写是（　　　）。

A. GCP　　　　　　B. GSP　　　　　　C. GAP　　　　　　D. GLP　　　　　E. GMP

3. 野生或半野生药用动植物的采集应坚持（　　　）原则。

A. 最高利润　　　　　　　　　　　B. 最大持续产量

C. 最快产出　　　　　　　　　　　D. 最大保护

E. 保护、采猎相结合

4. GAP中要求质量管理部门负责人应有（　　　）以上学历。

A. 中专　　　　　　B. 大专　　　　　　C. 本科　　　　　　D. 研究生　　　　E. 博士

5. 以下说法不正确的是（　　　）。

A. 中药材产地的灌溉水应符合国家二级标准

B. 施用农药时，采用最小有效剂量并选用高效、低毒、低残留农药

C. 包装应按标准操作规程操作，并有批包装记录

D. 药材仓库应通风、干燥、避光，必要时安装空调及除湿设备，并具有防鼠、虫、禽、畜的措施

E. 中药材产地应设厕所或盥洗室，排出物不应对环境及产品造成污染

（二）B型题（配伍选择题）（备选答案在前，试题在后。每组若干题，每组题均对应同一组备选答案。每题只有1个正确答案，每个备选答案可重复选用，也可以不选用）

[6、7题]

A. 加强田间管理　　B. 采取综合防治策略　　C. 严格检疫　　D. 保持清洁卫生

E. 准确鉴定其物种

6. 引种动物必须（　　　）。

7. 对病虫害的防治应（　　　）。

（三）X型题（多项选择题）（每题的备选答案中有2个或2个以上的正确答案。少选或多选均不得分）

8. 对养殖、栽培或野生采集的药用动植物，以下说法正确的是（　　　）。

A. 应按动物习性进行药用动物的引种及驯化

B. 捕捉和运输时应避免动物机体和精神损伤

C. 引种动物必须严格检疫，并进行一定时间的隔离、观察

D. 应准确鉴定其物种，包括亚种、变种或品种

E. 防止伪劣种子、菌种和繁殖材料的交易与传播

9. 中药材批包装记录应包括（　　　）。

A. 品名　　　　　　B. 规格　　　　　　C. 产地　　　　　　D. 批号　　　　　E. 重量

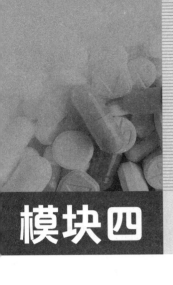

模块四 药品流通监督管理

教学单元一 药品经营质量管理

【学习目标】》》》

通过本单元的学习，学生应能够掌握《药品经营质量管理规范》的定义；熟悉药品经营企业开展药品质量管理的基本要求；熟悉药品经营过程各环节的质量管理；并了解药品GSP飞行检查。

【案例导入】》》》

未及时申请GSP认证的药店，违规经营药品如何处理

近日，厦门市翔安区新店市场监督管理所执法人员在辖区内进行药品流通领域飞行检查时，发现一家药店柜台上摆放有"黑玉膏（又称痔疮膏）"9盒、"玉真膏（又称烧伤膏）"10盒，19瓶药均未获得生产日期及批号，涉嫌违反了《中华人民共和国药品管理法》及《中华人民共和国刑法》相关规定。目前，新店市场监督管理所执法人员已将该案移送公安部门处理，依法追究该药店销售假药的刑事责任。

（资料来源：百度网，2019-09-25）

同学们，请想一想，药品监管部门对药品经营企业进行飞行检查有哪些意义和作用？

第一节 《药品经营质量管理规范》的定义和实施意义

一、《药品经营质量管理规范》的定义

《药品经营质量管理规范》，英文全称为Good Supply Practice，缩写为GSP，意思为"良好的供应规范"。它是针对药品在流通环节所有可能发生质量事故的因素，为保证药品质量，防止质量事故发生而制定的一整套药品经营管理的质量保证体系。

二、实施《药品经营质量管理规范》的意义

1．GSP的实施

2016年7月20日，国家食品药品监督管理总局发布并实施修订后的《药品经营质量管理规范》。

为了进一步推进2016版GSP的实施，2017年1月20日，国家食品药品监督管理总局对冷藏、冷冻药品的储存与运输管理、药品经营企业计算机系统、温湿度自动监测、药品收货与验收，验证管理等5个附录文件作相应修改，并公布实施。

2．GSP的实施意义

（1）消除质量隐患，确保药品安全有效　GSP是国家对药品经营过程的质量管理，是药品生产质量管理的延伸，是对已形成的药品质量的控制和保证，也是药品使用质量管理的前提。根据药品流通过程表现出的诸多特点，在药品的流通环节应采用严格和具有针对性的规范药品经营行为，以控制可能影响药品质量的各种因素，减少发生质量问题的隐患，保证药品的安全性、有效性。

（2）提高企业综合素质，确保药品的社会需求　随着经济的发展，企业间竞争已经由原来的价格竞争逐步向产品质量和服务质量等高层次的竞争转变，这就对企业自身素质提出了更高的要求。因此，颁布实施GSP的另一个作用是在监督、规范企业经营行为，确保药品安全有效的基础上，推动企业建立和完善正常的运行机制，促进企业综合素质的提高，及时、有效地满足全社会对药品的需求。

> **资料卡**
>
> 　　根据国家药监局发布《2018年药品监管统计年报》，截至2018年11月底，全国共有原料药和制剂生产企业4441家；共有"药品经营许可证"持证企业50.8万家，其中，批发企业1.4万家，零售连锁企业5671家，零售连锁企业门店25.5万家；零售药店23.4万家。

（3）积极参与国际竞争的需要　随着全球经济日趋一体化、我国医药市场的进一步开放和大量外资企业的进入，使得我国医药市场的竞争愈发激烈。我国政府在《药品管理法》中规定药品经营企业必须实施GSP，为企业进入药品经营市场的资格设定了一个严格的标准，提高了经营药品的要求和难度。这样，可以促进企业提高药品经营质量管理水平，推动药品经营企业向规模化、集约化方向发展，有利于迅速提高医药行业的整体素质。所以，依法强制实施GSP，对迎接WTO以及应对外资进入药品分销服务带来的挑战，具有非常重要的意义。

第二节　关于药品经营企业质量管理基本要求

GSP是药品经营企业质量管理的基本准则，要求药品经营企业应在药品的购进、储运和销售等环节实行质量管理，建立包括组织结构、职责制度、过程管理和设施设备等方面的质量体系，并使之有效运行；同时其适用于中国境内经营药品的专营或兼营企业。

一、《药品经营质量管理规范》规定的质量管理体系要求

1．质量管理体系

药品经营企业应建立质量管理体系，确定质量方针，制定质量管理体系文件，开展质量策划、质量控制、质量保证、质量改进和质量风险管理等活动。

质量方针文件应当明确企业总的质量目标和要求，并贯彻到药品经营活动的全过程。质

量管理体系应当与其经营范围和规模相适应，包括组织机构、人员、设施设备、质量管理体系文件及相应的计算机系统等。

2. 质量内审

药品经营企业应当定期以及在质量管理体系关键要素发生重大变化时，组织开展内审。企业应当对内审的情况进行分析，依据分析结论制订相应的质量管理体系改进措施，不断提高质量控制水平，保证质量管理体系持续有效运行。

3. 质量风险管理

药品经营企业应当采用前瞻或者回顾的方式，对药品流通过程中的质量风险进行评估、控制、沟通和审核。

4. 质量评价

药品经营企业应当对药品供货单位、购货单位的质量管理体系进行评价，确认其质量保证能力和质量信誉，必要时进行实地考察。

二、《药品经营质量管理规范》规定的企业管理职责

1. 企业经营的基本要求

药品经营企业应按照依法批准的经营方式和经营范围，从事药品经营活动；其中药品零售企业应在营业店堂的显著位置悬挂"药品经营企业许可证"、营业执照以及与执业人员要求相符的执业证明。

2. 企业主要负责人职责

企业主要负责人应保证企业执行国家有关药品管理的法律、法规及本规范，结合企业实际组织制定质量管理制度，对企业药品经营质量负领导责任。

3. 质量管理机构设置

药品批发企业应设置质量管理机构，机构下设与经营规模相适应的药品检验部门和验收、养护等组织；药品零售企业应设置质量管理机构或专职质量管理人员。

4. 质量管理机构职能

该机构在企业内部对药品质量具有裁决权；同时GSP对其管理职能做出了明确的规定。

三、《药品经营质量管理规范》规定的人员与培训

GSP规定，药品经营企业从事药品经营和质量管理工作的人员，应当符合有关法律法规的资格要求，不得有相关法律法规禁止从业的情形。

1. 企业有关人员的资质要求

GSP对药品经营企业的有关人员的资质做出了明确的规定，如表4-1所示。

此外，药品经营企业从事中药材、中药饮片验收工作的，应当具有中药学专业中专以上学历或者具有中药学中级以上专业技术职称；从事中药材、中药饮片养护工作的，应当具有

中药学专业中专以上学历或者具有中药学初级以上专业技术职称；直接收购地产中药材的，验收人员应当具有中药学中级以上专业技术职称。

表4-1 药品经营企业有关人员资质要求

人员	负责人	质量管理工作负责人	批发企业质量管理机构负责人	有关人员		
				零售审方人员	质管检验员	验收、养护和销售人员
学历要求	大学专科以上学历	大学本科以上学历	大学本科以上学历	药学中专或者医学、生物、化学等相关专业大学专科以上学历		
资质要求	专业技术职称	执业药师	执业药师或药师以上	药学初级以上专业技术职称		

👍 **小知识**

2019年6月29日，十三届全国人大常委会第十一次会议通过了《中华人民共和国疫苗管理法》，于2019年12月1日开始施行。《疫苗管理法》对疫苗生产和批签发，疫苗流通、预防接种等重要方面做出规定。

经营疫苗的企业还应当配备2名以上专业技术人员专门负责疫苗质量管理和验收工作，专业技术人员应当具有预防医学、药学、微生物学或者医学等专业本科以上学历及中级以上专业技术职称，并有3年以上从事疫苗管理或者技术工作经历。

2．岗前培训的要求

在国家有就业准入规定岗位工作的人员，需通过职业技能鉴定并取得职业资格证书后方可上岗。企业应定期对各类人员进行药品法律、法规、规章和专业技术、药品知识、职业道德等教育或培训，并建立档案。

3．健康检查的要求

企业每年应组织直接接触药品的人员进行健康检查，并建立健康档案。

四、《药品经营质量管理规范》规定的设施与设备

1．经营和办公场所的要求

企业应有与其药品经营范围、经营规模相适应的经营场所和库房。库房的选址、设计、布局、建造、改造和维护应当符合药品储存的要求，防止药品的污染、交叉污染、混淆和差错。营业场所应明亮、整洁。

2．对仓库条件的要求

（1）仓库面积 药品经营企业的仓库面积一般来说，需要达到以下要求，如表4-2所示。

表4-2 药品经营企业仓库面积要求

类　型	批发和零售连锁企业			零售药店		
	大型	中型	小型	大型	中型	小型
面积/平方米	1500	1000	500	30	20	20

注：大型药品批发或零售连锁企业是指年药品销售额20000万元以上；中型为5000万～20000万元；小型为5000万元以下。大型药品零售企业是指年药品销售额1000万元以上；中型为500万～1000万元；小型为500万元以下。

（2）仓库条件 库房的规模及条件应当满足药品的合理、安全储存，并达到以下要：库房内外环境整洁，无污染源，库区地面硬化或者绿化；库房内墙、顶光洁，地面平整，门

窗结构严密；库房有可靠的安全防护措施，能够对无关人员进入实行可控管理，防止药品被盗、替换或者混入假药；有防止室外装卸、搬运、接收、发运等作业受异常天气影响的措施。

（3）仓库分类　按照作业管理要求分为：待验库（区）、合格品库（区）、发货库（区）、不合格品库（区）、退货库（区）等专用场所，经营中药饮片还应划分零货称取专库（区）。

温湿度管理要求分为：常温库温度为10～30℃，阴凉库温度为2～20℃，冷库温度为2～10℃，相对湿度保持在35%～75%（以2020版《中国药典》四部凡例为标准）。

按照特殊管理要求分为：麻醉药品库、第一类精神药品库、医疗用毒性药品库等。

（4）仓库库房配备设施设备　药品与地面之间有效隔离的设备；避光、通风、防潮、防虫、防鼠等设备；有效调控温湿度及室内外空气交换的设备；自动监测、记录库房温湿度的设备；符合储存作业要求的照明设备；用于零货拣选、拼箱发货操作及复核的作业区域和设备；包装物料的存放场所；验收、发货、退货的专用场所；不合格药品专用存放场所；经营特殊管理的药品有符合国家规定的储存设施。

此外，经营中药材、中药饮片的，应当有专用的库房和养护工作场所，直接收购产地中药材的应当设置中药样品室（柜）。

经营冷藏、冷冻药品的，应当配备以下设施设备：与其经营规模和品种相适应的冷库，经营疫苗应当配备两个以上独立冷库；用于冷库温度自动监测、显示、记录、调控、报警的设备；冷库制冷设备的备用发电机组或者双回路供电系统；对有特殊低温要求的药品，应当配备符合其储存要求的设施设备；冷藏车及车载冷藏箱或者保温箱等设备。

（5）仓库运输工具　药品经营企业运输药品应当使用封闭式货物运输工具。

运输冷藏、冷冻药品的冷藏车及车载冷藏箱、保温箱应当符合药品运输过程中对温度控制的要求。冷藏车具有自动调控温度、显示温度、存储和读取温度监测数据的功能；冷藏箱及保温箱具有外部显示和采集箱体内温度数据的功能。储存、运输设施设备的定期检查、清洁和维护应当由专人负责，并建立记录和档案。

 资料卡

> 冷藏车是用来运输冷冻或保鲜的货物的封闭式厢式运输车，是装有制冷机组的制冷装置和聚氨酯隔热厢的冷藏专用运输汽车，常用于运输疫苗药品（疫苗运输车）、运输冷冻食品（冷冻车），运输奶制品（奶品运输车）等。

五、《药品经营质量管理规范》规定的校准与验证

1. GSP规定的校准与验证对象

药品经营企业应当对计量器具、温湿度监测设备以及冷藏运输设备等定期进行校准或者检定。

验证包括使用前验证、定期验证及停用时间超过规定时限的验证。

2. GSP规定的验证要求

验证应形成验证控制文件，包括验证方案、报告、评价、偏差处理和预防措施等。

验证应当按照预先确定和批准的方案实施，验证报告应当经过审核和批准，验证文件应当存档。企业应当根据验证确定的参数及条件，正确、合理使用相关设施设备。

六、《药品经营质量管理规范》规定的计算机系统

药品经营企业应建立能够符合经营全过程管理及质量控制要求的计算机系统，实现药品质量可追溯，并满足药品电子监管的实施条件。

企业计算机系统应当符合以下要求：有支持系统正常运行的服务器和终端机；有安全、稳定的网络环境，有固定接入互联网的方式和安全可靠的信息平台；有实现部门之间、岗位之间信息传输和数据共享的局域网；有药品经营业务票据生成、打印和管理功能；有符合本规范要求及企业管理实际需要的应用软件和相关数据库。

各类数据的录入、修改、保存等操作应当符合授权范围、操作规程和管理制度的要求，保证数据原始、真实、准确、安全和可追溯。

计算机系统运行中涉及企业经营和管理的数据应当采用安全、可靠的方式储存并按日备份，备份数据应当存放在安全场所，记录类数据的保存时限应当至少保存5年。

第三节　GSP对药品经营过程质量管理的规定

一、进货的要求

1. 购进药品的原则

企业应把质量放在选择药品和供货单位条件的首位。

2. 进货程序

GSP对药品经营企业的进货程序有明确的规定，如图4-1所示。

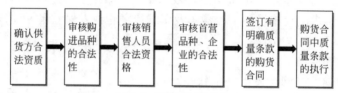

图4-1　药品进货程序

（1）购进药品的合法性审核　包括合法企业所生产或经营的药品；具有法定的质量标准；除国家未规定的外，应有法定的批准文号和生产批号；进口药品应有符合规定的、加盖了供货单位质量检验机构原印章的"进口药品注册证"和"进口药品检验报告书"复印件；包装和标识符合有关规定和储运要求；中药材应标明产地。

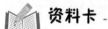 **资料卡**

首营企业：购进药品时，与本业首次发生供需关系的药品生产或经营企业。

首营品种：本企业向某一药品生产企业首次购进的药品。

（2）首营品种的合法性审核　包括核实药品的批准文号和取得质量标准；审核药品的包装、标签、说明书等是否符合规定；了解药品的性能、用途、检验方法、储存条件以及质量信誉等内容。

购货合同中质量条款主要包括：药品质量符合质量标准和有关质量要求；药品附产品合格证；药品包装符合有关规定和货物运输要求。

案 例

连锁药店门店独立购进药品案

某县药品监督管理局在日常检查过程中，发现甲连锁药店某一门店从乙药品经营企业购进价值2万余元的药品，有药品购进发票和完整的药品购进记录；药品监督管理部门的执法人员立即对甲药店购进的药品进行了先行登记保存，报经局长同意后进行立案调查，经过调查认为案件事实清楚、证据确凿，遂下达了行政处罚事先告知书，3日后下达了行政处罚决定书。

同学们，请想一想：该连锁药店门店独立购进药品的行为是否合法？

3. 购进记录

药品经营企业经对购进药品进行记录。记录应注明药品的品名、剂型、规格、有效期、生产厂商、供货单位、购进数量、购货日期等项内容。购进记录应保存至少5年。

案 例

寿宁一药店伪造药品购进记录案

福建省寿宁县药品监管部门查处一药店伪造药品购进记录案。该局执法人员在辖区内一药店进行日常监督检查时，发现该店"药品购进验收记录"空白页的"验收"栏上居然盖着"合格"红印，遂抽查了3种药品的购进记录，发现有的购进记录将药品批号的"7"写成"1"，且不像疏忽所至。经进一步调查得知，该店在购进药品时并未建立购进记录，而是等药品快售完时，随便挑几张发票抄入本子应付检查。药店负责人张某承认他们的违法事实。随后，执法人员依法对该药店进行了处理。

（资料来源：金洪荣.中国医药报，2010-07-11）

同学们，请想一想：该药店伪造药品购进记录的行为是否合法？该行为造成的结果是什么？

二、到货与验收的要求

1. 到货检查

药品到货时，收货人员应当核实运输方式是否符合要求，并对照随货同行单（票）和采购记录核对药品，做到票、账、货相符。

冷藏、冷冻药品到货时，应当对其运输方式及运输过程的温度记录、运输时间等质量控制状况进行重点检查并记录。不符合温度要求的应当拒收。冷藏、冷冻药品应当在冷库内待验。

2. 验收

验收要依据法定标准和合同规定的质量条款，进行逐批抽查；验收结束后，应当将抽取的完好样品放回原包装箱，加封并标示。

验收内容包括药品外观的性状检查和药品内外包装及标识的检查；对特殊管理的药品，应实行双人验收制度，应当按照相关规定在专库或者专区内验收。

对实施电子监管的药品，企业应当按规定进行药品电子监管码扫码，并及时将数据上传至中国药品电子监管网系统平台。企业对未按规定加印或者加贴中国药品电子监管码，或者监管码的印刷不符合规定要求的，应当拒收。监管码信息与药品包装信息不符的，应当及时向供货单位查询，未得到确认之前不得入库，必要时向当地药

资料卡

药品电子监管码：针对药品在生产流通过程中的状态监管，实现监管部门及生产企业产品追溯管理，维护药品生产商及消费者的合法权益。

中国药品电子监管码

09612 01700 00010 00001

品监督管理部门报告。

验收应按有关规定做好验收记录，验收记录应保存至少5年。

三、储存、陈列与养护的要求

1. 药品储存的要求

储存中应对药品储存实行效期管理；企业应对质量不合格药品进行控制性管理，不合格药品的处理过程应有完善的手续和记录；药品应按规定的储存要求专库、分类存放。

① 药品按温、湿度要求储存于相应的库中；储存药品相对湿度为35% ～ 75%；包装上没有标示具体温度的，按照2020版《中华人民共和国药典》规定的贮藏要求进行储存。

② 在库药品均应实行色标管理，其统一标准是：待验药品库（区）、退货药品库（区）为黄色；合格药品库（区）、零货称取库（区）、待发药品库（区）为绿色；不合格药品库（区）为红色。

③ 搬运和堆垛应严格遵守药品外包装图式标志的要求，规范操作。堆码高度符合包装图示要求，避免损坏药品包装。怕压药品应控制堆放高度，定期翻垛；常见的药品包装标志如图4-2所示。

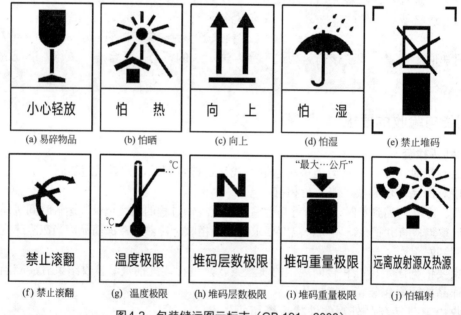

图4-2　包装储运图示标志（GB 191—2008）

④ 药品与仓间地面、墙、顶、散热器之间应有相应的间距或隔离措施，不同批号的药品不得混垛，垛间距不小于5厘米，药品与墙、屋顶（房梁）的间距不小于30厘米，与库房散热器或供暖管道的间距不小于30厘米，与地面的间距不小于10厘米；详如图4-3所示。

⑤ 药品应按批号集中堆放，有效期的药品应分类相对集中存放，按批号及效期远近依次或分开堆码并有明显标志。

⑥ 药品与非药品、内用药与外用药、处方药与非处方药之间应分开存放；易串味的药品、中药材、中药饮片以及危险品等应与其他药品分开存放。

⑦ 麻醉药品、第一类精神药品、医疗用毒性药品、放射性药品应当专库或专柜存放，双人双锁保管，专账记录。

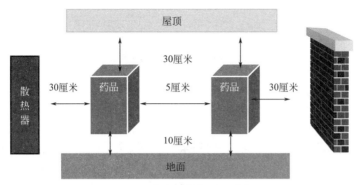

图4-3 仓库垛堆间距示意图

⑧ 拆除外包装的零货药品应当集中存放。

⑨ 储存药品的货架、托盘等设施设备应当保持清洁，无破损和杂物堆放。

⑩ 未经批准的人员不得进入储存作业区，储存作业区内的人员不得有影响药品质量和安全的行为。

⑪ 药品储存作业区内不得存放与储存管理无关的物品。

2. 药品陈列的要求

在零售店堂内陈列药品的质量和包装应符合规定；陈列药品的货柜及橱窗应保持清洁卫生，不得摆放与药品无关的物品，防止人为污染药品；销售柜组应标志醒目，类别标签应放置准确、字迹清晰，陈列药品应整齐有序；药品应按剂型或用途以及储存要求分类陈列。

① 药品与非药品、内服药与外用药应分开存放，易串味的药品与一般药品应分开存放。

② 药品应根据其温湿度要求，按照规定的储存条件存放。

③ 处方药与非处方药应分柜摆放。

④ 特殊管理的药品应按照国家的有关规定存放。

⑤ 危险品不应陈列，如因需要必须陈列时，只能陈列代用品或空包装。

⑥ 拆零药品应集中存放于拆零专柜，并保留原包装的标签。

⑦ 中药饮片装斗前应做质量复核，不得错斗、串斗，防止混药。

3. 药品养护的要求

药品经营企业对库存和陈列药品应根据流转情况定期进行养护和检查，并做好记录；应做好库房和药品陈列环境的温、湿度的监测和管理。同时对温度监控设备应定期进行检查；药品养护中如发现质量问题，应悬挂明显标志和暂停发货，并尽快通知质量管理机构予以处理。

① 养护人员应当根据库房条件、外部环境、药品质量特性等对药品进行养护，指导和督促储存人员对药品进行合理储存与作业。

② 药品经营企业应当采用计算机系统对库存药品的有效期进行自动跟踪和控制，采取近效期预警及超过有效期自动锁定等措施，防止过期药品销售。

③ 药品因破损而导致液体、气体、粉末泄漏时，应当迅速采取安全处理措施，防止对储存环境和其他药品造成污染。

④ 对质量可疑的药品应当立即采取停售措施，并在计算机系统中锁定，同时报告质量管理部门确认。对存在质量问题的药品应当采取合理措施。

⑤ 企业应当对库存药品定期盘点，做到账、货相符。

案 例

违规设药库　良药成隐患

某年某月某日，兰州市药品监督管理局的执法人员在检查中发现，广东某药业有限公司驻兰州办事处将一间面积仅有 4 平方米的地下室设置为药品仓库，储存了价值 10 多万元的药品。

这间库房十分潮湿，储存的温度为 24℃，一些需要低温储存的生物制品，比如贝复济（注射液）、贝复舒（注射液），都储存在现在这样的常温状态下；这间药品仓库除了阴暗潮湿之外，也没有任何通风制冷的设备；不同的药品都堆放在了一起。在不符合药品储存条件下存放药品，会影响药品质量，会引起药品变质和失效，威胁百姓用药安全。

同学们，请想一想：该办事处私设仓库是否合法？其仓库的存储条件是否符合药品储存条件？其行为对消费者带来的隐患是什么？

四、出库与运输的要求

1. 出库管理

👍 **小知识**

药品批发企业的复核记录，应包括购货单位、品名、剂型、规格、批号、有效期、生产厂商、数量、销售日期、质量状况和复核人员等项目。药品零售连锁企业的复核记录包括药品的品名、剂型、规格、批号、有效期、生产厂商、数量、出库日期，以及药品送至门店的名称和复核人员等项目。

（1）出库原则　药品批发企业在药品出库时应遵循"先产先出""近期先出"和按批号发货的原则，仔细复核。

（2）出库的基本要求　①药品出库应进行复核和质量检查，发现质量问题应停止发货或配送，并报有关部门处理。②药品出库复核应当建立记录。③麻醉药品、第一类精神药品、医疗用毒性药品应建立双人核对制度。④药品拼箱发货的代用包装箱应当有醒目的拼箱标志。⑤药品出库时，应当附加盖企业药品出库专用章原印章的随货同行单（票）。⑥冷藏、冷冻药品的装箱、装车等项作业，应当由专人负责。车载冷藏箱或者保温箱在使用前应当达到相应的温度要求，在冷藏环境下完成冷藏、冷冻药品的装箱和封箱工作；装车前应当检查冷藏车辆的启动、运行状态，达到规定温度后方可装车；启运时应当做好运输记录，内容包括运输工具和启运时间等。⑦对实施电子监管的药品，应当在出库时进行扫码和数据上传。

2. 运输管理

药品经营企业应按照质量管理制度的要求，严格执行运输操作规程，并采取有效措施保证运输过程中的药品质量与安全。

冷藏药品运输中，企业应当根据药品的温度控制要求，在运输过程中采取必要的保温或者冷藏、冷冻措施。药品不得直接接触冰袋、冰排等蓄冷剂，防止对药品质量造成影响。实时监测并记录冷藏车、冷藏箱或者保温箱内的温度数据。

药品运输应采取运输安全管理措施，防止在运输过程中发生药品盗抢、遗失、调换等事故。

特殊管理药品的运输应当符合国家有关规定。

五、销售与售后服务

1. 销售管理

药品批发企业应依据有关法律、法规和规章，将药品销售给具有合法资格的单位；销售人员应正确介绍药品，不得虚假夸大和误导用户；销售应开具合法票据，并按规定建立销售记录，做到票、账、货相符，该记录应保存至少5年。

药品零售企业在销售药品时要严格遵守有关法律、法规和制度，正确介绍药品的性能、用途、禁忌及注意事项；销售处方药时要经执业药师或具有药师以上（含药师和中药师）职称的人员审核后方可调配和销售；药品拆零销售使用的工具、包装袋应清洁和卫生；销售特殊管理的药品，应凭盖有医疗单位公章的医生处方限量供应，销售及复核人员均应在处方上签字或盖章，处方应保存2年。

2. 售后服务

药品经营企业应做好药品不良反应的报告工作；对销售退回药品应做好相应的处理措施并做好记录；药品零售企业应为顾客提供药学咨询服务。

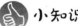

小知识

药品零售企业在销售药品时的注意事项：营业时间内，应有执业药师或药师在岗；无医师开具的处方不得销售处方药；处方药不应采用开架自选的销售方式；非处方药可不凭处方出售；药品销售不得采用有奖销售、附赠药品或礼品销售等方式。

案例

百姓亟需药学服务

随着医疗体制的改革，"大病去医院，小病上药店"逐渐为越来越多的人接受。但绝大多数消费者缺少用药的专业知识，他们只能按照说明书用药。但仅靠说明书是无法完全保障用药的效果和安全的。据有关部门的一项调查显示，在选择药物时70%的消费者受药店店员导购行为的影响。但是，即使是非处方药也并非"服用简单，安全可靠"。对此，有关专家告诫，药品不是自助餐，从保证用药安全性出发，消费者"自助"医疗尚需谨慎。甲类非处方药品必须在执业药师指导下进行销售、购买和使用，并对患者提供科学、合理用药的指导。

执业药师或药师是药品质量的监督者，是药店顾客用药咨询的解答者，也是药品不良反应的报告者，其作用和责任的重要性不言而喻。而让药师走近消费者，向他们提供安全、合理的用药知识，更是体现着药学服务的人文关怀。

同学们，请想一想：药店的药学服务对消费者的重要性是什么？

3. 文件管理

GSP规定的相关记录有：购销记录（批发企业）、购进记录（零售企业）、进货验收记录、检验记录、不合格药品报废记录、销毁记录、养护记录、有效期药品催销记录、库房温湿度记录、出库复合记录、销货退回药品记录、销售记录等。

第四节　GSP飞行检查

依据现行的《药品经营质量管理规范》，2016年12月14日，国家食品药品监督管理总局发布《药品经营质量管理规范现场检查指导原则》。对飞行检查的具体检查项目、项目认定及结果评定做出更加细致的规定，更便于飞行检查的实施，进一步规范了药品经营企业监督检查工作。

一、飞行检查的定义

药品零售企业飞行检查，是指药品监督管理部门针对药品经营企业开展的不预先告知的、随机性的监督检查。

二、飞行检查的特点

1.行动的保密性

飞行检查安排即使在组织实施部门内部也是相对保密的，只有该项工作的主管领导和具体负责的人员掌握情况。企业所在地药品监督管理部门也是在最后时限才得到通知。

2.检查的突然性

由于飞行检查的保密性，被检查企业事先不可能做任何准备工作，检查组现场所看到的就是企业日常生产管理的真实状况。

3.现场的灵活性

药品认证管理中心制定检查预案，主要确定现场检查重点。检查组现场检查的具体时间及步骤由检查组根据检查需要确定，确保检查质量。

4.记录的即时性

检查员要在现场检查过程中及时填写飞行检查工作记录。进入每一工作现场，均要根据具体情况填写好检查内容、接触人员、情况记录等内容。

5.检查的独立性

飞行检查组在检查过程中费用全部由药品认证管理中心支付，不受被检查企业的各种影响，检查结果独立、公正。

三、飞行检查的项目

指导原则包含《药品经营质量管理规范》的检查项目和所对应的附录检查内容。检查有关项目时，应当同时对应GSP附录检查内容。如果附录检查内容存在任何不符合要求的情形，所对应的检查项目应当判定为不符合要求。

指导原则检查项目分三部分。除了第一部分《药品批发企业》和第二部分《药品零售企业》有关条款外，新增了第三部分《体外诊断试剂（药品）经营企业》的内容。

【 能力与知识要点 】》》》

1. 能够根据GSP要求完成药品采购、验收、养护及质量管理等工作。
2. 掌握GSP对药品经营企业相关人员的资质要求。
3. 熟悉药品经营企业仓库、陈列和养护的相关要求。
4. 熟悉药品经营过程的质量管理体系和文件管理的规定。

【 实践练习 】》》》

一、药品验收

1. 实践目的

熟悉药品（含原料药和各种剂型药品）验收的基本操作程序和要求。

2．实践准备

（1）人员准备　将学生分为6～8人的项目小组，每组学生推选2人担任组长与其他组员共同完成实践练习。

（2）其他准备　各类型药品；主要验收工具和设备。

3．实践地点

模拟药库或教室为实践地点。

4．实践内容

① 抽签决定操作对象，通过抽签得到自己验收操作药品类型。

② 根据操作对象选择相应的验收工具。

③ 根据操作对象类型，依据相关验收要求，按验收程序进行相应的验收操作。

④ 根据验收操作结果和相应的判断依据，对所验收药品合格与否下结论。

⑤ 根据验收操作过程和GSP要求，做好验收记录工作。

二、指导家庭保管药品

1．实践目的

学生可以正确指导家庭保管药品。

2．实践准备

（1）人员准备　将学生分为2人的项目小组。

（2）其他准备　准备每种剂型的OTC药品数种；要求每种药品有完整的说明书。

3．实践地点

模拟药库或教室为实践地点。

4．实践内容

① 学生2人一组，抽取一种药品。

② 一人宣讲该药品家庭保管注意事项，一人听，然后交换。

③ 其余同学补充，老师点评。

【同步测试】

（一）A型题（最佳选择题）（备选答案中只有1个最佳答案）

1．药品批发企业和零售连锁企业质量验收包括的内容是（　　）。

A．药品内在质量的物理检验

B．药品外观的性状检查和药品内外包装及标识的检查

C．药品外观的性状检查

D．药品内在质量的化学检验

E．药品内在质量的生物化学检验

2．以下叙述不正确的是（　　）。

A．GSP飞行检查是指药品监督管理部门针对药品经营企业开展的不预先告知的、随机性的监督检查

B．冷藏药品运输中，药品不得直接接触冰袋、冰排等蓄冷剂，防止对药品质量造成影响

C．药品经营企业对质量可疑的药品应当立即采取停售措施

D．仓储药品应按批号集中堆放

E．药品批发企业在药品出库时应遵循"先产先出""近期先出"和按订单发货的原则

3．药品经营企业购进首营品种应进行（　　）。

A．质量评审　　　　　　　　　　　　B．资格和质量保证能力的审核

C．质量条款　　　　　　　　　　　　D．质量为前提，从合法的企业进货

E．质量审核，审核合格后方可经营

4．药品经营企业购进药品应以（　　　）。

A．质量评审　　　　　　　　　　　　B．资格和质量保证能力的审核

C．质量条款　　　　　　　　　　　　D．质量为前提，从合法的企业进货

E．质量审核，审核合格后方可经营

5．药品批发企业的销售人员应具有（　　）的文化程度，且应经岗位培训和地市级（含）以上药品监督管理部门考试合格后，取得岗位合格证书，方可上岗。

A．中专以上　　B．大专　　　C．中专　　　　　D．本科　　　E．研究生

（二）B型题（配伍选择题）（备选答案在前，试题在后。每组若干题，每组题均对应同一组备选答案。每题只有1个正确答案，每个备选答案可重复选用，也可以不选用）

[6～9题]

A．"药品经营许可证"和营业执照　　B．药品购销记录

C．GSP认证证书和营业执照　　　　D．药品购进记录

E．"药品经营许可证"和GSP认证证书

6．药品零售企业必须建立真实完整的（　　　）。

7．从事药品经营，必须具有（　　　）。

8．记录保存至少5年的是（　　　）。

9．药品批发企业必须建有真实、完整的（　　　）。

[10～12题]

A．应明确质量条款　　　　　　　　B．资格和质量保证能力审核

C．应进行质量评审　　　　　　　　D．应以质量为前提，从合法的企业进货

E．应进行质量审核，审核合格后方可经营

10．药品经营企业购进药品（　　　）。

11．药品经营企业对首营企业应进行（　　　）。

12．药品经营企业对进货情况（　　　）。

[13～17题]

A．红色色标　　　　　　　　　　　　B．绿色色标

C．黄色色标　　　　　　　　　　　　D．蓝色色标

E．白色色标

13．合格药品库（区）为（　　　）。

14．待发药品库（区）为（　　　）。

15．退货药品库（区）为（　　　）。

16．待验药品库（区）为（　　　）。

17．不合格药品库（区）为（　　　）。

（三）X型题（多项选择题）（每题的备选答案中有2个或2个以上的正确答案。少选或多选均不得分）

18．《药品经营质量管理规范》规定购入的药品应符合以下规定（　　　）。

A．中药材应标明产地　　　　　　　B．合法企业所生产或经营的药品

C．该药品具有法定质量标准　　　　D．有法定的批准文号、生产批号

E．包装和标识物符合法定要求和储存要求

教学单元二　药品流通监督管理

【学习目标】>>>

通过本单元的学习，学生应能够掌握《药品流通监督管理办法》对药品经营企业购销药品的规定；熟悉《药品流通监督管理办法》对医疗机构购进、储存及销售药品的要求；了解违反该办法应承担的法律责任，能够在药品流通过程中树立依法经营的观念。

【案例导入】>>>

现货销售药品案

2018年8月23日，海南东方市药监局执法人员对辖区内零售药店进行日常监督检查时，发现东方八所福民北路某药店进门口经营场所右侧小隔间内存放铝碳酸镁颗粒、奥美拉唑肠溶胶囊等药品，共25个品种25批次106盒。

经查询该药店计算机系统，显示只存在奥美拉唑肠溶胶囊销售记录，共销售3盒。该药店涉嫌在经药品监督管理部门核准地址以外的场所现货销售药品。该局对东方八所福民北路药店做出相应的行政处罚。

（资料来源：医药观察家网，2018-06-20）

思考

请问本案违反了《药品流通监督管理办法》中的哪些规定？应如何处罚？

为加强药品监督管理，规范药品流通秩序，保证药品质量，2007年1月31日国家食品药品监督管理局以26号令颁布了《药品流通监督管理办法》，并于2007年5月1日起施行。该办法对药品生产企业购销药品、经营企业购销药品、医疗机构购进和储存药品的监督管理和有关处罚做出了具体的规定。该办法适用于在中华人民共和国境内从事药品购销及监督管理的单位或者个人。

第一节　药品生产、经营企业购销药品的监督管理

一、药品购销人员的监督管理

1. 法律责任的承担

药品生产、经营企业对其药品购销行为负责，对其销售人员或设立的办事机构以本企业名义从事的药品购销行为承担法律责任。

2. 购销人员的培训和行为管理

① 药品生产、经营企业应当对其购销人员进行药品相关的法律、法规和专业知识培训，建立培训档案，培训档案中应当记录培训时间、地点、内容及接受培训的人员。

② 药品生产、经营企业应当加强对药品销售人员的管理，并对其销售行为做出具体规定。

3. 药品销售人员销售药品时必须出具的证件

① 加盖本企业原印章的"药品生产许可证"或"药品经营许可证"和营业执照的复印件。

② 加盖本企业原印章的所销售药品的批准证明文件复印件。

③ 销售进口药品的，按照国家有关规定提供相关证明文件。

④ 加盖本企业原印章的授权书复印件。授权书原件应当载明授权销售的品种、地域、期限，注明销售人员的身份证号码，并加盖本企业原印章和企业法定代表人印章（或者签名）。

⑤ 销售人员应当出示授权书原件及本人身份证原件，供药品采购方核实。

二、药品生产、经营企业销售行为的监督管理

1. 药品生产、经营企业不得从事的活动

 小知识

药品现货销售，是指药品生产、经营企业或其委派的销售人员，在药品监督管理部门核准的地址以外的其他场所，携带药品现货向不特定对象现场销售药品的行为。

① 药品生产、经营企业不得在经药品监督管理部门核准的地址以外现货销售药品。

② 不得销售本企业受委托生产的或者他人生产的药品。

③ 不得为他人以本企业的名义经营药品提供场所、资质证明文件、票据等便利条件。

④ 不得以搭售、买药品赠药品、买商品赠药品等方式向公众赠送处方药或者甲类非处方药。

⑤ 药品经营企业不得超范围经营药品。

⑥ 药品生产、经营企业不得以展示会、博览会、交易会、订货会、产品宣传会等方式现货销售药品。

⑦ 药品经营企业不得销售医疗机构配制的制剂。

⑧ 不得采用邮售、互联网交易等方式直接向公众销售处方药。

⑨ 禁止非法收购药品。

案 例

散发小广告收药，改完批号成新货

2018年3月份起，房山公安分局接到群众举报线索，在房山区多家医院周边有不法分子非法向群众收购药品，并通过物流向各地销售。分局立即会同区食药部门开展侦办，通过调查走访，搜集证据，最终掌握了以赵某（男，33岁）为首的非法收购经营药品的违法犯罪团伙情况。

近日，房山警方开展打击行动，将该团伙位于良乡镇某小区的两个窝点查获，一举抓获违法犯罪嫌疑人赵某、刘某（女，26岁）等4人。现场查扣波利维、复方丹参滴丸等药品共计8200余盒，涉案金额29万余元，及时从物流追回药品价值5万余元。目前，该4人因涉嫌犯罪已被房山公安分局刑事拘留。

（资料来源：https://www.sohu.com/a/226537597_255783，2018–03–28）

同学们，请想一想：私自收购药品的行为违反了《药品流通监督管理办法》中的哪些规定？

2. 销售凭证的规定

药品生产企业、药品经营企业在销售药品时，应开具销售凭证。销售凭证应当保存至少5年。

3. 其他规定

药品生产企业只能销售本企业生产的药品，不得销售本企业受委托生产的或者他人生产的药品。

药品说明书要求低温、冷藏储存的药品，药品生产、经营企业应当按照有关规定，使用低温、冷藏设施设备运输和储存。

药品零售企业应凭处方销售处方药。

 小知识

> 药品生产、批发企业开具销售凭证的内容包括供货单位名称、药品名称、生产厂商、批号、数量、价格等；药品零售企业开具销售凭证的内容包括药品名称、生产厂商、数量、价格、批号等。

案 例

无处方药店卖处方药案

日前，柳州市市场监管部门对外公布的行政处罚案件信息显示，2020年5月15日，执法人员在柳州某大药房有限公司进行监督检查时发现药师不在岗，之后随机抽取他达拉非片核实该药品购销存情况时，该店也无法现场出示销售处方及购销记录；执法人员再随机抽取阿奇霉素分散片检查时发现，该药品已销售两盒，该店仅提供了其中一盒的销售处方签，未能提供另一盒的销售处方及购销记录；此外，该店未能现场出示执业药师注册证、资格证。

5月19日，执法人员再次对该药店进行复查，发现药师仍然不在岗，该店亦未能提供此前检查的药品销售处方，只提供了主管中药师的专业技术职务资格证书复印件。鉴于两次检查结果，执法人员根据相关规定对该药店进行了警告和罚款。

（资料来源：柳州晚报，2020-08-06）

同学们，请讨论，零售药店无处方销售处方药的行为，违反了《药品流通监督管理办法》中的哪些规定？

三、法律责任

《药品流通监督管理办法》对违反药品流通监督管理规定的各种违反行为的处罚做出了明确规定，使整顿药品流通市场有法可依。

（1）药品生产经营企业须对购销人员进行法规和知识的培训；药品生产、批发企业在销售药品时应当开具标明供货单位名称、药品名称、生产厂家、批发数量、价格等内容的销售凭证，不得为无证生产、经营药品的企业和个人提供药品。违规者责令限期改正，给予警告。逾期不改正的，将处以五千元以上二万元以下罚款。

药品零售企业在销售中应提供销售凭证。违规者将责令改正，给予警告；逾期不改正的，处以五百元以下的罚款。

（2）药品生产、经营企业不得在核准地址以外的场所储存或现货销售药品；不得销售本企业受委托生产或他人生产的药品；不得以展示会、博览会、交易会、订货会、产品宣传等方式现货销售药品；未经药品监督管理部门同意，不得改变经营方式、范围和经营药品内容。违规者将被没收违法销售的药品和违法所得，并处违法销售的药品货值金额二倍以上五倍以下罚款。

（3）药品生产、经营企业为他人以本企业的名义经营药品提供场所，或者资质证明文件，或者票据等便利条件的。违规者，将给予没收违法所得，并处违法所得一倍以上三倍以下的罚款；没有违法所得的，处二万元以上十万元以下的罚款；情节严重的，并吊销药品生产、经营企业的"药品生产许可证""药品经营许可证"；构成犯罪的，依法追究刑事责任。

（4）药品经营企业购进或者销售医疗机构配制的制剂的，责令改正，没收违法购进的药品，并处违法购进药品货值金额二倍以上五倍以下的罚款；有违法所得的，没收违法所得；情节严重的吊销"药品经营许可证"。

（5）药品零售企业应凭处方销售处方药。违反规定者将责令限期改正，给予警告；逾期不改正或者情节严重的，处以一千元以下的罚款。

（6）药品生产、经营企业知道或应当知道他人从事无证生产、经营药品行为的，不得为其提供药品。违反规定者，将给予警告，责令改正，并处一万元以下的罚款；情节严重的，处以一万元以上三万元以下罚款。

（7）药品生产、经营企业不得以搭售、买药赠药、买商品赠药等方式向公众赠送处方药或甲类非处方药。逾期不改或情节严重的，将处以赠送药品货值金额二倍以下的罚款，但最高不超过三万元。

（8）药品生产、经营企业及医疗机构不得以邮售、互联网交易等方式直接向公众销售处方药。违规者将责令改正，给予警告，并处销售药品货值金额二倍以下罚款，但最高不超过三万元。

第二节　医疗机构购进、储存药品的监督管理

一、医疗机构购进的监督管理

医疗机构购进药品时需索取、查验、保存供货企业有关证件、资料、票据。

医疗机构必须建立并执行进货检查验收制度，并建有真实完整的药品购进记录。

药品购进记录必须保存至少5年。

二、医疗机构储存的监督管理

医疗机构应当制定和执行有关药品保管、养护的制度，并采取必要的冷藏、防冻、防潮、避光、通风、防火、防虫、防鼠等措施，保证药品质量。

医疗机构应当将药品与非药品分开存放；中药材、中药饮片、化学药品、中成药应分别储存、分类存放。

 小知识

药品购进记录必须注明药品的通用名称、生产厂商（中药材标明产地）、剂型、规格、批号、生产日期、有效期、批准文号、供货单位、数量、价格、购进日期。

三、医疗机构销售的监督管理

医疗机构和计划生育技术服务机构不得未经诊疗直接向患者提供药品；医疗机构不得采用邮售、互联网交易等方式直接向公众销售处方药。

模块四 药品流通监督管理 149

案 例

国家药品监督管理局：百姓怎样安全用药

1. 别在展会上买药

近年来，国内出现了各类药品展示会、博览会，其中一部分经营秩序相当混乱，有的不法分子借机销售假劣药品，有的无证经营药品，有些仿冒产品竟然与正规品牌"同台"叫卖。如此种种，严重扰乱了市场秩序。

新出台的《药品流通监督管理办法》明确规定：药品生产、经营企业不得在经药品监督管理部门核准的地址以外的场所储存或者现货销售药品；不得以展示会、博览会、交易会、订货会、产品宣传会等方式现货销售药品。

2. 别到药店购买医疗机构制剂

医疗机构制剂一般是市场上没有供应的品种，患者可以在医院药房凭医师处方购得。但由于其质量、疗效、不良反应等没经过充分的临床证实，也没有得到药品监督管理部门的许可，因此不得在市场上销售或者变相销售，也不得发布广告。《药品流通监督管理办法》要求，药品经营企业不得购进和销售医疗机构配制的制剂。

3. 别忘索要销售凭证

目前，消费者在医院药房购买药品一般都会得到相应的处方和销售凭证，但如果只是在药店买些治疗头疼发热的普通药品特别是非处方药时，往往没有处方，也不会索要销售凭证，这就给处理药品质量问题带来了许多麻烦。

为给追溯、查证、处理药品质量问题提供重要线索来源，《药品流通监督管理办法》规定：药品生产企业、药品经营企业销售药品时应开具标销售凭证。

同学们，请通过以上案例加深对《药品流通监督管理办法》的理解。

【能力与知识要点】

1. 能够判断药品流通过程中的违法行为。
2. 了解国家加强药品流通监督管理的重要性。
3. 掌握《药品流通监督管理办法》对药品经营企业的具体规定。

【实践练习】

1. 实践目的

学生可以判断药品销售人员在销售药品时的行为是否符合法律规定。

2. 实践准备

（1）人员准备　从学生中选出2人表演药品销售人员销售药品，其他同学作为观众评判其哪些地方不合法。

（2）其他准备　药品生产、经营企业许可证，营业执照的复印件，企业法定代表人的委托授权书原件，药品销售人员的身份证等。

3. 实践地点

教室为实践地点。

4. 实践内容

① 学生模拟药品销售人员销售药品。

② 观众评判哪些地方不合法。

③ 教师点评。

【同步测试】▶▶▶

（一）A型题（最佳选择题）（备选答案中只有1个最佳答案）

1.《药品流通监督管理办法》规定，药品经营企业可以（　　　）。

A. 超范围经营处方药

B. 从事异地经营

C. 伪造药品购销或购进记录

D. 凭医生处方向患者出售处方药

E. 参与非法药品市场或其他集贸市场交易或向其提供药品

（二）B型题（配伍选择题）（备选答案在前，试题在后。每组若干题，每组题均对应同一组备选答案。每题只有1个正确答案，每个备选答案可重复选用，也可以不选用）

[2～6题]

A. 责令改正，给予警告；逾期不改正的，处以五百元以下的罚款

B. 责令限期改正，给予警告；逾期不改正的，处以五千元以上二万元以下的罚款

C. 没收违法所得，并处违法所得一倍以上三倍以下的罚款

D. 给予警告，责令改正，并处一万元以下的罚款

E. 责令限期改正，给予警告；逾期不改正或者情节严重的，处以一千元以下的罚款

2. 药品生产、经营企业为他人以本企业的名义经营药品提供场所的（　　　）。

3. 药品生产、经营企业未对其购销人员进行药品相关的法律、法规和专业知识培训的（　　　）。

4. 药品零售企业销售药品时未开具销售凭证的（　　　）。

5. 药品生产、经营企业知道或者应当知道他人从事无证生产、经营药品行为而为其提供药品的（　　　）。

6. 药品零售企业未凭处方销售处方药的（　　　）。

（三）X型题（多项选择题）（每题的备选答案中有2个或2个以上的正确答案。少选或多选均不得分）

7. 以下关于药品销售人员的说法不正确的是（　　　）。

A. 药品销售人员在被委托授权范围内的行为，由委派或聘用的药品生产、经营企业承担法律责任

B. 药品销售人员可以兼职其他企业进行药品购销活动

C. 必须具有高中以上文化水平，并接受相应的专业知识和药事法规培训

D. 在法律上无不良品行记录

E. 销售药品时必须出具加盖本企业公章的"药品生产许可证"、"药品经营许可证"、营业执照的复印件等证件

8. 药品生产、经营企业应当对其购销人员进行药品相关的法律、法规和专业知识培训，建立培训档案，培训档案中应当记录（　　　）。

A. 培训时间　　　　　　　　　　B. 培训地点

C. 培训内容　　　　　　　　　　D. 接受培训的人员

E. 培训成绩

9. 药品生产企业、药品批发企业派出销售人员销售药品的，应当提供加盖本企业原印章的授权书复印件。授权书原件应当载明（　　　）。

A．授权销售的品种　　　　　　B．地域
C．期限　　　　　　　　　　　D．销售人员的身份证号码
E．销售价格

10．药品生产、经营企业不得以（　　）等方式现货销售药品。

A．展示会　　　　　　　　　　B．博览会
C．交易会　　　　　　　　　　D．订货会
E．产品宣传会

11．药品生产、经营企业不得以（　　）等方式向公众赠送处方药或者甲类非处方药。

A．搭售　　　　　　　　　　　B．临床实验
C．买药品赠药品　　　　　　　D．买商品赠药品
E．捐赠

教学单元三　互联网药品信息与交易服务管理

【学习目标】

通过本单元的学习，学生应能够掌握互联网药品信息服务与药品交易服务的定义；熟悉开展互联网药品信息服务与药品交易服务的条件与要求；熟悉互联网药品信息服务与药品交易服务的申请程序；了解相关的法律责任。

【案例导入】

糖尿病患者网上购药受骗案

前些天，北京一位身患糖尿病的赵大爷通过一家推销降糖药的网站买了一盒"××降糖宁"，就是这盒药，赵先生现在一看见它气就不打一处来。赵先生说："他们骗人骗得太苦了。"

原来，赵大爷一次上网，偶然发现了一个以"××糖尿病研究院"命名的网站，在推销一种叫"××降糖宁"的药。赵先生花了1360元，订购了两个疗程的药。随后，他按照电话里医生的指导停了别的药，每天按时按量吃这种药。可是，一个疗程过去，到医院一检查，血糖不降反升，糖尿病更重了。赵先生马上打电话要求对方按照事先的承诺全额退款。赵先生说："他一听说我要退款，马上就把电话挂了，再拨怎么也拨不通了。以后过几天再拨，就成空号了。"

记者随后登录国家食品药品监督管理局网站查询，发现"××降糖宁"包装盒上的批准文号是确实存在的，但药品名称应该是"降糖宁胶囊"，由××制药公司生产。记者通过电话联系上了该制药公司，对方表示，他们根本没有叫"××降糖宁"的药，这种情况很可能是在盗用批号。

（资料来源：中央电视台《第一时间》，2011-11-20）

同学们，请想一想，我国对互联网药品信息服务与交易服务如何进行管理？该案例中的网站有何违法之处及如何处罚？

第一节   互联网药品信息服务管理

为了进一步加强药品监督管理，规范互联网药品信息服务业务，保障互联网药品信息的合法性、真实性、安全性，2017年11月21日，国家食品药品监督管理总局修订并发布《互联网药品信息服务管理办法》。

一、互联网药品信息服务定义

互联网药品信息服务是指通过互联网向上网用户提供药品（含医疗器械）信息的服务活动。

二、互联网药品信息服务分类

互联网药品信息服务分为两类：经营性和非经营性。

经营性互联网药品信息服务是指通过互联网向上网用户有偿提供药品信息等服务的活动。

非经营性互联网药品信息服务是指通过互联网向上网用户无偿提供公开的、共享性药品信息等服务的活动。

三、互联网药品信息服务的管理规定

1．实施监督管理的部门

国家药品监督管理局对全国提供互联网药品信息服务活动的网站实施监督管理。省、自治区、直辖市药品监督管理局对本行政区域内提供互联网药品信息服务活动的网站实施监督管理。

2．互联网药品信息服务申请条件

① 互联网药品信息服务的提供者应当为依法设立的企事业单位或者其他组织。

② 具有与开展互联网药品信息服务活动相适应的专业人员、设施及相关制度。

③ 有两名以上熟悉药品、医疗器械管理法律、法规和药品、医疗器械专业知识，或者依法经资格认定的药学、医疗器械技术人员。

申请提供互联网药品信息服务，应当填写国家药品监督管理局统一制发的"互联网药品信息服务申请表"，向网站主办单位所在地省、自治区、直辖市药品监督管理部门提出申请，同时提交以下材料：

① 企业营业执照复印件。

② 网站域名注册的相关证书或者证明文件。从事互联网药品信息服务网站的中文名称，除与主办单位名称相同的以外，不得以"中国""中华""全国"等冠名；除取得药品招标代理机构资格证书的单位开办的互联网站外，其他提供互联网药品信息服务的网站名称中不得出现"电子商务""药品招商""药品招标"等内容。

③ 网站栏目设置说明（申请经营性互联网药品信息服务的网站需提供收费栏目及收费方式的说明）。

④ 网站对历史发布信息进行备份和查阅的相关管理制度及执行情况说明。

⑤ 药品监督管理部门在线浏览网站上所有栏目、内容的方法及操作说明。

⑥ 药品及医疗器械相关专业技术人员学历证明或者其专业技术资格证书复印件、网站负责人身份证复印件及简历。

⑦ 健全的网络与信息安全保障措施，包括网站安全保障措施、信息安全保密管理制度、用户信息安全管理制度。

⑧ 保证药品信息来源合法、真实、安全的管理措施、情况说明及相关证明。

3．互联网药品信息服务的审批程序

互联网药品信息服务的审批程序如图4-4所示。

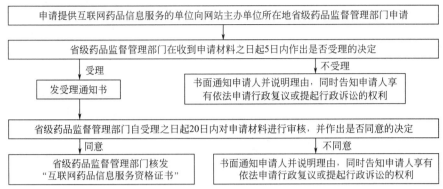

图4-4　互联网药品信息服务的审批程序

4．"互联网药品信息服务资格证书"换证审批程序

"互联网药品信息服务资格证书"的有效期为5年，持证单位应在有效期满前6个月内，向原发证机关申请换证。

5．网站所登载的药品信息的要求

药品信息必须科学、准确，必须符合国家的法律、法规和国家有关药品、医疗器械管理的相关规定。

提供互联网药品信息服务的网站不得发布麻醉药品、精神药品、医疗用毒性药品、放射性药品、戒毒药品和医疗机构制剂的产品信息。

四、违反《互联网药品信息服务管理办法》罚则

（1）未取得或超出有效期使用"互联网药品信息服务资格证书"从事互联网药品信息服务的处罚　警告，责令停止从事互联网药品信息服务；由国家药品监督管理局或省级药品监督管理部门给予警告。情节严重的，移送相关部门，依照有关法律、法规给予处罚。

（2）其他　如表4-3所示。

表4-3　罚则

情　　形	处　　罚
已获得"互联网药品信息服务资格证书"，但提供的药品信息直接撮合药品网上交易的	（1）警告，责令限期改正。 由国家药品监督管理局或省级药品监督管理部门给予警告。
已获得"互联网药品信息服务资格证书"，但超出审核同意的范围提供互联网药品信息服务的	（2）情节严重的，罚款。 ① 对提供非经营性互联网药品信息服务的网站处以一千元以下罚款。
提供不真实互联网药品信息服务并造成不良社会影响的	② 对提供经营性互联网药品信息服务的网站处以一万元以上三万元以下罚款。
擅自变更互联网药品信息服务项目的	（3）构成犯罪的，追究刑事责任

案　例

不法分子用互联网制售假药案

湖州德清农户李先生患有痛风，之前在农贸市场上看到摆摊宣传售卖一款痛风灵的药品，就买了几瓶。回到家后，李先生打开包装，但是仔细看了包装、说明书，发现没有标注药品批准文号，没有厂名厂址等信息，于是向监管部门进行了投诉。

执法人员将"痛风灵"送市食品药品检验研究院进行检测，结果检出化学成分双氯芬酸钠。这款"痛风灵"打着纯中药制剂的幌子，却非法添加双氯芬酸钠药物成分，止痛效果当然"好"，实际上却是让人深恶痛绝的假药。购买"痛风灵"的宣传单上印有联系电话和联系人"杨先生"，德清县市场监管局以杨某涉嫌销售假药为由将案件移送至县公安机关，公安机关将正在农贸市场内摆摊销售的杨某抓获，现场查获"痛风灵"等产品及印有"澳洲痛风灵特效"等宣传资料。

紧接着，在其租住的宾馆，德清公安机关查获"痛风灵"200余瓶及大量宣传资料。后又在杨某居住地杭州市余杭区良渚街道某小区家中查获"痛风灵"200余瓶及宣传资料近8000份。经抽样检测，均检出双氯芬酸钠。经进一步审讯，杨某交代产品是通过亲戚从淘宝网店购买，经执法人员向浙江省食品药品稽查局发函协查淘宝交易记录，确定销售者信息。通过相关资金、通话记录及相关物流的调查，基本摸清位于广东省东莞市的假药发货点和经营者樊某的身份信息。

今年4月，公安机关将淘宝店主樊某抓获。经查，自2015年开始樊某借用别人的身份证、银行卡在淘宝网注册网店，2016年开始销售"痛风灵"，销售对象遍布浙江、贵州等多个省份，药品来源于一名活跃于深圳市的神秘男子。公安机关进一步顺藤摸瓜，7月份在深圳市抓获许某和陈某，8月份在贵州抓获从陈某处购买假药进行销售的韦某。至此，该案已经抓获犯罪嫌疑人6人，查获"痛风灵"假药400余瓶。

（资料来源：湖州日报，2018-10-09）

同学们，请想一想，该案例中的药品是否属于假药的性质？利用互联网制售假药违反了哪些药品管理法律法规的规定？

第二节　互联网药品交易服务管理

为进一步规范互联网药品购销行为，2005年9月29日国家食品药品监督管理局发布《互联网药品交易服务审批暂行规定》，要求从2005年12月1日起实施。

一、互联网药品交易服务定义

互联网药品交易服务，是指通过互联网提供药品（包括医疗器械、直接接触药品的包装材料和容器）交易服务的电子商务活动。

二、互联网药品交易服务分类

互联网药品交易服务包括为药品生产企业、药品经营企业和医疗机构之间的互联网药品交易提供的服务，药品生产企业、药品批发企业通过自身网站与本企业成员之外的其他企业进行的互联网药品交易以及向个人消费者提供的互联网药品交易服务。

三、互联网药品交易管理规定

1. 互联网药品交易提供服务的企业应当具备的条件

① 依法设立的企业法人或药品零售连锁企业；
② 提供互联网药品交易服务的网站已获得从事互联网药品信息服务的资格；
③ 拥有与开展业务相适应的场所、设施、设备，并具备自我管理和维护的能力；
④ 具有健全的网络与交易安全保障措施以及完整的管理制度；

⑤具有完整保存交易记录的能力、设施和设备；

⑥具备网上查询、生成订单、电子合同、网上支付等交易服务功能；

⑦具有保证上网交易资料和信息的合法性、真实性的完善的管理制度、设备与技术措施；

⑧具有保证网络正常运营和日常维护的计算机专业技术人员，具有健全的企业内部管理机构和技术保障机构；

⑨具有药学或者相关专业本科学历，熟悉药品、医疗器械相关法规的专职专业人员组成的审核部门负责网上交易的审查工作。

2．互联网药品交易服务审批与发证管理

申请从事互联网药品交易服务的企业，应当向所在地省、自治区、直辖市药品监督管理部门提出申请，并提交相关材料，经国家药品监督管理局按照有关规定对申请材料进行审核，后进行现场验收。验收合格，国家药品监督管理局发给"互联网药品交易服务机构资格证书"。

"互联网药品交易服务机构资格证书"的有效期为5年。应当在有效期届满前6个月内，向原发证机关申请换发。

四、违反《互联网药品交易服务管理办法》罚则

（1）未取得"互联网药品交易服务机构资格证书"，擅自从事互联网药品交易服务，或者"互联网药品交易服务机构资格证书"超出有效期的处罚　药品监督管理部门责令限期改正，给予警告；情节严重的，移交信息产业主管部门等有关部门依照有关法律、法规规定予以处罚。

（2）其他　取得互联网药品交易服务证书，有下列情形之一的，按如下方式处罚，如表4-4所示。

表4-4　罚则

情　　形	处　　罚
未在其网站主页显著位置标明互联网药品交易服务机构资格证书号码的	（1）警告，责令限期改正。由国家药品监督管理局或省级药品监督管理部门给予警告。
超出审核同意范围提供互联网药品交易服务的	（2）情节严重的，撤销互联网药品交易服务机构资格，注销其证书。
与行政机关、医疗机构和药品生产经营企业存在隶属关系、产权关系或者其他经济利益关系的	（3）构成犯罪的，追究刑事责任
有关变更事项未经审批的	

【能力与知识要点】 ▶▶▶

1．认识到提供互联网药品信息服务的网站要申请，提供互联网药品信息服务也要申请。

2．掌握发布药品信息的要求。

3．掌握互联网药品信息服务与交易服务的条件。

4．了解互联网药品信息服务及交易服务的相关罚则。

【实践练习】 ▶▶▶

查找三九健康网等各大网站互联网药品信息服务资格证书

1．实践目的

熟悉互联网药品信息服务资格证书的要求、格式及内容。

2．实践准备

（1）人员准备　将学生分为6～8人的项目小组，每组学生推选2人担任组长与其他组员共同完成实践练习。

（2）其他准备　能上互联网的计算机。

3．实践地点

模拟药库或教室为实践地点。

4．实践内容

① 先根据教学内容，了解互联网药品信息服务的要求。

② 每组选择一个知名网站。

③ 查找各网站资格证书。

④ 讨论各网站资格证书，明确互联网药品信息服务资格证书的格式及内容。

【同步测试】▶▶▶▶

（一）A型题（最佳选择题）（备选答案中只有1个最佳答案）

1．互联网药品信息服务是指（　　　）。

A．通过互联网向上网用户无偿提供具有公开性、共享性药品信息的服务

B．通过互联网向用户提供药品服务活动

C．通过互联网向上网用户发布药品广告，有偿提供药品信息等带来经济效益的服务活动

D．通过互联网向上网用户提供药品的服务活动

E．通过互联网向上网用户提供药品（含医疗器械）信息的服务活动。

2．从事互联网药品交易服务的企业必须经过审查验收并取得（　　　）。

A．药品经营许可证　　　　　　　　　B．GSP证书

C．互联网药品经营服务资格证书　　　D．互联网药品信息服务资格证书

E．经过实名认证的资质证书

3．参与互联网药品交易的医疗机构（　　　）。

A．只能购买药品，不得上网销售药品

B．不能购买药品，可以上网销售药品

C．不能购买药品，不得上网销售药品

D．可以购买药品，可以上网销售药品

E．可以购买药品，可以上网宣传药品

4．通过自身网站与本企业成员之外的其他企业进行互联网药品交易的药品生产企业（　　　）。

A．只能交易本企业生产的药品，不得利用自身网站提供其他互联网药品交易服务

B．只能交易本企业经营的药品，不得利用自身网站提供其他互联网药品交易服务

C．只能购买药品，不得上网销售药品

D．必须通过经药品监督管理部门和电信业务主管部门审核同意的互联网药品交易服务企业进行交易

E．只能在网上销售本企业经营的非处方药，不得向其他企业或者医疗机构销售药品

5．向个人消费者提供互联网药品交易服务的企业（　　　）。

A．只能交易本企业生产的药品，不得利用自身网站提供其他互联网药品交易服务

B．只能交易本企业经营的药品，不得利用自身网站提供其他互联网药品交易服务

C．只能购买药品，不得上网销售药品

D.　必须通过经药品监督管理部门和电信业务主管部门审核同意的互联网药品交易服务企业进行交

E.　只能在网上销售本企业经营的非处方药，不得向其他企业或者医疗机构销售药品

6.　不符合《互联网药品信息服务管理办法》规定的表述有（　　　）。

A.　互联网药品信息服务分为经营性和非经营性两类

B.　提供互联网药品信息服务的网站，应当在其网站主页显著位置标注"互联网药品信息服务资格证书"的证书编号

C.　提供互联网药品信息服务的网站均可自行发布药品广告

D.　提供互联网药品信息服务网站所登载的药品信息必须科学、准确

E.　申请从事互联网药品交易服务的企业，应当向所在地省、自治区、直辖市药品监督管理部门提出申请

7.　根据《互联网药品信息服务管理办法》通过互联网向上网用户无偿提供公开的、共享性药品信息服务活动，属于（　　　）。

A.　营利性互联网药品交易服务　　　　B.　非营利性互联网药品交易服务

C.　经营性互联网药品信息服务　　　　D.　非经营性互联网药品信息服务

E.　公益性互联网药品交易服务

8.　通过互联网向上网用户有偿提供药品信息服务的活动，属于（　　　）。

A.　营利性互联网药品交易服务　　　　B.　非营利性互联网药品交易服务

C.　经营性互联网药品信息服务　　　　D.　非经营性互联网药品信息服务

E.　非公益性互联网药品交易服务

9.　互联网药品信息服务分为（　　　）。

A.　经营性互联网药品信息服务和非经营性互联网药品信息服务

B.　非经营性互联网药品信息服务和公开性药品信息服务

C.　有偿性药品信息服务和公开性药品信息服务

D.　非公开性药品信息服务和公开性药品信息服务

E.　公益性互联网药品交易服务和非公益性互联网药品交易服务

10.　拟提供互联网药品信息服务的网站，应当在向国务院信息产业主管部门或者省级电信管理机构申请办理经营许可证或者办理备案手续之前，按照属地监督管理的原则，向（　　　）。

A.　国家药品监督管理部门提出申请

B.　该网站主办单位所在地省、自治区、直辖市药品监督管理部门提出申请

C.　该网站主办单位所在地市级药品监督管理部门提出申请

D.　该网站主办单位所在地县级药品监督管理部门提出申请

E.　国家信息产业主管部门提出申请

11.　"互联网药品信息服务资格证书"有效期届满，需要继续提供互联网药品信息服务的，持证单位应当（　　　）。

A.　在有效期届满前1个月内，向原发证机关申请换发

B.　在有效期届满前2个月内，向原发证机关申请换发

C.　在有效期届满前3个月内，向原发证机关申请换发

D.　在有效期届满前6个月内，向原发证机关申请换发

E.　在有效期届满前12个月内，向原发证机关申请换发

12.　提供互联网药品信息服务的网站，应当在其网站主页显著位置标注（　　　）。

A.　"互联网药品信息服务资格证书"的证书编号

B．"互联网药品信息服务资格证书"和"药品生产许可证"的编号

C．"药品经营许可证"的证书编号

D．药品广告审查批准文号

E．企业营业执照编号

13．提供互联网药品信息服务的网站可以发布产品信息的药品是（　　）。

A．特殊管理的药品 　　　　　　　　B．医疗用毒性药品

C．医疗机构制剂 　　　　　　　　　D．抗肿瘤药品

E．试生产的药品

14．提供互联网药品信息服务的网站发布的药品（含医疗器械）广告，必须经过（　　）审核同意。

A．省级市场监督管理部门 　　　　　B．省级药品监督管理部门

C．省级卫生行政管理部门 　　　　　D．省级中医药管理部门

E．省级技术监督管理部门

（二）B型题（配伍选择题）（备选答案在前，试题在后。每组若干题，每组题均对应同1组备选答案。每题只有1个正确答案，每个备选答案可重复选用，也可以不选用）

[15、16题]

A．3年　　　　　　B．4年　　　　　　C．5年　　　　　　D．6年　　　　　E．8年

15．"互联网药品信息服务资格证书"的有效期为（　　）。

16．"互联网药品交易服务机构资格证书"的有效期为（　　）。

（三）X型题（多项选择题）（每题的备选答案中有2个或2个以上的正确答案。少选或多选均不得分）

17．从事互联网药品信息服务应具备的条件是（　　）。

A．符合《互联网信息服务管理办法》规定的要求

B．符合《中华人民共和国药品管理法》

C．有两名以上了解药品管理法律、法规和药学知识的专业人员

D．其两名专业人员应经所在地的省、自治区、直辖市药品监督管理局考核认可

E．有保证药品信息来源合法、真实、安全的管理措施

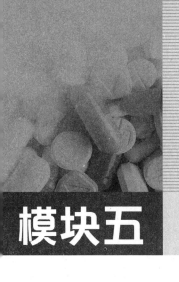

模块五 药品使用监督管理

教学单元一 调剂流程管理

【学习目标】》》》

通过本教学单元的学习，学生应能够掌握处方调剂的相关内容，为将来从事药品调剂工作打下基础。

【案例导入】》》》

1998年11月27日，陶某3岁的儿子因误食鼠药被送到镇医院治疗，经治疗病情好转。住院第三天，实习医生根据前两天的医嘱，处方乙酰胺2.5克和普鲁卡因2毫升，并经带教医师签字确认。值班护士江某因工作繁忙而安排实习医生到药房领药。值班药师发药时只看包装，未核对药名，错将氯化琥珀胆碱作为乙酰胺发给实习医生。实习医生回去后向值班护士反映药品剂量、名称和处方不一致，江某以为是乙酰胺的另一名称，便询问实习医生有没有问值班药师，值班药师当时说"差不多是这个药"。江某没有进一步核查和追问便给患者肌注。患儿不久出现嘴唇发绀、脸色苍白、呼吸不规则，抢救无效而死亡。

（资料来源：楚天都市报，2006-09）

思考

1．调剂的概念是什么？
2．标准的调剂流程是什么？

从这个案例中，我们可以看到调剂管理的重要性。只有在严格按照药品调剂的要求前提下进行调剂，才能确保用药的安全性。通过本单元的学习，大家可以掌握调剂的概念和调剂要求。

一、调剂的概念

调剂是指配药、配方、发药，又称为调配处方。调剂是专业性、技术性、管理性、法律性、事务性、经济性综合一体的活动过程，也是药师、医师、护士、患者、会计协同活动的过程。

医院药剂科的调剂工作大体可分为门诊调剂（包括急诊调剂）、住院部调剂、中药配方三部分。

二、调剂的要求

① 取得药学专业技术资格及执业药师资格并经注册的人员方可从事处方调剂、调配工作；非药学专业技术人员不得从事处方调剂、调配工作。

具有药师以上药学专业技术职务任职资格的人员负责处方审核、评估、核对、发药以及安全用药指导。药士从事处方调配工作的，如确因工作需要，经培训考核合格后，也可以承担相应的药品调剂工作。

② 药学专业技术人员需凭医师处方调剂处方药品，非经医师处方不得调剂。对不规范处方或不能判定其合法性的处方，不得调剂。

③ 药学专业技术人员调剂处方时必须做到"四查十对"。查处方，对科别、姓名、年龄；查药品，对药名、规格、数量、标签；查配伍禁忌，对药品性状、用法用量；查用药合理性，对临床诊断。发出的药品应注明患者姓名和药品名称、用法、用量。

三、调剂的流程

调剂是一个过程，主要流程如图5-1所示。

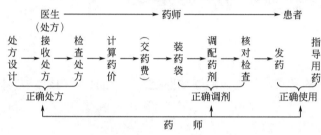

图5-1 调剂过程流程示意图

调剂的主要的操作包括收方、检查处方、调配处方、包装贴标签、复查处方、发药等6个步骤。

（1）收方 门诊调剂室从患者处接受由医师开写的处方，以及住院部调剂室从病房医护人员处接收的处方或药品请领单。

（2）检查处方 收到处方后，药学专业技术人员应当认真逐项检查处方前记、正文和后记书写是否清晰、完整，并确认处方的合法性。重点要对处方正文仔细审查，即对处方用药适宜性进行审查。

（3）调配处方 处方审核合格后应及时调配，为了保证调配准确无误，需做到：

① 仔细阅读处方，用法用量是否与瓶签或药袋上的书写一致；

② 有次序调配，防止忙乱，急诊处方随到随配，装置瓶等用后立即放回原处；

③ 严格遵守操作规程，称量准确；

④ 仔细查对姓名、年龄、药名、含量及用法用量，应完全与处方要求一致，经复核无误签字后发出。

（4）包装贴标签 包装袋与药瓶标签上应标

 资料卡

处方核对的主要内容

药品名称正确是安全、有效用药的前提，为此要防止发生错误；审查时要根据药典的常用量，不得超过极量。特别注意儿童、老年人及孕妇的用药剂量；用药方法包括给药途径、间隔时间与剂量关系，还要考虑病人的病情及肝、肾功能等情况；审查时应注意药物配伍变化；审查时应防止药物间相互作用引起的药效减弱、拮抗、副作用增加及发生毒性等情况的发生，如果在不同科就诊，则必须审查同一病人的几张处方药物有无配伍禁忌或禁忌证等。

示患者姓名，药品品名、规格、用法用量等内容。

（5）复查处方　仔细查对所取的药品与处方药品是否一致，防止差错。

（6）发药　发药时呼叫患者姓名，确认无误后方可发给，同时按药品说明书或处方医嘱，向患者或其家属详细说明服用方法、用量及注意事项，例如"不得内服""用时摇匀"等，有些镇静、安定药服后不得驾驶车辆等；由于食物与药物亦可产生相互作用，亦须说明，对患者的询问要耐心解答。

案例

陕西省人民医院将乙肝疫苗当免疫球蛋白注射孕妇

在陕西省人民医院就诊的孕妇赵女士，在两次孕期常规检查中发现肝功能有问题。为了确保不传染给胎儿，西安交大附属第二医院的专家诊断后建议她注射乙肝免疫球蛋白。2006年10月14日上午，赵女士在母亲陪同下到陕西省人民医院便民门诊就医，按照医生所开处方，在门诊药房取药注射后，她无意中发现给她注射的并非乙肝免疫球蛋白，而是乙肝疫苗。

陕西省人民医院门诊药房主任解释，门诊医生所开的处方没有出错，问题出在赵女士取药时，负责划价的工作人员粗心，没有仔细看处方，误将乙肝疫苗当成乙肝免疫球蛋白进行划价，并录入电脑。门诊药房人员在发药时，也因疏忽，没有认真审核，就将乙肝疫苗发给赵女士，并给患者注射了。药房主任表示，几个环节出现失误，是医院的责任，为此医院要负全责。

（资料来源：张波.华商报，2006-10-15）

同学们，请想一想：该案例中调剂错误可能给患者带来的危害是什么？

【能力与知识要点】

1. 能够完成处方调剂工作。
2. 掌握调剂的要求。
3. 了解调剂工作对防止药品差错的作用。

【实践练习】

1. 实践目的

学生可以正确进行药品调剂工作，并能判断调剂操作内容的准确性。

2. 实践准备

（1）人员准备　将学生分为6～8人的项目小组，每组学生推选2人担任组长与其他组员共同完成实践练习。

（2）商品准备　药品、药品分药袋、标签、笔等。

3. 实践地点

模拟药房或教室为实践地点。

4. 实践内容

① 项目小组根据患者、药师、核对人、发药人的角色有选择地扮演。

② 各小组成员相互合作完成一次完整的药品调剂过程。

③ 能指出调剂过程中存在的错误或不合理的地方。

【同步测试】

（一）A型题（最佳选择题）（备选答案中只有1个最佳答案）

1. 配方、配药、发药，又称为调配处方的是（　　）。

A. 医疗机构的药事管理　　　　　　　　B. 处方

C. 调剂　　　　　　　　　　　　　　　D. 临床药学

E. 制剂

2. （　　）以上专业技术职务任职资格的人员负责处方审核、评估、核对、发药以及安全用药指导；（　　）从事处方调配工作。

A. 中级，药师　　　　　　　　　　　　B. 中级，药士

C. 中级，初级　　　　　　　　　　　　D. 药师，药士

E. 初级，药师

3. 医疗机构的药品调剂流程的环节不包括（　　）。

A. 开方　　　　B. 审核处方　　　　C. 调配处方　　　　D. 复查处方　　　　E. 发药

4. 在调剂处方中，包装袋与药瓶标签上不需要标示的内容是（　　）。

A. 患者姓名　　　　　　　　　　　　　B. 药品品名

C. 规格　　　　　　　　　　　　　　　D. 有效期

E. 用法用量

（二）判断题

5. 门诊调剂室从医护人员处接受由医师开写的处方。（　　）

6. 收到处方后，药学专业技术人员应当认真逐项检查处方前记、正文和后记书写是否清晰、完整，并确认处方的合法性。重点要对处方后记仔细审查，即对处方用药适宜性进行审查。（　　）

7. 处方审核合格后应及时调配，为了保证调配准确无误，须做到：有次序调配，防止忙乱，急诊处方随到随配，装置瓶等用后立即放回原处。（　　）

8. 药师发药时呼叫患者姓名，确认无误后方可发给，同时按药品说明书或处方医嘱，向患者或其家属详细说明服用方法、用量及注意事项。（　　）

9. 未取得药学专业技术职务任职资格的人员不得从事处方调剂工作。（　　）

10. 医疗机构应当根据麻醉药品和精神药品处方开具情况，按照麻醉药品和精神药品品种、规格对其消耗量进行专册登记，专册保存期限为2年。（　　）

教学单元二　处方管理

【学习目标】

通过本教学单元的学习，学生应能够明确处方的概念和组成，掌握处方管理的相关规定，为将来参与处方管理工作打下基础。

【案例导入】

200元买到"正规医院"处方单　处方管理存在漏洞（节选）

近日，记者发现新疆乌鲁木齐市有人按处方药药价的6～7折收购处方药。记者联系到

收购人陈某，陈某表示记者可以直接将手里的处方药卖给他，也可以帮记者介绍销售处方的王某，再由记者凭处方去药店购买处方药后再转售给他。

2011年7月18日，记者联系到销售处方的王某，"手写处方都是从诊所或社区医院开出来的，药品按你需要的写。电子处方单一般都是仿制的。"王某介绍，手写空白处方笺一张2元，手写处方笺一张20元起，根据处方上药品的价格浮动。仿制正规医院的电子处方单200元起。

7月19日，记者从王某朋友手中拿到了两张空白处方笺和一张写着处方药的处方笺。随后，记者拿着手写的处方笺到乌鲁木齐市南门附近的某药店购药。药店营业员在看过记者出示的处方笺后，从柜台内为记者拿出了相应的药品。营业员没有对处方笺的来源做任何询问，只是在一个处方药登记册上让记者写下姓名。

《处方管理办法》中规定，处方开具当日有效，特殊情况下需延长有效期的，由开具处方的医师注明有效期限，但有效期最长不得超过3天。而记者在7月19日购买药品时，出示的处方时间为7月14日，药店营业员对此并不在意。

乌鲁木齐市食品药品监督管理局的一名工作人员介绍，对药店接受伪造处方销售处方药的行为，目前也只能依据《药品流通监督管理办法》第三十八条规定，对药店进行查处，责令其限期改正，并给予警告；逾期不改正或者情节严重的，处以一千元以下的罚款。

（资料来源：潘从武，廖望.法制网，2011-07-21）

思考

　　1．伪造处方销售处方药可能会造成哪些严重后果？
　　2．我国目前对处方是如何管理的？

从这个案例中，我们可以看到处方管理的重要性。只有严格按照处方管理的要求进行调剂，才能确保用药的安全性。通过本单元的学习，大家可以掌握处方的概念和处方管理要求。

一、处方的概念及组成

1．处方的概念

处方是由注册的医师（包括执业医师、执业助理医师）在诊疗活动中为患者开具的，由药学专业技术人员审核、调配、核对，并作为发药凭证的医疗用药的医疗文书。它是药师调配和发药的书面凭据，也是统计调剂工作量、药品消耗数量及经济金额等的原始资料，还是患者在治疗疾病，包括门诊、急诊、住院全过程中药费支出的真实凭证。

2．处方的组成

处方由处方前记、处方正文和处方后记三部分组成。

（1）处方前记　包括医院名称，就诊科室，门诊病例号，住院病例号，就诊日期，患者姓名、性别、年龄，临床诊断，处方编号等。处方前记也称为处方的自然项目。认真填写前记内容便于结合患者的情况审查处方，避免差错，便于与患者联系。

（2）处方正文　以Rp或R（拉丁文Recipe "请取"的缩写）标示，分列药品名称、规格、数量、用法用量等，麻醉药品还要写明诊断。这部分内容是处方的核心，开写和配方发药务须小心谨慎，加强复核，避免差错。

（3）处方后记　包括处方医师、配方人、核对人、发药人的签名和发药日期等，签名以示对患者高度负责。

二、处方的管理制度

1．处方的颜色规定

麻醉药品处方、急诊处方、儿科处方、普通处方的印刷用纸应分别为淡红色、淡黄色、淡绿色、白色。并在处方右上角以文字注明。

2．处方有效期的规定

处方开具当日有效。特殊情况下须延长有效期的，由开具处方的医师注明有效期限，但有效期最长不得超过3天。

3．处方权限的规定

① 经注册的执业医师在执业地点取得相应的处方权。

② 经注册的执业助理医师开具的处方须经所在执业地点执业医师签字或加盖专用签章后方有效。

③ 试用期的医师开具处方，须经所在医疗、预防、保健机构有处方权的执业医师审核、并签名或加盖专用签章后方有效。

④ 医师需在注册的医疗、预防、保健机构签名留样及专用签章备案后方可开具处方。

⑤ 医师被责令暂停执业、被责令离岗培训期间或被注销、吊销执业证书后，其处方权即被取消。

4．处方限量的规定

处方一般不得超过7日用量；急诊处方一般不得超过3日用量；对某些慢性病、老年病或特殊情况，处方用量可适当延长，但医师必须注明理由。麻醉药品、精神药品、医疗用毒性药品、放射性药品的处方用量应当严格执行国家有关规定。开具麻醉药品处方时，应有病历记录。

5．处方书写的规定

处方按规定格式用毛笔、钢笔或其他不褪色的炭素笔书写，要求字迹清楚，不得涂改；处方内容填写完整；药品名称以国家标准如《中国药典》《中国药品通用名称》和国际非专利名称规定的中文或外文名称为准。

👍 小知识

处方限量的规定首先可以进一步限制医生滥开药、开大处方，从而降低医疗费用的过快增长，还可以减少不必要的浪费。

6．处方保管的规定

每日处方应按普通药及控制药品分类装订成册，并加封面，妥善保存，便于查阅。普通药品的处方保存1年；医疗用毒性药品、精神药品的处方保存2年；麻醉药品处方保存3年备查。处方保存期满后，由药剂科报请医院院领导书面批准后登记并销毁。

【能力与知识要点】▶▶▶

1．能够根据相关规定对处方进行管理。

2．熟悉处方的概念。

3. 掌握处方管理的内容。

【实践练习】

1. 实践目的
掌握处方管理的一般规定。

2. 实践准备
（1）人员准备　将学生分为6～8人的项目小组，每组学生推选2人担任组长与其他组员共同完成实践练习。
（2）商品准备　合格与不合格处方各若干张。

3. 实践地点
教室为实践地点。

4. 实践内容
① 各项目小组自行准备合格与不合格处方各若干张。
② 各项目小组根据处方管理制度对其他小组处方合理性与不合理性进行分析。

【同步测试】

（一）A型题（最佳选择题）（备选答案中只有1个最佳答案）

1. 医师为患者防治疾病需要用药而开写的书面文件是（　　）。
A. 医疗机构的药事管理　　　　　B. 处方
C. 调剂　　　　　　　　　　　　D. 临床药学
E. 制剂

2. 以下不属于处方前记的是（　　）。
A. 医疗机构名称　　　　　　　　B. 费别
C. 价格　　　　　　　　　　　　D. 科别
E. 临床诊断

3. 处方正文以Rp或R标示，分列药品名称、规格、数量、（　　）等。
A. 临床诊断　　　　　　　　　　B. 用法用量
C. 开具日期　　　　　　　　　　D. 费别
E. 签名

4. 急诊处方印刷用纸为（　　）色，右上角标注"急诊"。
A. 红　　　　B. 淡黄　　　　C. 淡绿　　　　D. 白　　　　E. 粉

5. 处方为开具当日有效。特殊情况下需延长有效期的，由开具处方的医师注明有效期限，但有效期最长不得超过（　　）天。
A. 1　　　　B. 3　　　　C. 5　　　　D. 7　　　　E. 15

6. 处方一般不得超过（　　）日用量。
A. 1　　　　B. 3　　　　C. 5　　　　D. 7　　　　E. 15

7. 普通处方保存期限为（　　）年。
A. 1　　　　B. 2　　　　C. 3　　　　D. 4　　　　E. 5

（二）判断题

8. 处方前记包括医疗机构名称，费别，患者姓名、性别、年龄，门诊或住院病历号，科别或病区和床位号，临床诊断，药品名称，开具日期等。（　　）

9．处方后记包括医师签名或者加盖专用签章，药品金额以及审核、调配、核对、发药药师签名或者加盖专用签章，签名以示对患者高度负责。（　　）

10．对不规范处方或不能判定其合法性的处方，药师可以酌情调剂。（　　）

11．医疗机构应当根据麻醉药品和精神药品处方开具情况，按照麻醉药品和精神药品品种、规格对其消耗量进行专册登记，专册保存期限为2年。（　　）

教学单元三　基本医疗保险用药管理

【学习目标】

通过本单元的学习，学生应能够掌握基本医疗保险药品目录的纳入条件和分类管理规定；熟悉定点零售药店的概念和管理规定；了解我国基本医疗保险制度改革的目的和发展历程。

【案例导入】

医保目录调整迎来常态化（节选）

国家医保目录迎来新一轮调整。总支出突破2万亿元的全国基本医保基金已经成为我国卫生支出的主要支付方，医保基金用药目录的每次调整都牵动着众多药企的神经。自今年4月29日公开征求意见以来，国家医疗保障局发布的《基本医疗保险用药管理暂行办法》（以下简称《暂行办法》）就备受关注，9月1日起，《暂行办法》开始施行。

8类药品不纳入医保　保健药品受关注

《暂行办法》在第二章《基本医疗保险药品目录》的制定和调整中，将药品分为"纳入""不纳入""直接调出""可以调出"4类。

其中，《暂行办法》明确指出8类药品不纳入《国家基本医疗保险、工伤保险和生育保险药品目录》（以下简称《药品目录》），包括主要起滋补作用的药品；含国家珍贵、濒危野生动植物药材的药品；保健药品；预防性疫苗和避孕药品；主要起增强性功能、治疗脱发、减肥、美容、戒烟、戒酒等作用的药品；因被纳入诊疗项目等原因，无法单独收费的药品；酒制剂、茶制剂，各类果味制剂，口腔含服剂和口服泡腾剂等；其他不符合基本医疗保险用药规定的药品。

被"踢"出《药品目录》的8类药品中，保健药品受到大众普遍关注，不少受访者认为，保健药品确实不应该纳入医保目录。

事实上，不少地方明确规定，医保定点药店不能使用职工医保个人账户购买保健品，否则就属于欺诈骗保行为。但也有一些地方要求不严，致使参保人能用医保个人账户里的钱，在定点药店购买滋补、保健类药品，对此，清华大学医院管理研究院教授杨燕绥认为，这是医保用药管理粗放的表现。

"医保用药'保基本'，其药品目录中的药品应符合临床必需、安全有效、价格合理等基本条件。"在杨燕绥看来，将这8类药品"踢"出药品目录，是医保用药精细化管理、发挥基本医保保障功能的体现。

（资料来源：中国城市报，2020-09-07）

同学们，请想一想，国家为什么要对《基本医疗保险药品目录》中的药品进行限定？

第一节　基本医疗保险制度改革概况

医疗保险是为补偿劳动者因疾病风险造成的经济损失而建立的一项社会保险制度，也是社会保险制度中最重要的险种之一，与基本养老保险、工伤保险、失业保险、生育保险等共同构成现代社会保险制度。基本医疗保险通过用人单位和个人缴费，建立医疗保险基金，参保人员患病就诊发生医疗费用后，由医疗保险机构给予一定的经济补偿。为了保障职工的基本医疗需要，我国从1994年起，在江苏省镇江市和江西省九江市进行了医疗保险制度改革试点。在试点的基础上，1998年国务院发布《国务院关于建立城镇职工基本医疗保险制度的决定》，改革传统的城镇职工医疗保障制度，正式确立我国城镇职工基本医疗保险制度，使全体城镇职工都能享受到基本医疗保障。2009年《中共中央国务院关于深化医药卫生体制改革的意见》拉开了新医改的帷幕，我国基本医疗保险制度在正常覆盖全人口的基础上，不断发展和完善实现了全民医保。2016年国务院出台《关于整合城乡居民基本医疗保险制度的意见》要求"推进城镇居民医保和新农合制度整合，逐步在全国范围内建立起统一的城乡居民医保制度。"2020年2月25日国务院印发《关于深化医疗保障制度改革的意见》，对"要完善统一的城乡居民基本医疗保险制度和大病保险制度，全面建立中国特色医疗保障制度。要坚持应保尽保原则，健全统筹城乡、可持续的基本医疗保险制度。"明确了一系列重要的改革举措。

一、改革的原则和发展目标

1. 基本原则

坚持应保尽保、保障基本，基本医疗保障依法覆盖全民，尽力而为、量力而行，实事求是确定保障范围和标准。坚持稳健持续、防范风险，科学确定筹资水平，均衡各方缴费责任，加强统筹共济，确保基金可持续。坚持促进公平、筑牢底线，强化制度公平，逐步缩小待遇差距，增强对贫困群众基础性、兜底性保障。坚持治理创新、提质增效，发挥市场决定性作用，更好发挥政府作用，提高医保治理社会化、法治化、标准化、智能化水平。坚持系统集成、协同高效，增强医保、医疗、医药联动改革的整体性、系统性、协同性，保障群众获得高质量、有效率、能负担的医药服务。

2. 发展目标

到2025年，医疗保障制度更加成熟定型，基本完成待遇保障、筹资运行、医保支付、基金监管等重要机制和医药服务供给、医保管理服务等关键领域的改革任务。到2030年，全面建成以基本医疗保险为主体，医疗救助为托底，补充医疗保险、商业健康保险、慈善捐赠、医疗互助共同发展的医疗保障制度体系，待遇保障公平适度，基金运行稳健持续，管理服务优化便捷，医保治理现代化水平显著提升，实现更好保障病有所医的目标。

二、覆盖范围、统筹单位和缴费办法

1. 覆盖范围

从1998年到2009年，短短的11年，我国基本医疗保险完成了从0到1史诗般的跳跃。1998年建立以城镇职工为保障对象的城镇职工医疗保险；2003年建立以农村人口为保障对象的新型农村合作医疗；2009年建立以城镇非就业人口为保障对象的城镇居民医疗保险制度，到2011年参保率达95%以上，基本实现了人群全覆盖。2012年以后国际劳工组织和世界卫生组织多次称赞中国拥有了世界上最大的医保体系，降低了患者的自付比例，为全球卫生服务的改善做出了重要贡献。目前，我国已建立了世界上规模最大的基本医疗保障网。

"城镇职工基本医疗保险""城乡居民基本医疗保险"这两种保险所覆盖的人群分别是城镇有工作单位的职工、城镇没有工作单位的居民和农村人口，这三类人群也基本上囊括了城乡人口。所以在某种意义上说，中国已经实现了基本医疗保险的全覆盖，全国基本医疗保险参保人数超过13.5亿人，覆盖面稳定在95%以上，只是报销比例有差别而已。

 小知识

> 企业按照种类企业的划分，包括国有企业、集体企业、股份合作企业、联营企业、有限责任公司、股份有限公司、私营企业和香港、澳门、台湾地区投资企业以及外商投资企业。

2. 统筹单位

基本医疗保险原则上以地级以上行政区（包括地、市、州、盟）为统筹单位，也可以县（市）为统筹单位（以下简称统筹地区）。所有用人单位及其职工（包括中央、省属机关、企业和事业单位及其职工）都要按照属地管理原则参加所在统筹地区的基本医疗保险，执行统一政策，实行基本医疗保险基金的统一筹集、使用和管理。城乡居民按照属地原则参加所在统筹地区的城乡居民基本医疗保险，同一统筹地区执行统一政策，实行基本医保基金的统一筹集、使用和管理。

3.缴费办法

城镇职工基本医疗保险的缴费是通过个人缴费和单位缴费相结合的方式，用人单位和职工双方共同负担基本医疗保险费，实行社会统筹和个人账户相结合。单位的缴费中，一少部分划归到个人账户，剩余的大部分划归到基本医疗保险基金，进行统一筹集、使用和管理，在我们医疗保险报销时，由医疗保险中心统一的支付和调配使用。例如职工上年月均工资高于社会平均工资的300%，以上年社会平均工资的300%为缴费基数。低于上年度60%的，以上年度60%为缴费基数。用缴费基数乘以相应的比例，即为每个月医疗保险的缴费金额。缴费比例各地并不完全相同。医疗保险缴费比例一般为单位6%，个人2%+3元。

国家医疗保障局发布了《2019年城乡居民基本医疗保障工作的通知》，公布了最新缴费标准，具体情况如下：①财政补助标准：城乡居民医保人均财政补助水平增加30元，达到每人每年不低于520元。新增的财政补助中15元用于大病保险。②个人缴费标准：城乡医保个人缴费标准同步增加30元，达到每人每年250元。

三、基本医疗保险统筹基金和个人账户

1.统筹基金和个人账户的关系

"城镇职工基本医疗保险"和"城乡居民基本医疗保险"是我国现行的主要医疗保险制度。城镇职工参加基本医疗保险由用人单位和个人共同缴费。职工个人缴纳的基本医疗保险费，全部计入个人账户。用人单位缴纳的基本医疗保险费分为两部分：一部分用于建立统筹基金，另一部分划入个人账户。划入个人账户的比例一般为用人单位缴费的30%左右，具体比例由统筹地区根据个人账户的支付范围和职工年龄结构等因素确定。城乡居民参加基本医疗保险由个人缴费，政府按规定给予补助，根据2019年，国家医疗保障局、财政部印发的《关于做好2019年城乡居民基本医疗保障工作的通知》，城乡居民基本医疗保险费全部实行统筹管理，不设个人账户。

 小知识

> 统筹基金和个人账户要划定各自的支付范围，分别核算，不得互相挤占，是为了避免统筹基金透支个人账户。

2.统筹基金和个人账户各自的支付范围

统筹基金和个人账户要划定各自的支付范围，分别核算，不得互相挤占。城镇职工基本医疗保险的统筹基金主要用于支付特殊病种门诊、住院医疗费用中属于基本医疗保险支付范围的费用，不能支付普通门诊费用和全自费项目的费用，不能支付因违法犯罪、酗酒、自杀、自残、工伤、生育、交通事故、医疗事故以及其他责任事故发生的医疗费用。个人账户基金用于支付在定点医疗机构或定点零售药店发生的，符合基本医疗保险药品目录、诊疗项目范围、医疗服务设施标准所规定项目范围内个人需支付的医药费用。城乡居民基本保险统筹基金开展门诊统筹和解决大病医疗费用。

3.统筹资金起付标准和最高支付限额

统筹基金的起付标准原则上控制在当地职工年平均工资的10%左右，最高支付限额原则上控制在当地职工年平均工资的4倍左右。起付标准以下的医疗费用，从个人账户中支付或由个人自付。起付标准以上、最高支付限额以下的医疗费用，主要从统筹基金中支付，个人也要负担一定比例。超过最高支付限额的医疗费用，可以通过商业医疗保险等途径解决。统筹基金的具体起付标准、最高支付限额以及在起付标准以上和最高支付限额以下医疗费用的个人负担比例，由统筹地区根据以收定支、收支平衡的原则确定。

城乡基本医疗保险的门诊统筹待遇：起付标准200元，一个待遇年度内发生的门（急）诊医疗费用，在社区医疗机构就诊的，基金支付50%，非社区医疗机构就诊的，基金支付30%，年度基金支付限额300元。80周岁以上老年居民基金支付比例在以上支付比例基础上增加5%，年度基金支付限额增加10%。

住院待遇：在定点医疗机构发生的住院医疗费用，起付标准为三级医疗机构1000元，二级医疗机构500元，一级及以下医疗机构300元。起付标准以上部分，老年居民、其他居民基金支付比例分别为：三级医疗机构65%，二级医疗机构85%，一级及以下医疗机构90%，80周岁以上老人各级医疗机构基金支付比例在上述基础上增加5%；学生儿童、大学生各级医疗机构基金支付比例分别为80%、90%、95%。

四、健全基本医疗保险基金的管理和监督机制

基本医疗保险基金纳入财政专户管理，专款专用，不得挤占挪用。社会保险经办机构负责基本医疗保险基金的筹集、管理和支付，并要建立健全预决算制度、财务会计制度和内部审计制度。社会保险经办机构的事业经费不得从基金中提取，由各级财政预算解决。

基本医疗保险基金的银行计息办法：当年筹集的部分，按活期存款利率计息；上年结转的基金本息，按3个月期整存整取银行存款利率计息；存入社会保障财政专户的沉淀资金，比照3年期零存整取储蓄存款利率计息，并不低于该档次利率水平。个人账户的本金和利息归个人所有，可以结转使用和继承。各级劳动保障和财政部门，要加强对基本医疗保险基金的监督管理。

小·贴士

社会保险经办机构的事业经费不能从基金中提取，目的是为了保证基金的完整和安全，避免任何单位和个人侵占挪用基金。

审计部门要定期对社会保险经办机构的基金收支情况和管理情况进行审计。统筹地区应设立由政府有关部门代表、用人单位代表、医疗机构代表、工会代表和有关专家参加的医疗保险基金监督组织，加强对基本医疗保险基金的社会监督。

五、加强医疗服务管理

基本医疗保险基金支付范围由国务院医疗保障主管部门组织制定，并应当听取国务院卫生健康主管部门等的意见。国务院医疗保障主管部门应当对纳入支付范围的基本医疗保险药

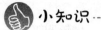

品目录等组织开展循证医学和经济性评价，并应当听取国务院卫生健康主管部门等有关方面的意见。县级以上人民政府应当组织卫生健康、医疗保障、药品监督管理、发展改革、财政等部门建立沟通协商机制，加强制度衔接和工作配合，提高医疗卫生资源使用效率和保障水平。

人力资源和社会保障部会同国家卫健委、财政部等有关部门制定定点医疗机构和定点药店的资格审定办法。社会保险经办机构要根据中西医并举，基层、专科和综合医疗机构兼顾，方便职工就医的原则，负责确定定点医疗机构和定点药店，并同定点医疗机构和定点药店签订合同，明确各自的责任、权利和义务。在确定定点医疗机构和定点药店时，要引进竞争机制，患者可选择若干定点医疗机构就医、购药，也可持处方在若干定点药店购药。

第二节　基本医疗保险用药范围的管理

为了保障职工基本医疗用药，合理控制药品费用，基本医疗保险用药范围通过制定《基本医疗保险药品目录》（以下简称《药品目录》）进行管理。最新基本医保药品目录的依据是2019年国家医保局发布的《国家基本医疗保险、工伤保险和生育保险药品目录》。目录共有药品2643个，其中西药1322个、中成药1321个（含民族药93个），采用准入法管理的中药饮片892个。与原先执行的目录相比，这次目录调整常规准入部分共新增了148个品种。此后，国家通过药品集中谈判，又将97种药品纳入医保药品目录，价格平均降幅60.7%。

一、纳入《药品目录》药品的原则和条件

1. 原则

确定《药品目录》中药品品种时要考虑临床治疗的基本需要，也要考虑地区间的经济差异和用药习惯，中西药并重。2019年国家医疗保障局发布《关于建立医疗保障待遇清单管理制度的意见(征求意见稿)》中提到国家统一制定国家基本医疗保险药品目录，各地严格按照国家基本医疗保险药品目录执行，原则上不得自行制定目录或用变通的方法增加目录内药品，也不得自行调整目录内药品的限定支付范围。对于原省级药品目录内按规定调增的乙类药品，应在3年内逐步消化。消化过程中，各省应优先将纳入国家重点监控范围的药品调整出支付范围。

2. 条件

（1）纳入《药品目录》的药品　应是临床必需、安全有效、价格合理、使用方便、市场能够保证供应的药品，并具备下列条件之一：①《中华人民共和国药典》（现行版）收载的药品；②符合国家药品监督管理部门颁发标准的药品；③国家药品监督管理部门批准正式进口的药品。

（2）不能纳入《药品目录》药品的种类　①主要起营养滋补作用的药品；②部分可以入药的动物及动物脏器，干（水）果类；③用中药材和中药饮片炮制的各类酒制剂；④各类药品中的果味制剂、口服泡腾剂；⑤血液制品、蛋白类制品（特殊适应证与急救、抢救除外）；⑥劳动保障部规定基本医疗保险基金不予支付的其他药品。

二、基本医疗保险用药的分类管理

《药品目录》中的西药和中成药在《国家基本药物》的基础上遴选，并分为"甲类目录"和"乙类目录"。

"甲类目录"的药品是临床治疗必需、使用广泛、疗效好、同类药品中价格低的药品。由国家统一制定，各地不得调整。

"乙类目录"的药品是可供临床治疗选择使用、疗效好、同类药品中比"甲类目录"药品价格略高的药品。由国家制定，各省、自治区、直辖市可根据当地经济水平、医疗需求和用药习惯，适当进行调整，增加和减少的品种数之和不得超过国家制定的"乙类目录"药品总数的15%，即各地对"乙类目录"中的药品有15％的调整权。各省、自治区、直辖市对本省（自治区、直辖市）《药品目录》"乙类目录"中易滥用、毒副作用大的药品，可按临床适应证和医院级别分别予以限定。

三、基本医疗保险用药的支付原则

医保支付是保障群众获得优质医药服务、提高基金使用效率的关键机制。

使用"甲类目录"的药品所产生的费用，按基本医疗保险的规定支付。使用"乙类目录"的药品所产生的费用，先由参保人员自付一定比例，再按基本医疗保险的规定支付。个人自付的具体比例，由统筹地区规定，报省、自治区、直辖市劳动保障行政部门备案。使用中药饮片所产生的费用，除基本医疗保险基金不予支付的药品外，均按基本医疗保险的规定支付。急救、抢救期间所需药品的使用可适当放宽范围，各统筹地区要根据当地实际制定具体的管理办法。

四、《药品目录》的制定与调整

1.《药品目录》的制定

国家《药品目录》的组织制定工作由人力资源和社会保障部负责，并由人力资源和社会保障部、国家发改委、财政部、国家卫健委、国家药品监督管理局和国家中医药管理局组成的国家《药品目录》评审领导小组共同负责制订，由人力资源和社会保障部发布。各省、自治区、直辖市《药品目录》的制定工作由各省、自治区、直辖市人力资源和社会保障行政部门负责，要参照国家《药品目录》制定工作的组织形式，建立相应的评审机构和专家组，会同有关部门共同制定，并报人力资源和社会保障部备案。

2.《药品目录》的调整

国家《药品目录》原则上每两年调整一次，各省、自治区、直辖市《药品目录》进行相应调整。国家《药品目录》的新药增补工作每年进行一次，各地不得自行进行新药增补。增补进入国家"乙类目录"的药品，各省、自治区、直辖市可根据实际情况，确定是否进入当地的"乙类目录"。

第三节　基本医疗保险定点零售药店的监督管理

一、定点零售药店的概念

定点零售药店，是指经统筹地区劳动保障行政部门审查，并经社会保险经办机构确定的，为城镇职工基本医疗保险参保人员提供处方外配服务的零售药店。

处方外配，是指参保人员持定点医疗机构处方，在定点零售药店购药的行为。

二、定点零售药店应具备的条件

定点零售药店成立应具备以下条件：

① 持有"药品经营许可证"、GSP认证证书和营业执照，经药品监督管理部门年检合格。

小知识

　　将定点零售药店的定点服务内容限定在处方外配，有利于参保人员安全、有效地使用药品，也有利于杜绝药品销售中"以物代药"等不规范行为，以及分清定点医疗机构和定点零售药店在药事事故中的责任。

　　② 遵守《中华人民共和国药品管理法》及有关法规，有健全和完善的药品质量保证制度，能确保供药安全、有效和服务质量。

　　③ 严格执行国家、省（自治区、直辖市）规定的药品价格政策，经物价部门监督检查合格。

　　④ 具备及时供应基本医疗保险用药、24小时提供服务的能力。

　　⑤ 能保证营业时间内至少有1名药师在岗，营业人员需经地级以上药品监督管理部门培训合格。

　　⑥ 严格执行城镇职工基本医疗保险制度有关政策规定，有规范的内部管理制度，配备必要的管理人员和设备。

三、定点零售药店管理的规定

1. 外配处方管理的规定

　　外配处方必须由定点医疗机构医师开具，有医师签名和定点医疗机构盖章，处方经药师审核签字后方可发药，处方保存2年以上以备核查。

　　定点零售药店应配备专（兼）职管理人员，与社会保险经办机构共同做好各项管理工作。对外配处方要分别管理、单独建账。要定期向统筹地区社会保险经办机构报告处方外配服务及费用发生情况。有义务提供与费用审核相关的资料及账目清单。

2. 社会保险经办机构的职责

　　① 与定点零售药店签订包括服务范围、服务内容、服务质量、药费结算办法以及药费审核与控制等内容的协议，明确双方的责任、权利和义务。协议有效期一般为1年。任何一方违反协议，对方均有权解除协议，但须提前通知对方和参保人，并报劳动保障行政部门备案。

　　② 加强对定点零售药店处方外配服务情况的检查和费用的审核。

　　③ 按照基本医疗保险有关政策规定和与定点零售药店签订的协议，按时足额结算费用。对违反规定的费用，社会保险经办机构不予支付。

3. 劳动保障行政部门的职责

　　① 组织药品监督管理、物价、医药行业主管部门等有关部门，加强对定点零售药店处方外配服务和管理的监督检查。

　　② 对定点零售药店的资格进行年度审核。对违反规定的定点零售药店，劳动保障部门可视不同情况，责令其限期改正，或取消其定点资格。

案例

医保电子凭证来了！今年3月广州将推广至全市所有定点医药机构（节选）

　　1月21日，记者从广州市医保中心获悉，广州市作为广东省医保电子凭证广东省首批试点城市之一，试点一个月余以来已有120万参保人首尝"头啖汤"，据悉，目前，已累计完成医保个账支付10万余笔。广州市参保人可通过医保电子凭证体验使用明细查询、医药机构查询、医保账户余额查询、医疗费用支付等服务。目前，广州市已有400余家定点医院、2000多家定点药店实现医保电子凭证扫码支付服务，预计将于今年3月推广至全市所有定点医药机构。

（资料来源：信息时报，2020-01-22）

> 同学们，请想一想：实行医保电子码支付的做法对国家、参保人和定点零售药店都有何好处？

【能力与知识要点】 >>>

1．能够判断某一药品是否属于基本医疗保险药品，属于甲类还是乙类。
2．了解基本医疗保险的缴费办法。
3．明确基本医疗保险的构成，以及各自的支付范围。

【实践练习】 >>>

1．实践目的

学生能够通过查找《基本医疗保险药品目录》来判断某药品是否属于医保报销范围，并明确报销比例。

2．实践准备

（1）人员准备　将学生分为6～8人的项目小组，每组学生推选2人担任组长与其他组员共同完成实践练习。

（2）其他准备　准备好最新版的《基本医疗保险目录》。

3．实践地点

教室为实践地点。

4．实践内容

① 教师给出某一种《基本医疗保险目录》药品，可任选。

② 学生自行查阅《基本医疗保险目录》，判断是否在目录内，属于甲类还是乙类，给出答案。

③ 教师点评。

【同步测试】 >>>

（一）A型题（最佳选择题）（备选答案中只有1个最佳答案）

1．以下有关基本医疗保险说明不正确的是（　　　）。

A．参保人员在非选定的定点医院就医所发生的费用，可由基本医疗保险基金支付

B．位于城市的企业医疗机构要逐步移交地方政府统筹管理，纳入城镇医疗服务体系

C．《基本医疗保险药品目录》中以"基本医疗保险基金不予支付"的方式列出药品目录的是中药饮片

D．《基本医疗保险药品目录》的"甲类目录"由国家统一制定，各地不得调整

E．《城镇职工基本医疗保险定点零售药店管理办法》规定，定点零售药店对外配处方要分别管理，单独建账

2．基本医疗保险用药范围的管理方式是（　　　）。

A．通过制订单病种最高付费来管理

B．通过控制医生用药行为来管理

C．通过控制药品价格来管理

D．通过制订《基本医疗保险药品目录》进行管理

E．通过制订定点医疗机构处方集来管理

3．对定点零售药店处方外配情况进行检查、审核及结算的部门是（　　　）。

A．统筹地区卫生行政管理部门

B．统筹地区药品监督管理部门

C．统筹地区劳动和社会保障部门

D．统筹地区消费者权益保护组织

E．统筹地区社保经办机构

（二）B型题（配伍选择题）（备选答案在前，试题在后。每组若干题，每组题均对应同1组备选答案。每题只有1个正确答案，每个备选答案可重复选用，也可以不选用）

[4～6题]

A．处方外配   B．外配处方

C．甲类目录   D．乙类目录

E．药品目录

4．由国家统一制定，各地不得调整的《基本医疗保险药品目录》是（   ）。

5．参保人员持定点医疗机构处方，在定点零售药店购药的行为是（   ）。

6．原则上每两年调整一次，新药增补工作每年进行一次的是国家的（   ）。

（三）X型题（多项选择题）（每题的备选答案中有2个或2个以上的正确答案。少选或多选均不得分）

7．定点零售药店必备的条件是（   ）。

A．持有"药品经营许可证"、GSP认证证书和营业执照，经药品监督管理部门年检合格

B．遵守《药品管理法》及有关法规，确保供药安全、有效和服务质量

C．严格执行国家、省规定的药品价格政策和有关医疗保险政策

D．具备及时供应基本医保用药，24小时提供服务的能力

E．能保证营业时间内至少有一名药师在岗，营业人员需经地级以上药监部门培训合格

8．以下叙述为正确的是（   ）。

A．外配处方要有药师审核签字，并保存2年以上备查

B．外配处方必须由定点医疗机构医师开具有医师签名和盖章

C．对外配处方要分别管理、单独建账

D．统筹地区社保经办机构在获得定点资格的零售药店范围内确定零售药店、统发定点零售药店标牌

E．统筹地区社保经办机构与定点零售药店签订的协议有效期为1年

教学单元四   国家基本药物制度

【学习目标】▶▶▶▶

通过本教学单元的学习，学生应能够明确国家基本药物的概念，掌握我国基本药物遴选原则，为将来参与相关工作打下基础。

【案例导入】▶▶▶▶

12种抗癌新药纳入新版国家药物目录

国家卫生健康委副主任李斌透露，我国进一步加大癌症防治用药保障力度，将临床急

需的12种抗肿瘤新药纳入2018年版《国家基本药物目录》，其中不乏小分子靶向药等创新药物。国家卫生健康委副主任李斌表示，针对抗癌药进医院最后一公里的问题，明确谈判药品费用不纳入总额控制范围，要求医疗机构不得以费用总额控制、"药占比"和医疗机构基本用药目录等为由，影响谈判药品的供应和合理用药需求。李斌还表示，目前全国建有肿瘤登记处574个，覆盖4.38亿人，已经建立了短缺药品信息直报系统，比如近日就采取有效措施缓解了"抗乳腺癌药物赫赛汀"的供应紧张问题。国家卫生健康委副主任李斌表示，截至2018年底，全国有802家三级综合医院和肿瘤专科医院采购了国家医保谈判抗癌药，其中采购4种以上的医院达到259家，努力满足癌症患者的用药需求。

（资料来源：九江新闻，2019-02-22）

思考

1. 基本药物的概念是什么？
2. 我国基本药物的遴选原则是什么？

从这个案例中，我们可以看到，加强基本药物的管理对提高药品可及性的重大意义。基本药物管理制度的推行能够促进药品获得的公平性，帮助医疗保健体系建立药品使用的优先权。通过本单元的学习，大家可以掌握基本药物的含义和基本药物的遴选原则。

> **小知识**
> 基本药物制度是WHO于1975年开始向各个国家推荐，针对药品市场更新换代加快和药品的巨大浪费的情况，建议这些国家制定《国家基本药物目录》。同时WHO将此做法作为该组织药物政策的战略任务。

一、国家基本药物的概念

国家基本药物指国家为了使本国社会公众获得基本医疗保障，既要满足社会公众用药需求，又能在整体上控制医疗费用，减少药品浪费和不合理用药问题，由国家主管部门从目前应用的各类药物中经过科学评价而遴选出具有代表性的、可供临床选择的基本药物。

二、制定国家基本药物制度的指导思想

1. 坚持我国医疗制度改革的总方向

我国的医疗卫生事业是一项具有公益性的福利事业。实行医疗保健制度改革的基本方针是实行医疗费用由国家、集体、个人三方合理负担，充分考虑各方面的承受能力，使社会公众能获得基本医疗保障，以增进社会公众健康，这是由我国经济发展水平和卫生事业的性质所决定的。我国建立医疗保障制度的目的是使职工群众得到基本的医疗保障，体现社会主义制度的优越性，但实际工作中也存在国家包得过多的问题和浪费现象，其中，药物治疗费用占有相当的比例。因此，要通过制定国家基本药物制度，来发挥基本药物的优势，消除弊端，并长期坚持下去。

2. 坚持进一步完善我国药品监督管理机制的方向

根据世界卫生组织倡导的基本药物方针，结合我国国情以及发达国家先进的药品管理经验，在我国制定并实施国家基本药物制度，改革药品产、供、销体制和经营方针，保证安全有效、经济方便品种的生产和供应，确保进口药品更具选择性，指导医患者合理使用药物，实现药品生产、供应、使用的良性运转，为我国实行处方药和非处方药管理制度奠定良好的基础。

3. 医药卫生体制改革与国家基本药物制度

2008年国务院颁布的《关于深化医药卫生体制改革的意见》中明确提出，中央政府统一

制定和发布国家基本药物目录，基本药物由国家实行招标定点生产或集中采购，基层医疗卫生机构基本药物直接配送覆盖面力争达到80%。在合理确定生产环节利润水平的基础上统一制定零售价，确保基本药物的生产供应，保障群众基本用药。城市社区卫生服务中心（站）、乡镇卫生院、村卫生室等基层医疗卫生机构应全部使用基本药物，其他各类医疗机构也要将基本药物作为首选药物并确定使用比例。基本药物全部纳入基本医疗保障体系药物报销目录，报销比例明显高于非基本药物。

三、国家基本药物的遴选

1. 遴选范围

国家基本药物主要来源于国家药品标准收载的品种以及国家药品监督管理局批准正式生产的新药和国家药品监督管理局批准进口的药品。

2. 遴选原则

国家基本药物目录原则上3年调整一次。遴选过程严格按照"防治必需、安全有效、价格合理、使用方便、中西药并重"的原则，结合我国疾病谱，突出常见病、多发病防治需要，进一步优化结构，保持合理的品种、剂型和规格，充分兼顾重大公共卫生服务项目、重大疾病保障、中西医临床路径实施、重大新药创制科技专项等相关政策要求，促进医保、医药、医疗互联互动，推动公立医院改革，确保基本药物安全可及，逐步满足群众基本用药需求。

（1）防治必需　与原来"重治疗、轻预防"的思路不同，新的国家基本药物制度既重视临床治疗的需要，也重视卫生保健的预防作用，防治结合，双管齐下。

（2）安全有效　现有资料和临床使用经验或通过进一步的研究能够证实其疗效确切、不良反应小、质量稳定的品种，并应当参考世界卫生组织基本药物名单。

（3）价格合理　在临床必须、使用安全的前提下，适宜的价格是遴选基本药物的又一重要指标。在评价药品的价格时，必须考虑整个疗程的费用，而不只是考虑药品本身的单价。

（4）使用方便　有合适的剂型和适宜的包装，便于携带、服用、运输和储存。

（5）中西药并重　在遴选基本药物的过程中，必须把中药和化学药品摆在同等重要的地位。

【 能力与知识要点 】▶▶▶

1. 能够判断某一药物是否为国家基本药物。
2. 掌握我国基本药物遴选原则。
3. 熟悉基本药物的概念。
4. 了解我国基本药物制度制定的指导思想。

【 实践练习 】▶▶▶

1. 实践目的

熟悉国家基本药物制度，可通过查找资料判断某药品是否为国家基本药物。

2. 实践准备

（1）人员准备　将学生分为6～8人的项目小组，每组学生推选2人担任组长与其他组员共同完成实践练习。

（2）材料准备　药品品种清单、电脑。

3．实践地点

机房为实践地点。

4．实践内容

通过查询国家基本药物目录，判断所给出的品种是否属于国家基本药物，具体为哪一类别。

【同步测试】

（一）A型题（最佳选择题）（备选答案中只有1个最佳答案）

1．国家药物政策的遴选应遵循的原则（　　）。

A．防治必需、安全有效、价格合理、使用方便、中西药并重、基本保障、临床首选和基层能够配备

B．防治必需、安全有效、价格合理、使用方便、中西药并重

C．临床必需、安全有效、财政支持、供应体系、中西药并重

D．基本药物、安全有效、价格合理、使用方便、合理用药

E．安全有效、价格合理、财政支持、使用方便、中西药并重

2．国家基本药物目录实行动态调整管理，不断优化基本药物品种、类别与结构比例，原则上（　　）调整一次。

A．1年　　　　　B．2年　　　　　C．3年　　　　　D．4年　　　　　E．5年

（二）X型题（多项选择题）（每题的备选答案中有2个或2个以上的正确答案。少选或多选均不得分）

3．纳入国家基本药物目录中的药品应当是（　　）。

A．《中华人民共和国药典》收载的

B．国家卫健委、国家药品监督管理局颁布药品标准的

C．必须是急救、抢救用药

D．必须是独家生产品种

E．必须是效果显著的品种

附录1　中华人民共和国药品管理法

《中华人民共和国药品管理法》已由中华人民共和国第十三届全国人民代表大会常务委员会第十二次会议于2019年8月26日修订通过，现予公布，自2019年12月1日起施行。

（2019年8月26日第十三届全国人大常委会第十二次会议第二次修订。根据2015年4月24日第十二届全国人大常委会第十四次会议《关于修改〈中华人民共和国药品管理法〉的决定》第二次修正。根据2013年12月28日第十二届全国人大常委会第六次会议《关于修改〈中华人民共和国海洋环境保护法〉等七部法律的决定》第一次修正。2001年2月28日第九届全国人大常委会第二十次会议第一次修订。1984年9月20日第六届全国人大常委会第七次会议通过）

第一章　总　则

第一条　为了加强药品管理，保证药品质量，保障公众用药安全和合法权益，保护和促进公众健康，制定本法。

第二条　在中华人民共和国境内从事药品研制、生产、经营、使用和监督管理活动，适用本法。

本法所称药品，是指用于预防、治疗、诊断人的疾病，有目的地调节人的生理机能并规定有适应症或者功能主治、用法和用量的物质，包括中药、化学药和生物制品等。

第三条　药品管理应当以人民健康为中心，坚持风险管理、全程管控、社会共治的原则，建立科学、严格的监督管理制度，全面提升药品质量，保障药品的安全、有效、可及。

第四条　国家发展现代药和传统药，充分发挥其在预防、医疗和保健中的作用。

国家保护野生药材资源和中药品种，鼓励培育道地中药材。

第五条　国家鼓励研究和创制新药，保护公民、法人和其他组织研究、开发新药的合法权益。

第六条　国家对药品管理实行药品上市许可持有人制度。药品上市许可持有人依法对药品研制、生产、经营、使用全过程中药品的安全性、有效性和质量可控性负责。

第七条　从事药品研制、生产、经营、使用活动，应当遵守法律、法规、规章、标准和规范，保证全过程信息真实、准确、完整和可追溯。

第八条　国务院药品监督管理部门主管全国药品监督管理工作。国务院有关部门在各自职责范围内负责与药品有关的监督管理工作。国务院药品监督管理部门配合国务院有关部门，执行国家药品行业发展规划和产业政策。

省、自治区、直辖市人民政府药品监督管理部门负责本行政区域内的药品监督管理工作。设区的市级、县级人民政府承担药品监督管理职责的部门（以下称药品监督管理部门）负责本行政区域内的药品监督管理工作。县级以上地方人民政府有关部门在各自职责范围内负责与药品有关的监督管理工作。

第九条　县级以上地方人民政府对本行政区域内的药品监督管理工作负责，统一领导、组织、协调本行政区域内的药品监督管理工作以及药品安全突发事件应对工作，建立健全药品监督管理工作机制和信息共享机制。

第十条　县级以上人民政府应当将药品安全工作纳入本级国民经济和社会发展规划，将药品安全工作经费列入本级政府预算，加强药品监督管理能力建设，为药品安全工作提供保障。

第十一条　药品监督管理部门设置或者指定的药品专业技术机构，承担依法实施药品监督管理所需的审评、检验、核查、监测与评价等工作。

第十二条　国家建立健全药品追溯制度。国务院药品监督管理部门应当制定统一的药品追溯标准和规范，推进药品追溯信息互通互享，实现药品可追溯。

国家建立药物警戒制度，对药品不良反应及其他与用药有关的有害反应进行监测、识别、评估和控制。

第十三条　各级人民政府及其有关部门、药品行业协会等应当加强药品安全宣传教育，开展药品安全法律法规等知识的普及工作。

新闻媒体应当开展药品安全法律法规等知识的公益宣传，并对药品违法行为进行舆论监督。有关药品的宣传报道应当全面、科学、客观、公正。

第十四条　药品行业协会应当加强行业自律，建立健全行业规范，推动行业诚信体系建设，引导和督促会员依法开展药品生产经营等活动。

第十五条　县级以上人民政府及其有关部门对在药品研制、生产、经营、使用和监督管理工作中做出突出贡献的单位和个人，按照国家有关规定给予表彰、奖励。

第二章　药品研制和注册

第十六条　国家支持以临床价值为导向、对人的疾病具有明确或者特殊疗效的药物创新，鼓励具有新的治疗机理、治疗严重危及生命的疾病或者罕见病、对人体具有多靶向系统性调节干预功能等的新药研制，推动药品技术进步。

国家鼓励运用现代科学技术和传统中药研究方法开展中药科学技术研究和药物开发，建立和完善符合中药特点的技术评价体系，促进中药传承创新。

国家采取有效措施，鼓励儿童用药品的研制和创新，支持开发符合儿童生理特征的儿童用药品新品种、剂型和规格，对儿童用药品予以优先审评审批。

第十七条　从事药品研制活动，应当遵守药物非临床研究质量管理规范、药物临床试验质量管理规范，保证药品研制全过程持续符合法定要求。

药物非临床研究质量管理规范、药物临床试验质量管理规范由国务院药品监督管理部门会同国务院有关部门制定。

第十八条　开展药物非临床研究，应当符合国家有关规定，有与研究项目相适应的人员、场地、设备、仪器和管理制度，保证有关数据、资料和样品的真实性。

第十九条　开展药物临床试验，应当按照国务院药品监督管理部门的规定如实报送研制方法、质量指标、药理及毒理试验结果等有关数据、资料和样品，经国务院药品监督管理部门批准。国务院药品监督管理部门应当自受理临床试验申请之日起六十个工作日内决定是否同意并通知临床试验申办者，逾期未通知的，视为同意。其中，开展生物等效性试验的，报国务院药品监督管理部门备案。

开展药物临床试验，应当在具备相应条件的临床试验机构进行。药物临床试验机构实行备案管理，具体办法由国务院药品监督管理部门、国务院卫生健康主管部门共同制定。

第二十条　开展药物临床试验，应当符合伦理原则，制定临床试验方案，经伦理委员会审查同意。

伦理委员会应当建立伦理审查工作制度，保证伦理审查过程独立、客观、公正，监督规范开展药物临床试验，保障受试者合法权益，维护社会公共利益。

第二十一条　实施药物临床试验，应当向受试者或者其监护人如实说明和解释临床试验的目的和风险等详细情况，取得受试者或者其监护人自愿签署的知情同意书，并采取有效措施保护受试者合法权益。

第二十二条　药物临床试验期间，发现存在安全性问题或者其他风险的，临床试验申办者应当及时调整临床试验方案、暂停或者终止临床试验，并向国务院药品监督管理部门报告。必要时，国务院药品监督管理部门可以责令调整临床试验方案、暂停或者终止临床试验。

第二十三条　对正在开展临床试验的用于治疗严重危及生命且尚无有效治疗手段的疾病的药物，经医学观察可能获益，并且符合伦理原则的，经审查、知情同意后可以在开展临床试验的机构内用于其他病情相同的患者。

第二十四条 在中国境内上市的药品，应当经国务院药品监督管理部门批准，取得药品注册证书；但是，未实施审批管理的中药材和中药饮片除外。实施审批管理的中药材、中药饮片品种目录由国务院药品监督管理部门会同国务院中医药主管部门制定。

申请药品注册，应当提供真实、充分、可靠的数据、资料和样品，证明药品的安全性、有效性和质量可控性。

第二十五条 对申请注册的药品，国务院药品监督管理部门应当组织药学、医学和其他技术人员进行审评，对药品的安全性、有效性和质量可控性以及申请人的质量管理、风险防控和责任赔偿等能力进行审查；符合条件的，颁发药品注册证书。

国务院药品监督管理部门在审批药品时，对化学原料药一并审评审批，对相关辅料、直接接触药品的包装材料和容器一并审评，对药品的质量标准、生产工艺、标签和说明书一并核准。

本法所称辅料，是指生产药品和调配处方时所用的赋形剂和附加剂。

第二十六条 对治疗严重危及生命且尚无有效治疗手段的疾病以及公共卫生方面急需的药品，药物临床试验已有数据显示疗效并能预测其临床价值的，可以附条件批准，并在药品注册证书中载明相关事项。

第二十七条 国务院药品监督管理部门应当完善药品审评审批工作制度，加强能力建设，建立健全沟通交流、专家咨询等机制，优化审评审批流程，提高审评审批效率。

批准上市药品的审评结论和依据应当依法公开，接受社会监督。对审评审批中知悉的商业秘密应当保密。

第二十八条 药品应当符合国家药品标准。经国务院药品监督管理部门核准的药品质量标准高于国家药品标准的，按照经核准的药品质量标准执行；没有国家药品标准的，应当符合经核准的药品质量标准。

国务院药品监督管理部门颁布的《中华人民共和国药典》和药品标准为国家药品标准。

国务院药品监督管理部门会同国务院卫生健康主管部门组织药典委员会，负责国家药品标准的制定和修订。

国务院药品监督管理部门设置或者指定的药品检验机构负责标定国家药品标准品、对照品。

第二十九条 列入国家药品标准的药品名称为药品通用名称。已经作为药品通用名称的，该名称不得作为药品商标使用。

第三章　药品上市许可持有人

第三十条 药品上市许可持有人是指取得药品注册证书的企业或者药品研制机构等。

药品上市许可持有人应当依照本法规定，对药品的非临床研究、临床试验、生产经营、上市后研究、不良反应监测及报告与处理等承担责任。其他从事药品研制、生产、经营、储存、运输、使用等活动的单位和个人依法承担相应责任。

药品上市许可持有人的法定代表人、主要负责人对药品质量全面负责。

第三十一条 药品上市许可持有人应当建立药品质量保证体系，配备专门人员独立负责药品质量管理。

药品上市许可持有人应当对受托药品生产企业、药品经营企业的质量管理体系进行定期审核，监督其持续具备质量保证和控制能力。

第三十二条 药品上市许可持有人可以自行生产药品，也可以委托药品生产企业生产。

药品上市许可持有人自行生产药品的，应当依照本法规定取得药品生产许可证；委托生产的，应当委托符合条件的药品生产企业。药品上市许可持有人和受托生产企业应当签订委托协议和质量协议，并严格履行协议约定的义务。

国务院药品监督管理部门制定药品委托生产质量协议指南，指导、监督药品上市许可持有人和受托生产企业履行药品质量保证义务。

血液制品、麻醉药品、精神药品、医疗用毒性药品、药品类易制毒化学品不得委托生产；但是，国务院药品监督管理部门另有规定的除外。

第三十三条　药品上市许可持有人应当建立药品上市放行规程,对药品生产企业出厂放行的药品进行审核,经质量受权人签字后方可放行。不符合国家药品标准的,不得放行。

第三十四条　药品上市许可持有人可以自行销售其取得药品注册证书的药品,也可以委托药品经营企业销售。药品上市许可持有人从事药品零售活动的,应当取得药品经营许可证。

药品上市许可持有人自行销售药品的,应当具备本法第五十二条规定的条件;委托销售的,应当委托符合条件的药品经营企业。药品上市许可持有人和受托经营企业应当签订委托协议,并严格履行协议约定的义务。

第三十五条　药品上市许可持有人、药品生产企业、药品经营企业委托储存、运输药品的,应当对受托方的质量保证能力和风险管理能力进行评估,与其签订委托协议,约定药品质量责任、操作规程等内容,并对受托方进行监督。

第三十六条　药品上市许可持有人、药品生产企业、药品经营企业和医疗机构应当建立并实施药品追溯制度,按照规定提供追溯信息,保证药品可追溯。

第三十七条　药品上市许可持有人应当建立年度报告制度,每年将药品生产销售、上市后研究、风险管理等情况按照规定向省、自治区、直辖市人民政府药品监督管理部门报告。

第三十八条　药品上市许可持有人为境外企业的,应当由其指定的在中国境内的企业法人履行药品上市许可持有人义务,与药品上市许可持有人承担连带责任。

第三十九条　中药饮片生产企业履行药品上市许可持有人的相关义务,对中药饮片生产、销售实行全过程管理,建立中药饮片追溯体系,保证中药饮片安全、有效、可追溯。

第四十条　经国务院药品监督管理部门批准,药品上市许可持有人可以转让药品上市许可。受让方应当具备保障药品安全性、有效性和质量可控性的质量管理、风险防控和责任赔偿等能力,履行药品上市许可持有人义务。

第四章　药品生产

第四十一条　从事药品生产活动,应当经所在地省、自治区、直辖市人民政府药品监督管理部门批准,取得药品生产许可证。无药品生产许可证的,不得生产药品。

药品生产许可证应当标明有效期和生产范围,到期重新审查发证。

第四十二条　从事药品生产活动,应当具备以下条件:

(一)有依法经过资格认定的药学技术人员、工程技术人员及相应的技术工人;

(二)有与药品生产相适应的厂房、设施和卫生环境;

(三)有能对所生产药品进行质量管理和质量检验的机构、人员及必要的仪器设备;

(四)有保证药品质量的规章制度,并符合国务院药品监督管理部门依据本法制定的药品生产质量管理规范要求。

第四十三条　从事药品生产活动,应当遵守药品生产质量管理规范,建立健全药品生产质量管理体系,保证药品生产全过程持续符合法定要求。

药品生产企业的法定代表人、主要负责人对本企业的药品生产活动全面负责。

第四十四条　药品应当按照国家药品标准和经药品监督管理部门核准的生产工艺进行生产。生产、检验记录应当完整准确,不得编造。

中药饮片应当按照国家药品标准炮制;国家药品标准没有规定的,应当按照省、自治区、直辖市人民政府药品监督管理部门制定的炮制规范炮制。省、自治区、直辖市人民政府药品监督管理部门制定的炮制规范应当报国务院药品监督管理部门备案。不符合国家药品标准或者不按照省、自治区、直辖市人民政府药品监督管理部门制定的炮制规范炮制的,不得出厂、销售。

第四十五条　生产药品所需的原料、辅料,应当符合药用要求、药品生产质量管理规范的有关要求。

生产药品,应当按照规定对供应原料、辅料等的供应商进行审核,保证购进、使用的原料、辅料等符合前款规定要求。

第四十六条 直接接触药品的包装材料和容器，应当符合药用要求，符合保障人体健康、安全的标准。对不合格的直接接触药品的包装材料和容器，由药品监督管理部门责令停止使用。

第四十七条 药品生产企业应当对药品进行质量检验。不符合国家药品标准的，不得出厂。

药品生产企业应当建立药品出厂放行规程，明确出厂放行的标准、条件。符合标准、条件的，经质量受权人签字后方可放行。

第四十八条 药品包装应当适合药品质量的要求，方便储存、运输和医疗使用。

发运中药材应当有包装。在每件包装上，应当注明品名、产地、日期、供货单位，并附有质量合格的标志。

第四十九条 药品包装应当按照规定印有或者贴有标签并附有说明书。

标签或者说明书应当注明药品的通用名称、成分、规格、上市许可持有人及其地址、生产企业及其地址、批准文号、产品批号、生产日期、有效期、适应症或者功能主治、用法、用量、禁忌、不良反应和注意事项。标签、说明书中的文字应当清晰，生产日期、有效期等事项应当显著标注，容易辨识。

麻醉药品、精神药品、医疗用毒性药品、放射性药品、外用药品和非处方药的标签、说明书，应当印有规定的标志。

第五十条 药品上市许可持有人、药品生产企业、药品经营企业和医疗机构中直接接触药品的工作人员，应当每年进行健康检查。患有传染病或者其他可能污染药品的疾病的，不得从事直接接触药品的工作。

第五章　药品经营

第五十一条 从事药品批发活动，应当经所在地省、自治区、直辖市人民政府药品监督管理部门批准，取得药品经营许可证。从事药品零售活动，应当经所在地县级以上地方人民政府药品监督管理部门批准，取得药品经营许可证。无药品经营许可证的，不得经营药品。

药品经营许可证应当标明有效期和经营范围，到期重新审查发证。

药品监督管理部门实施药品经营许可，除依据本法第五十二条规定的条件外，还应当遵循方便群众购药的原则。

第五十二条 从事药品经营活动应当具备以下条件：

（一）有依法经过资格认定的药师或者其他药学技术人员；

（二）有与所经营药品相适应的营业场所、设备、仓储设施和卫生环境；

（三）有与所经营药品相适应的质量管理机构或者人员；

（四）有保证药品质量的规章制度，并符合国务院药品监督管理部门依据本法制定的药品经营质量管理规范要求。

第五十三条 从事药品经营活动，应当遵守药品经营质量管理规范，建立健全药品经营质量管理体系，保证药品经营全过程持续符合法定要求。

国家鼓励、引导药品零售连锁经营。从事药品零售连锁经营活动的企业总部，应当建立统一的质量管理制度，对所属零售企业的经营活动履行管理责任。

药品经营企业的法定代表人、主要负责人对本企业的药品经营活动全面负责。

第五十四条 国家对药品实行处方药与非处方药分类管理制度。具体办法由国务院药品监督管理部门会同国务院卫生健康主管部门制定。

第五十五条 药品上市许可持有人、药品生产企业、药品经营企业和医疗机构应当从药品上市许可持有人或者具有药品生产、经营资格的企业购进药品；但是，购进未实施审批管理的中药材除外。

第五十六条 药品经营企业购进药品，应当建立并执行进货检查验收制度，验明药品合格证明和其他标识；不符合规定要求的，不得购进和销售。

第五十七条 药品经营企业购销药品，应当有真实、完整的购销记录。购销记录应当注明药品的通用名称、剂型、规格、产品批号、有效期、上市许可持有人、生产企业、购销单位、购销数量、购销价格、购销日期及国务院药品监督管理部门规定的其他内容。

第五十八条　药品经营企业零售药品应当准确无误，并正确说明用法、用量和注意事项；调配处方应当经过核对，对处方所列药品不得擅自更改或者代用。对有配伍禁忌或者超剂量的处方，应当拒绝调配；必要时，经处方医师更正或者重新签字，方可调配。

药品经营企业销售中药材，应当标明产地。

依法经过资格认定的药师或者其他药学技术人员负责本企业的药品管理、处方审核和调配、合理用药指导等工作。

第五十九条　药品经营企业应当制定和执行药品保管制度，采取必要的冷藏、防冻、防潮、防虫、防鼠等措施，保证药品质量。

药品入库和出库应当执行检查制度。

第六十条　城乡集市贸易市场可以出售中药材，国务院另有规定的除外。

第六十一条　药品上市许可持有人、药品经营企业通过网络销售药品，应当遵守本法药品经营的有关规定。具体管理办法由国务院药品监督管理部门会同国务院卫生健康主管部门等部门制定。

疫苗、血液制品、麻醉药品、精神药品、医疗用毒性药品、放射性药品、药品类易制毒化学品等国家实行特殊管理的药品不得在网络上销售。

第六十二条　药品网络交易第三方平台提供者应当按照国务院药品监督管理部门的规定，向所在地省、自治区、直辖市人民政府药品监督管理部门备案。

第三方平台提供者应当依法对申请进入平台经营的药品上市许可持有人、药品经营企业的资质等进行审核，保证其符合法定要求，并对发生在平台的药品经营行为进行管理。

第三方平台提供者发现进入平台经营的药品上市许可持有人、药品经营企业有违反本法规定行为的，应当及时制止并立即报告所在地县级人民政府药品监督管理部门；发现严重违法行为的，应当立即停止提供网络交易平台服务。

第六十三条　新发现和从境外引种的药材，经国务院药品监督管理部门批准后，方可销售。

第六十四条　药品应当从允许药品进口的口岸进口，并由进口药品的企业向口岸所在地药品监督管理部门备案。海关凭药品监督管理部门出具的进口药品通关单办理通关手续。无进口药品通关单的，海关不得放行。

口岸所在地药品监督管理部门应当通知药品检验机构按照国务院药品监督管理部门的规定对进口药品进行抽查检验。

允许药品进口的口岸由国务院药品监督管理部门会同海关总署提出，报国务院批准。

第六十五条　医疗机构因临床急需进口少量药品的，经国务院药品监督管理部门或者国务院授权的省、自治区、直辖市人民政府批准，可以进口。进口的药品应当在指定医疗机构内用于特定医疗目的。

个人自用携带入境少量药品，按照国家有关规定办理。

第六十六条　进口、出口麻醉药品和国家规定范围内的精神药品，应当持有国务院药品监督管理部门颁发的进口准许证、出口准许证。

第六十七条　禁止进口疗效不确切、不良反应大或者因其他原因危害人体健康的药品。

第六十八条　国务院药品监督管理部门对下列药品在销售前或者进口时，应当指定药品检验机构进行检验；未经检验或者检验不合格的，不得销售或者进口：

（一）首次在中国境内销售的药品；

（二）国务院药品监督管理部门规定的生物制品；

（三）国务院规定的其他药品。

第六章　医疗机构药事管理

第六十九条　医疗机构应当配备依法经过资格认定的药师或者其他药学技术人员，负责本单位的药品管理、处方审核和调配、合理用药指导等工作。非药学技术人员不得直接从事药剂技术工作。

第七十条　医疗机构购进药品，应当建立并执行进货检查验收制度，验明药品合格证明和其他标识；不符合规定要求的，不得购进和使用。

第七十一条　医疗机构应当有与所使用药品相适应的场所、设备、仓储设施和卫生环境，制定和执行药品保管制度，采取必要的冷藏、防冻、防潮、防虫、防鼠等措施，保证药品质量。

第七十二条　医疗机构应当坚持安全有效、经济合理的用药原则，遵循药品临床应用指导原则、临床诊疗指南和药品说明书等合理用药，对医师处方、用药医嘱的适宜性进行审核。

医疗机构以外的其他药品使用单位，应当遵守本法有关医疗机构使用药品的规定。

第七十三条　依法经过资格认定的药师或者其他药学技术人员调配处方，应当进行核对，对处方所列药品不得擅自更改或者代用。对有配伍禁忌或者超剂量的处方，应当拒绝调配；必要时，经处方医师更正或者重新签字，方可调配。

第七十四条　医疗机构配制制剂，应当经所在地省、自治区、直辖市人民政府药品监督管理部门批准，取得医疗机构制剂许可证。无医疗机构制剂许可证的，不得配制制剂。

医疗机构制剂许可证应当标明有效期，到期重新审查发证。

第七十五条　医疗机构配制制剂，应当有能够保证制剂质量的设施、管理制度、检验仪器和卫生环境。

医疗机构配制制剂，应当按照经核准的工艺进行，所需的原料、辅料和包装材料等应当符合药用要求。

第七十六条　医疗机构配制的制剂，应当是本单位临床需要而市场上没有供应的品种，并应当经所在地省、自治区、直辖市人民政府药品监督管理部门批准；但是，法律对配制中药制剂另有规定的除外。

医疗机构配制的制剂应当按照规定进行质量检验；合格的，凭医师处方在本单位使用。经国务院药品监督管理部门或者省、自治区、直辖市人民政府药品监督管理部门批准，医疗机构配制的制剂可以在指定的医疗机构之间调剂使用。

医疗机构配制的制剂不得在市场上销售。

第七章　药品上市后管理

第七十七条　药品上市许可持有人应当制定药品上市后风险管理计划，主动开展药品上市后研究，对药品的安全性、有效性和质量可控性进行进一步确证，加强对已上市药品的持续管理。

第七十八条　对附条件批准的药品，药品上市许可持有人应当采取相应风险管理措施，并在规定期限内按照要求完成相关研究；逾期未按照要求完成研究或者不能证明其获益大于风险的，国务院药品监督管理部门应当依法处理，直至注销药品注册证书。

第七十九条　对药品生产过程中的变更，按照其对药品安全性、有效性和质量可控性的风险和产生影响的程度，实行分类管理。属于重大变更的，应当经国务院药品监督管理部门批准，其他变更应当按照国务院药品监督管理部门的规定备案或者报告。

药品上市许可持有人应当按照国务院药品监督管理部门的规定，全面评估、验证变更事项对药品安全性、有效性和质量可控性的影响。

第八十条　药品上市许可持有人应当开展药品上市后不良反应监测，主动收集、跟踪分析疑似药品不良反应信息，对已识别风险的药品及时采取风险控制措施。

第八十一条　药品上市许可持有人、药品生产企业、药品经营企业和医疗机构应当经常考察本单位所生产、经营、使用的药品质量、疗效和不良反应。发现疑似不良反应的，应当及时向药品监督管理部门和卫生健康主管部门报告。具体办法由国务院药品监督管理部门会同国务院卫生健康主管部门制定。

对已确认发生严重不良反应的药品，由国务院药品监督管理部门或者省、自治区、直辖市人民政府药品监督管理部门根据实际情况采取停止生产、销售、使用等紧急控制措施，并应当在五日内组织鉴定，自鉴定结论作出之日起十五日内依法作出行政处理决定。

第八十二条　药品存在质量问题或者其他安全隐患的，药品上市许可持有人应当立即停止销售，告知相关药品经营企业和医疗机构停止销售和使用，召回已销售的药品，及时公开召回信息，必要时应当立即停止生产，并将药品召回和处理情况向省、自治区、直辖市人民政府药品监督管理部门和卫生健康主管部门报告。药品生产企业、药品经营企业和医疗机构应当配合。

药品上市许可持有人依法应当召回药品而未召回的，省、自治区、直辖市人民政府药品监督管理部门应当责令其召回。

第八十三条　药品上市许可持有人应当对已上市药品的安全性、有效性和质量可控性定期开展上市后评价。必要时，国务院药品监督管理部门可以责令药品上市许可持有人开展上市后评价或者直接组织开展上市后评价。

经评价，对疗效不确切、不良反应大或者因其他原因危害人体健康的药品，应当注销药品注册证书。

已被注销药品注册证书的药品，不得生产或者进口、销售和使用。

已被注销药品注册证书、超过有效期等的药品，应当由药品监督管理部门监督销毁或者依法采取其他无害化处理等措施。

第八章　药品价格和广告

第八十四条　国家完善药品采购管理制度，对药品价格进行监测，开展成本价格调查，加强药品价格监督检查，依法查处价格垄断、哄抬价格等药品价格违法行为，维护药品价格秩序。

第八十五条　依法实行市场调节价的药品，药品上市许可持有人、药品生产企业、药品经营企业和医疗机构应当按照公平、合理和诚实信用、质价相符的原则制定价格，为用药者提供价格合理的药品。

药品上市许可持有人、药品生产企业、药品经营企业和医疗机构应当遵守国务院药品价格主管部门关于药品价格管理的规定，制定和标明药品零售价格，禁止暴利、价格垄断和价格欺诈等行为。

第八十六条　药品上市许可持有人、药品生产企业、药品经营企业和医疗机构应当依法向药品价格主管部门提供其药品的实际购销价格和购销数量等资料。

第八十七条　医疗机构应当向患者提供所用药品的价格清单，按照规定如实公布其常用药品的价格，加强合理用药管理。具体办法由国务院卫生健康主管部门制定。

第八十八条　禁止药品上市许可持有人、药品生产企业、药品经营企业和医疗机构在药品购销中给予、收受回扣或者其他不正当利益。

禁止药品上市许可持有人、药品生产企业、药品经营企业或者代理人以任何名义给予使用其药品的医疗机构的负责人、药品采购人员、医师、药师等有关人员财物或者其他不正当利益。禁止医疗机构的负责人、药品采购人员、医师、药师等有关人员以任何名义收受药品上市许可持有人、药品生产企业、药品经营企业或者代理人给予的财物或者其他不正当利益。

第八十九条　药品广告应当经广告主所在地省、自治区、直辖市人民政府确定的广告审查机关批准；未经批准的，不得发布。

第九十条　药品广告的内容应当真实、合法，以国务院药品监督管理部门核准的药品说明书为准，不得含有虚假的内容。

药品广告不得含有表示功效、安全性的断言或者保证；不得利用国家机关、科研单位、学术机构、行业协会或者专家、学者、医师、药师、患者等的名义或者形象作推荐、证明。

非药品广告不得有涉及药品的宣传。

第九十一条　药品价格和广告，本法未作规定的，适用《中华人民共和国价格法》《中华人民共和国反垄断法》《中华人民共和国反不正当竞争法》《中华人民共和国广告法》等的规定。

第九章　药品储备和供应

第九十二条　国家实行药品储备制度，建立中央和地方两级药品储备。

发生重大灾情、疫情或者其他突发事件时，依照《中华人民共和国突发事件应对法》的规定，可以紧急调用药品。

第九十三条   国家实行基本药物制度，遴选适当数量的基本药物品种，加强组织生产和储备，提高基本药物的供给能力，满足疾病防治基本用药需求。

第九十四条   国家建立药品供求监测体系，及时收集和汇总分析短缺药品供求信息，对短缺药品实行预警，采取应对措施。

第九十五条   国家实行短缺药品清单管理制度。具体办法由国务院卫生健康主管部门会同国务院药品监督管理部门等部门制定。

药品上市许可持有人停止生产短缺药品的，应当按照规定向国务院药品监督管理部门或者省、自治区、直辖市人民政府药品监督管理部门报告。

第九十六条   国家鼓励短缺药品的研制和生产，对临床急需的短缺药品、防治重大传染病和罕见病等疾病的新药予以优先审评审批。

第九十七条   对短缺药品，国务院可以限制或者禁止出口。必要时，国务院有关部门可以采取组织生产、价格干预和扩大进口等措施，保障药品供应。

药品上市许可持有人、药品生产企业、药品经营企业应当按照规定保障药品的生产和供应。

第十章   监督管理

第九十八条   禁止生产（包括配制，下同）、销售、使用假药、劣药。

有下列情形之一的，为假药：

（一）药品所含成分与国家药品标准规定的成分不符；

（二）以非药品冒充药品或者以他种药品冒充此种药品；

（三）变质的药品；

（四）药品所标明的适应症或者功能主治超出规定范围。

有下列情形之一的，为劣药：

（一）药品成分的含量不符合国家药品标准；

（二）被污染的药品；

（三）未标明或者更改有效期的药品；

（四）未注明或者更改产品批号的药品；

（五）超过有效期的药品；

（六）擅自添加防腐剂、辅料的药品；

（七）其他不符合药品标准的药品。

禁止未取得药品批准证明文件生产、进口药品；禁止使用未按照规定审评、审批的原料药、包装材料和容器生产药品。

第九十九条   药品监督管理部门应当依照法律、法规的规定对药品研制、生产、经营和药品使用单位使用药品等活动进行监督检查，必要时可以对为药品研制、生产、经营、使用提供产品或者服务的单位和个人进行延伸检查，有关单位和个人应当予以配合，不得拒绝和隐瞒。

药品监督管理部门应当对高风险的药品实施重点监督检查。

对有证据证明可能存在安全隐患的，药品监督管理部门根据监督检查情况，应当采取告诫、约谈、限期整改以及暂停生产、销售、使用、进口等措施，并及时公布检查处理结果。

药品监督管理部门进行监督检查时，应当出示证明文件，对监督检查中知悉的商业秘密应当保密。

第一百条   药品监督管理部门根据监督管理的需要，可以对药品质量进行抽查检验。抽查检验应当按照规定抽样，并不得收取任何费用；抽样应当购买样品。所需费用按照国务院规定列支。

对有证据证明可能危害人体健康的药品及其有关材料，药品监督管理部门可以查封、扣押，并在七日内作出行政处理决定；药品需要检验的，应当自检验报告书发出之日起十五日内作出行政处理决定。

第一百零一条 国务院和省、自治区、直辖市人民政府的药品监督管理部门应当定期公告药品质量抽查检验结果；公告不当的，应当在原公告范围内予以更正。

第一百零二条 当事人对药品检验结果有异议的，可以自收到药品检验结果之日起七日内向原药品检验机构或者上一级药品监督管理部门设置或者指定的药品检验机构申请复验，也可以直接向国务院药品监督管理部门设置或者指定的药品检验机构申请复验。受理复验的药品检验机构应当在国务院药品监督管理部门规定的时间内作出复验结论。

第一百零三条 药品监督管理部门应当对药品上市许可持有人、药品生产企业、药品经营企业和药物非临床安全性评价研究机构、药物临床试验机构等遵守药品生产质量管理规范、药品经营质量管理规范、药物非临床研究质量管理规范、药物临床试验质量管理规范等情况进行检查，监督其持续符合法定要求。

第一百零四条 国家建立职业化、专业化药品检查员队伍。检查员应当熟悉药品法律法规，具备药品专业知识。

第一百零五条 药品监督管理部门建立药品上市许可持有人、药品生产企业、药品经营企业、药物非临床安全性评价研究机构、药物临床试验机构和医疗机构药品安全信用档案，记录许可颁发、日常监督检查结果、违法行为查处等情况，依法向社会公布并及时更新；对有不良信用记录的，增加监督检查频次，并可以按照国家规定实施联合惩戒。

第一百零六条 药品监督管理部门应当公布本部门的电子邮件地址、电话，接受咨询、投诉、举报，并依法及时答复、核实、处理。对查证属实的举报，按照有关规定给予举报人奖励。

药品监督管理部门应当对举报人的信息予以保密，保护举报人的合法权益。举报人举报所在单位的，该单位不得以解除、变更劳动合同或者其他方式对举报人进行打击报复。

第一百零七条 国家实行药品安全信息统一公布制度。国家药品安全总体情况、药品安全风险警示信息、重大药品安全事件及其调查处理信息和国务院确定需要统一公布的其他信息由国务院药品监督管理部门统一公布。药品安全风险警示信息和重大药品安全事件及其调查处理信息的影响限于特定区域的，也可以由有关省、自治区、直辖市人民政府药品监督管理部门公布。未经授权不得发布上述信息。

公布药品安全信息，应当及时、准确、全面，并进行必要的说明，避免误导。

任何单位和个人不得编造、散布虚假药品安全信息。

第一百零八条 县级以上人民政府应当制定药品安全事件应急预案。药品上市许可持有人、药品生产企业、药品经营企业和医疗机构等应当制定本单位的药品安全事件处置方案，并组织开展培训和应急演练。

发生药品安全事件，县级以上人民政府应当按照应急预案立即组织开展应对工作；有关单位应当立即采取有效措施进行处置，防止危害扩大。

第一百零九条 药品监督管理部门未及时发现药品安全系统性风险，未及时消除监督管理区域内药品安全隐患的，本级人民政府或者上级人民政府药品监督管理部门应当对其主要负责人进行约谈。

地方人民政府未履行药品安全职责，未及时消除区域性重大药品安全隐患的，上级人民政府或者上级人民政府药品监督管理部门应当对其主要负责人进行约谈。

被约谈的部门和地方人民政府应当立即采取措施，对药品监督管理工作进行整改。

约谈情况和整改情况应当纳入有关部门和地方人民政府药品监督管理工作评议、考核记录。

第一百一十条 地方人民政府及其药品监督管理部门不得以要求实施药品检验、审批等手段限制或者排斥非本地区药品上市许可持有人、药品生产企业生产的药品进入本地区。

第一百一十一条 药品监督管理部门及其设置或者指定的药品专业技术机构不得参与药品生产经营活动，不得以其名义推荐或者监制、监销药品。

药品监督管理部门及其设置或者指定的药品专业技术机构的工作人员不得参与药品生产经营活动。

第一百一十二条 国务院对麻醉药品、精神药品、医疗用毒性药品、放射性药品、药品类易制毒化学品等有其他特殊管理规定的，依照其规定。

第一百一十三条 药品监督管理部门发现药品违法行为涉嫌犯罪的，应当及时将案件移送公安机关。

对依法不需要追究刑事责任或者免予刑事处罚，但应当追究行政责任的，公安机关、人民检察院、人民法院应当及时将案件移送药品监督管理部门。

公安机关、人民检察院、人民法院商请药品监督管理部门、生态环境主管部门等部门提供检验结论、认定意见以及对涉案药品进行无害化处理等协助的，有关部门应当及时提供，予以协助。

第十一章 法律责任

第一百一十四条 违反本法规定，构成犯罪的，依法追究刑事责任。

第一百一十五条 未取得药品生产许可证、药品经营许可证或者医疗机构制剂许可证生产、销售药品的，责令关闭，没收违法生产、销售的药品和违法所得，并处违法生产、销售的药品（包括已售出和未售出的药品，下同）货值金额十五倍以上三十倍以下的罚款；货值金额不足十万元的，按十万元计算。

第一百一十六条 生产、销售假药的，没收违法生产、销售的药品和违法所得，责令停产停业整顿，吊销药品批准证明文件，并处违法生产、销售的药品货值金额十五倍以上三十倍以下的罚款；货值金额不足十万元的，按十万元计算；情节严重的，吊销药品生产许可证、药品经营许可证或者医疗机构制剂许可证，十年内不受理其相应申请；药品上市许可持有人为境外企业的，十年内禁止其药品进口。

第一百一十七条 生产、销售劣药的，没收违法生产、销售的药品和违法所得，并处违法生产、销售的药品货值金额十倍以上二十倍以下的罚款；违法生产、批发的药品货值金额不足十万元的，按十万元计算，违法零售的药品货值金额不足一万元的，按一万元计算；情节严重的，责令停产停业整顿直至吊销药品批准证明文件、药品生产许可证、药品经营许可证或者医疗机构制剂许可证。

生产、销售的中药饮片不符合药品标准，尚不影响安全性、有效性的，责令限期改正，给予警告；可以处十万元以上五十万元以下的罚款。

第一百一十八条 生产、销售假药，或者生产、销售劣药且情节严重的，对法定代表人、主要负责人、直接负责的主管人员和其他责任人员，没收违法行为发生期间自本单位所获收入，并处所获收入百分之三十以上三倍以下的罚款，终身禁止从事药品生产经营活动，并可以由公安机关处五日以上十五日以下的拘留。

对生产者专门用于生产假药、劣药的原料、辅料、包装材料、生产设备予以没收。

第一百一十九条 药品使用单位使用假药、劣药的，按照销售假药、零售劣药的规定处罚；情节严重的，法定代表人、主要负责人、直接负责的主管人员和其他责任人员有医疗卫生人员执业证书的，还应当吊销执业证书。

第一百二十条 知道或者应当知道属于假药、劣药或者本法第一百二十四条第一款第一项至第五项规定的药品，而为其提供储存、运输等便利条件的，没收全部储存、运输收入，并处违法收入一倍以上五倍以下的罚款；情节严重的，并处违法收入五倍以上十五倍以下的罚款；违法收入不足五万元的，按五万元计算。

第一百二十一条 对假药、劣药的处罚决定，应当依法载明药品检验机构的质量检验结论。

第一百二十二条 伪造、变造、出租、出借、非法买卖许可证或者药品批准证明文件的，没收违法所得，并处违法所得一倍以上五倍以下的罚款；情节严重的，并处违法所得五倍以上十五倍以下的罚款，吊销药品生产许可证、药品经营许可证、医疗机构制剂许可证或者药品批准证明文件，对法定代表人、主要负责人、直接负责的主管人员和其他责任人员，处二万元以上二十万元以下的罚款，十年内禁止从事药品生产经营活动，并可以由公安机关处五日以上十五日以下的拘留；违法所得不足十万元的，按十万元计算。

第一百二十三条 提供虚假的证明、数据、资料、样品或者采取其他手段骗取临床试验许可、药品生产许可、药品经营许可、医疗机构制剂许可或者药品注册等许可的，撤销相关许可，十年内不受理其相应申请，并处五十万元以上五百万元以下的罚款；情节严重的，对法定代表人、主要负责人、直接负责的主管人员和其他责任人员，处二万元以上二十万元以下的罚款，十年内禁止从事药品生产经营活动，并可以由公安机关处五日以上十五日以下的拘留。

第一百二十四条　违反本法规定，有下列行为之一的，没收违法生产、进口、销售的药品和违法所得以及专门用于违法生产的原料、辅料、包装材料和生产设备，责令停产停业整顿，并处违法生产、进口、销售的药品货值金额十五倍以上三十倍以下的罚款；货值金额不足十万元的，按十万元计算；情节严重的，吊销药品批准证明文件直至吊销药品生产许可证、药品经营许可证或者医疗机构制剂许可证，对法定代表人、主要负责人、直接负责的主管人员和其他责任人员，没收违法行为发生期间自本单位所获收入，并处所获收入百分之三十以上三倍以下的罚款，十年直至终身禁止从事药品生产经营活动，并可以由公安机关处五日以上十五日以下的拘留：

（一）未取得药品批准证明文件生产、进口药品；

（二）使用采取欺骗手段取得的药品批准证明文件生产、进口药品；

（三）使用未经审评审批的原料药生产药品；

（四）应当检验而未经检验即销售药品；

（五）生产、销售国务院药品监督管理部门禁止使用的药品；

（六）编造生产、检验记录；

（七）未经批准在药品生产过程中进行重大变更。

销售前款第一项至第三项规定的药品，或者药品使用单位使用前款第一项至第五项规定的药品的，依照前款规定处罚；情节严重的，药品使用单位的法定代表人、主要负责人、直接负责的主管人员和其他责任人员有医疗卫生人员执业证书的，还应当吊销执业证书。

未经批准进口少量境外已合法上市的药品，情节较轻的，可以依法减轻或者免予处罚。

第一百二十五条　违反本法规定，有下列行为之一的，没收违法生产、销售的药品和违法所得以及包装材料、容器，责令停产停业整顿，并处五十万元以上五百万元以下的罚款；情节严重的，吊销药品批准证明文件、药品生产许可证、药品经营许可证，对法定代表人、主要负责人、直接负责的主管人员和其他责任人员处二万元以上二十万元以下的罚款，十年直至终身禁止从事药品生产经营活动：

（一）未经批准开展药物临床试验；

（二）使用未经审评的直接接触药品的包装材料或者容器生产药品，或者销售该类药品；

（三）使用未经核准的标签、说明书。

第一百二十六条　除本法另有规定的情形外，药品上市许可持有人、药品生产企业、药品经营企业、药物非临床安全性评价研究机构、药物临床试验机构等未遵守药品生产质量管理规范、药品经营质量管理规范、药物非临床研究质量管理规范、药物临床试验质量管理规范等的，责令限期改正，给予警告；逾期不改正的，处十万元以上五十万元以下的罚款；情节严重的，处五十万元以上二百万元以下的罚款，责令停产停业整顿直至吊销药品批准证明文件、药品生产许可证、药品经营许可证等，药物非临床安全性评价研究机构、药物临床试验机构等五年内不得开展药物非临床安全性评价研究、药物临床试验，对法定代表人、主要负责人、直接负责的主管人员和其他责任人员，没收违法行为发生期间自本单位所获收入，并处所获收入百分之十以上百分之五十以下的罚款，十年直至终身禁止从事药品生产经营等活动。

第一百二十七条　违反本法规定，有下列行为之一的，责令限期改正，给予警告；逾期不改正的，处十万元以上五十万元以下的罚款：

（一）开展生物等效性试验未备案；

（二）药物临床试验期间，发现存在安全性问题或者其他风险，临床试验申办者未及时调整临床试验方案、暂停或者终止临床试验，或者未向国务院药品监督管理部门报告；

（三）未按照规定建立并实施药品追溯制度；

（四）未按照规定提交年度报告；

（五）未按照规定对药品生产过程中的变更进行备案或者报告；

（六）未制定药品上市后风险管理计划；

（七）未按照规定开展药品上市后研究或者上市后评价。

第一百二十八条 除依法应当按照假药、劣药处罚的外，药品包装未按照规定印有、贴有标签或者附有说明书，标签、说明书未按照规定注明相关信息或者印有规定标志的，责令改正，给予警告；情节严重的，吊销药品注册证书。

第一百二十九条 违反本法规定，药品上市许可持有人、药品生产企业、药品经营企业或者医疗机构未从药品上市许可持有人或者具有药品生产、经营资格的企业购进药品的，责令改正，没收违法购进的药品和违法所得，并处违法购进药品货值金额二倍以上十倍以下的罚款；情节严重的，并处货值金额十倍以上三十倍以下的罚款，吊销药品批准证明文件、药品生产许可证、药品经营许可证或者医疗机构执业许可证；货值金额不足五万元的，按五万元计算。

第一百三十条 违反本法规定，药品经营企业购销药品未按照规定进行记录，零售药品未正确说明用法、用量等事项，或者未按照规定调配处方的，责令改正，给予警告；情节严重的，吊销药品经营许可证。

第一百三十一条 违反本法规定，药品网络交易第三方平台提供者未履行资质审核、报告、停止提供网络交易平台服务等义务的，责令改正，没收违法所得，并处二十万元以上二百万元以下的罚款；情节严重的，责令停业整顿，并处二百万元以上五百万元以下的罚款。

第一百三十二条 进口已获得药品注册证书的药品，未按照规定向允许药品进口的口岸所在地药品监督管理部门备案的，责令限期改正，给予警告；逾期不改正的，吊销药品注册证书。

第一百三十三条 违反本法规定，医疗机构将其配制的制剂在市场上销售的，责令改正，没收违法销售的制剂和违法所得，并处违法销售制剂货值金额二倍以上五倍以下的罚款；情节严重的，并处货值金额五倍以上十五倍以下的罚款；货值金额不足五万元的，按五万元计算。

第一百三十四条 药品上市许可持有人未按照规定开展药品不良反应监测或者报告疑似药品不良反应的，责令限期改正，给予警告；逾期不改正的，责令停产停业整顿，并处十万元以上一百万元以下的罚款。

药品经营企业未按照规定报告疑似药品不良反应的，责令限期改正，给予警告；逾期不改正的，责令停产停业整顿，并处五万元以上五十万元以下的罚款。

医疗机构未按照规定报告疑似药品不良反应的，责令限期改正，给予警告；逾期不改正的，处五万元以上五十万元以下的罚款。

第一百三十五条 药品上市许可持有人在省、自治区、直辖市人民政府药品监督管理部门责令其召回后，拒不召回的，处应召回药品货值金额五倍以上十倍以下的罚款；货值金额不足十万元的，按十万元计算；情节严重的，吊销药品批准证明文件、药品生产许可证、药品经营许可证，对法定代表人、主要负责人、直接负责的主管人员和其他责任人员，处二万元以上二十万元以下的罚款。药品生产企业、药品经营企业、医疗机构拒不配合召回的，处十万元以上五十万元以下的罚款。

第一百三十六条 药品上市许可持有人为境外企业的，其指定的在中国境内的企业法人未依照本法规定履行相关义务的，适用本法有关药品上市许可持有人法律责任的规定。

第一百三十七条 有下列行为之一的，在本法规定的处罚幅度内从重处罚：

（一）以麻醉药品、精神药品、医疗用毒性药品、放射性药品、药品类易制毒化学品冒充其他药品，或者以其他药品冒充上述药品；

（二）生产、销售以孕产妇、儿童为主要使用对象的假药、劣药；

（三）生产、销售的生物制品属于假药、劣药；

（四）生产、销售假药、劣药，造成人身伤害后果；

（五）生产、销售假药、劣药，经处理后再犯；

（六）拒绝、逃避监督检查，伪造、销毁、隐匿有关证据材料，或者擅自动用查封、扣押物品。

第一百三十八条　药品检验机构出具虚假检验报告的，责令改正，给予警告，对单位并处二十万元以上一百万元以下的罚款；对直接负责的主管人员和其他直接责任人员依法给予降级、撤职、开除处分，没收违法所得，并处五万元以下的罚款；情节严重的，撤销其检验资格。药品检验机构出具的检验结果不实，造成损失的，应当承担相应的赔偿责任。

第一百三十九条　本法第一百一十五条至第一百三十八条规定的行政处罚，由县级以上人民政府药品监督管理部门按照职责分工决定；撤销许可、吊销许可证件的，由原批准、发证的部门决定。

第一百四十条　药品上市许可持有人、药品生产企业、药品经营企业或者医疗机构违反本法规定聘用人员的，由药品监督管理部门或者卫生健康主管部门责令解聘，处五万元以上二十万元以下的罚款。

第一百四十一条　药品上市许可持有人、药品生产企业、药品经营企业或者医疗机构在药品购销中给予、收受回扣或者其他不正当利益的，药品上市许可持有人、药品生产企业、药品经营企业或者代理人给予使用其药品的医疗机构的负责人、药品采购人员、医师、药师等有关人员财物或者其他不正当利益的，由市场监督管理部门没收违法所得，并处三十万元以上三百万元以下的罚款；情节严重的，吊销药品上市许可持有人、药品生产企业、药品经营企业营业执照，并由药品监督管理部门吊销药品批准证明文件、药品生产许可证、药品经营许可证。

药品上市许可持有人、药品生产企业、药品经营企业在药品研制、生产、经营中向国家工作人员行贿的，对法定代表人、主要负责人、直接负责的主管人员和其他责任人员终身禁止从事药品生产经营活动。

第一百四十二条　药品上市许可持有人、药品生产企业、药品经营企业的负责人、采购人员等有关人员在药品购销中收受其他药品上市许可持有人、药品生产企业、药品经营企业或者代理人给予的财物或者其他不正当利益的，没收违法所得，依法给予处分；情节严重的，五年内禁止从事药品生产经营活动。

医疗机构的负责人、药品采购人员、医师、药师等有关人员收受药品上市许可持有人、药品生产企业、药品经营企业或者代理人给予的财物或者其他不正当利益的，由卫生健康主管部门或者本单位给予处分，没收违法所得；情节严重的，还应当吊销其执业证书。

第一百四十三条　违反本法规定，编造、散布虚假药品安全信息，构成违反治安管理行为的，由公安机关依法给予治安管理处罚。

第一百四十四条　药品上市许可持有人、药品生产企业、药品经营企业或者医疗机构违反本法规定，给用药者造成损害的，依法承担赔偿责任。

因药品质量问题受到损害的，受害人可以向药品上市许可持有人、药品生产企业请求赔偿损失，也可以向药品经营企业、医疗机构请求赔偿损失。接到受害人赔偿请求的，应当实行首负责任制，先行赔付；先行赔付后，可以依法追偿。

生产假药、劣药或者明知是假药、劣药仍然销售、使用的，受害人或者其近亲属除请求赔偿损失外，还可以请求支付价款十倍或者损失三倍的赔偿金；增加赔偿的金额不足一千元的，为一千元。

第一百四十五条　药品监督管理部门或者其设置、指定的药品专业技术机构参与药品生产经营活动的，由其上级主管机关责令改正，没收违法收入；情节严重的，对直接负责的主管人员和其他直接责任人员依法给予处分。

药品监督管理部门或者其设置、指定的药品专业技术机构的工作人员参与药品生产经营活动的，依法给予处分。

第一百四十六条　药品监督管理部门或者其设置、指定的药品检验机构在药品监督检验中违法收取检验费用的，由政府有关部门责令退还，对直接负责的主管人员和其他直接责任人员依法给予处分；情节严重的，撤销其检验资格。

第一百四十七条　违反本法规定，药品监督管理部门有下列行为之一的，应当撤销相关许可，对直接负责的主管人员和其他直接责任人员依法给予处分：

（一）不符合条件而批准进行药物临床试验；

（二）对不符合条件的药品颁发药品注册证书；

（三）对不符合条件的单位颁发药品生产许可证、药品经营许可证或者医疗机构制剂许可证。

第一百四十八条　违反本法规定，县级以上地方人民政府有下列行为之一的，对直接负责的主管人员和其他直接责任人员给予记过或者记大过处分；情节严重的，给予降级、撤职或者开除处分：

（一）瞒报、谎报、缓报、漏报药品安全事件；

（二）未及时消除区域性重大药品安全隐患，造成本行政区域内发生特别重大药品安全事件，或者连续发生重大药品安全事件；

（三）履行职责不力，造成严重不良影响或者重大损失。

第一百四十九条　违反本法规定，药品监督管理等部门有下列行为之一的，对直接负责的主管人员和其他直接责任人员给予记过或者记大过处分；情节较重的，给予降级或者撤职处分；情节严重的，给予开除处分：

（一）瞒报、谎报、缓报、漏报药品安全事件；

（二）对发现的药品安全违法行为未及时查处；

（三）未及时发现药品安全系统性风险，或者未及时消除监督管理区域内药品安全隐患，造成严重影响；

（四）其他不履行药品监督管理职责，造成严重不良影响或者重大损失。

第一百五十条　药品监督管理人员滥用职权、徇私舞弊、玩忽职守的，依法给予处分。

查处假药、劣药违法行为有失职、渎职行为的，对药品监督管理部门直接负责的主管人员和其他直接责任人员依法从重给予处分。

第一百五十一条　本章规定的货值金额以违法生产、销售药品的标价计算；没有标价的，按照同类药品的市场价格计算。

第十二章　附　则

第一百五十二条　中药材种植、采集和饲养的管理，依照有关法律、法规的规定执行。

第一百五十三条　地区性民间习用药材的管理办法，由国务院药品监督管理部门会同国务院中医药主管部门制定。

第一百五十四条　中国人民解放军和中国人民武装警察部队执行本法的具体办法，由国务院、中央军事委员会依据本法制定。

第一百五十五条　本法自2019年12月1日起施行。

附录2 中华人民共和国药品管理法实施条例

（2002年8月4日中华人民共和国国务院令第360号公布。根据2016年2月6日国务院第666号令《国务院关于修改部分行政法规的决定》第一次修订，根据2019年3月2日《国务院关于修改部分行政法规的决定》第二次修订）

第一章 总 则

第一条 根据《中华人民共和国药品管理法》（以下简称《药品管理法》），制定本条例。

第二条 国务院药品监督管理部门设置国家药品检验机构。

省、自治区、直辖市人民政府药品监督管理部门可以在本行政区域内设置药品检验机构。地方药品检验机构的设置规划由省、自治区、直辖市人民政府药品监督管理部门提出，报省、自治区、直辖市人民政府批准。

国务院和省、自治区、直辖市人民政府的药品监督管理部门可以根据需要，确定符合药品检验条件的检验机构承担药品检验工作。

第二章 药品生产企业管理

第三条 开办药品生产企业，申办人应当向拟办企业所在地省、自治区、直辖市人民政府药品监督管理部门提出申请。省、自治区、直辖市人民政府药品监督管理部门应当自收到申请之日起30个工作日内，依据《药品管理法》第八条规定的开办条件组织验收；验收合格的，发给《药品生产许可证》。

第四条 药品生产企业变更《药品生产许可证》许可事项的，应当在许可事项发生变更30日前，向原发证机关申请《药品生产许可证》变更登记；未经批准，不得变更许可事项。原发证机关应当自收到申请之日起15个工作日内作出决定。

第五条 省级以上人民政府药品监督管理部门应当按照《药品生产质量管理规范》和国务院药品监督管理部门规定的实施办法和实施步骤，组织对药品生产企业的认证工作；符合《药品生产质量管理规范》的，发给认证证书。其中，生产注射剂、放射性药品和国务院药品监督管理部门规定的生物制品的药品生产企业的认证工作，由国务院药品监督管理部门负责。

《药品生产质量管理规范》认证证书的格式由国务院药品监督管理部门统一规定。

第六条 新开办药品生产企业、药品生产企业新建药品生产车间或者新增生产剂型的，应当自取得药品生产证明文件或者经批准正式生产之日起30日内，按照规定向药品监督管理部门申请《药品生产质量管理规范》认证。受理申请的药品监督管理部门应当自收到企业申请之日起6个月内，组织对申请企业是否符合《药品生产质量管理规范》进行认证；认证合格的，发给认证证书。

第七条 国务院药品监督管理部门应当设立《药品生产质量管理规范》认证检查员库。《药品生产质量管理规范》认证检查员必须符合国务院药品监督管理部门规定的条件。进行《药品生产质量管理规范》认证，必须按照国务院药品监督管理部门的规定，从《药品生产质量管理规范》认证检查员库中随机抽取认证检查员组成认证检查组进行认证检查。

第八条 《药品生产许可证》有效期为5年。有效期届满，需要继续生产药品的，持证企业应当在许可证有效期届满前6个月，按照国务院药品监督管理部门的规定申请换发《药品生产许可证》。

药品生产企业终止生产药品或者关闭的，《药品生产许可证》由原发证部门缴销。

第九条 药品生产企业生产药品所使用的原料药，必须具有国务院药品监督管理部门核发的药品批准文号或者进口药品注册证书、医药产品注册证书；但是，未实施批准文号管理的中药材、中药饮片除外。

第十条 依据《药品管理法》第十三条规定，接受委托生产药品的，受托方必须是持有与其受托生产的药品相适应的《药品生产质量管理规范》认证证书的药品生产企业。

疫苗、血液制品和国务院药品监督管理部门规定的其他药品，不得委托生产。

第三章 药品经营企业管理

第十一条 开办药品批发企业，申办人应当向拟办企业所在地省、自治区、直辖市人民政府药品监督管理部门提出申请。省、自治区、直辖市人民政府药品监督管理部门应当自收到申请之日起30个工作日内，依据国务院药品监督管理部门规定的设置标准作出是否同意筹建的决定。申办人完成拟办企业筹建后，应当向原审批部门申请验收。原审批部门应当自收到申请之日起30个工作日内，依据《药品管理法》第十五条规定的开办条件组织验收；符合条件的，发给《药品经营许可证》。

第十二条 开办药品零售企业，申办人应当向拟办企业所在地设区的市级药品监督管理机构或者省、自治区、直辖市人民政府药品监督管理部门直接设置的县级药品监督管理机构提出申请。受理申请的药品监督管理机构应当自收到申请之日起30个工作日内，依据国务院药品监督管理部门的规定，结合当地常住人口数量、地域、交通状况和实际需要进行审查，作出是否同意筹建的决定。申办人完成拟办企业筹建后，应当向原审批机构申请验收。原审批机构应当自收到申请之日起15个工作日内，依据《药品管理法》第十五条规定的开办条件组织验收；符合条件的，发给《药品经营许可证》。

第十三条 省、自治区、直辖市人民政府药品监督管理部门和设区的市级药品监督管理机构负责组织药品经营企业的认证工作。药品经营企业应当按照国务院药品监督管理部门规定的实施办法和实施步骤，通过省、自治区、直辖市人民政府药品监督管理部门或者设区的市级药品监督管理机构组织的《药品经营质量管理规范》的认证，取得认证证书。《药品经营质量管理规范》认证证书的格式由国务院药品监督管理部门统一规定。

新开办药品批发企业和药品零售企业，应当自取得《药品经营许可证》之日起30日内，向发给其《药品经营许可证》的药品监督管理部门或者药品监督管理机构申请《药品经营质量管理规范》认证。受理申请的药品监督管理部门或者药品监督管理机构应当自收到申请之日起3个月内，按照国务院药品监督管理部门的规定，组织对申请认证的药品批发企业或者药品零售企业是否符合《药品经营质量管理规范》进行认证；认证合格的，发给认证证书。

第十四条 省、自治区、直辖市人民政府药品监督管理部门应当设立《药品经营质量管理规范》认证检查员库。《药品经营质量管理规范》认证检查员必须符合国务院药品监督管理部门规定的条件。进行《药品经营质量管理规范》认证，必须按照国务院药品监督管理部门的规定，从《药品经营质量管理规范》认证检查员库中随机抽取认证检查员组成认证检查组进行认证检查。

第十五条 国家实行处方药和非处方药分类管理制度。国家根据非处方药品的安全性，将非处方药分为甲类非处方药和乙类非处方药。

经营处方药、甲类非处方药的药品零售企业，应当配备执业药师或者其他依法经资格认定的药学技术人员。经营乙类非处方药的药品零售企业，应当配备经设区的市级药品监督管理机构或者省、自治区、直辖市人民政府药品监督管理部门直接设置的县级药品监督管理机构组织考核合格的业务人员。

第十六条 药品经营企业变更《药品经营许可证》许可事项的，应当在许可事项发生变更30日前，向原发证机关申请《药品经营许可证》变更登记；未经批准，不得变更许可事项。原发证机关应当自收到企业申请之日起15个工作日内作出决定。

第十七条 《药品经营许可证》有效期为5年。有效期届满，需要继续经营药品的，持证企业应当在许可证有效期届满前6个月，按照国务院药品监督管理部门的规定申请换发《药品经营许可证》。

药品经营企业终止经营药品或者关闭的，《药品经营许可证》由原发证机关缴销。

第十八条 交通不便的边远地区城乡集市贸易市场没有药品零售企业的，当地药品零售企业经所在地县（市）药品监督管理机构批准并到工商行政管理部门办理登记注册后，可以在该城乡集市贸易市场内设点并在批准经营的药品范围内销售非处方药品。

第十九条　通过互联网进行药品交易的药品生产企业、药品经营企业、医疗机构及其交易的药品，必须符合《药品管理法》和本条例的规定。互联网药品交易服务的管理办法，由国务院药品监督管理部门会同国务院有关部门制定。

第四章　医疗机构的药剂管理

第二十条　医疗机构设立制剂室，应当向所在地省、自治区、直辖市人民政府卫生行政部门提出申请，经审核同意后，报同级人民政府药品监督管理部门审批；省、自治区、直辖市人民政府药品监督管理部门验收合格的，予以批准，发给《医疗机构制剂许可证》。

省、自治区、直辖市人民政府卫生行政部门和药品监督管理部门应当在各自收到申请之日起30个工作日内，作出是否同意或者批准的决定。

第二十一条　医疗机构变更《医疗机构制剂许可证》许可事项的，应当在许可事项发生变更30日前，依照本条例第二十条的规定向原审核、批准机关申请《医疗机构制剂许可证》变更登记；未经批准，不得变更许可事项。原审核、批准机关应当在各自收到申请之日起15个工作日内作出决定。

医疗机构新增配制剂型或者改变配制场所的，应当经所在地省、自治区、直辖市人民政府药品监督管理部门验收合格后，依照前款规定办理《医疗机构制剂许可证》变更登记。

第二十二条　《医疗机构制剂许可证》有效期为5年。有效期届满，需要继续配制制剂的，医疗机构应当在许可证有效期届满前6个月，按照国务院药品监督管理部门的规定申请换发《医疗机构制剂许可证》。

医疗机构终止配制制剂或者关闭的，《医疗机构制剂许可证》由原发证机关缴销。

第二十三条　医疗机构配制制剂，必须按照国务院药品监督管理部门的规定报送有关资料和样品，经所在地省、自治区、直辖市人民政府药品监督管理部门批准，并发给制剂批准文号后，方可配制。

第二十四条　医疗机构配制的制剂不得在市场上销售或者变相销售，不得发布医疗机构制剂广告。

发生灾情、疫情、突发事件或者临床急需而市场没有供应时，经国务院或者省、自治区、直辖市人民政府的药品监督管理部门批准，在规定期限内，医疗机构配制的制剂可以在指定的医疗机构之间调剂使用。

国务院药品监督管理部门规定的特殊制剂的调剂使用以及省、自治区、直辖市之间医疗机构制剂的调剂使用，必须经国务院药品监督管理部门批准。

第二十五条　医疗机构审核和调配处方的药剂人员必须是依法经资格认定的药学技术人员。

第二十六条　医疗机构购进药品，必须有真实、完整的药品购进记录。药品购进记录必须注明药品的通用名称、剂型、规格、批号、有效期、生产厂商、供货单位、购货数量、购进价格、购货日期以及国务院药品监督管理部门规定的其他内容。

第二十七条　医疗机构向患者提供的药品应当与诊疗范围相适应，并凭执业医师或者执业助理医师的处方调配。

计划生育技术服务机构采购和向患者提供药品，其范围应当与经批准的服务范围相一致，并凭执业医师或者执业助理医师的处方调配。

个人设置的门诊部、诊所等医疗机构不得配备常用药品和急救药品以外的其他药品。常用药品和急救药品的范围和品种，由所在地的省、自治区、直辖市人民政府卫生行政部门会同同级人民政府药品监督管理部门规定。

第五章　药品管理

第二十八条　药物非临床安全性评价研究机构必须执行《药物非临床研究质量管理规范》，药物临床试验机构必须执行《药物临床试验质量管理规范》。《药物非临床研究质量管理规范》《药物临床试验质量管理规范》由国务院药品监督管理部门分别商国务院科学技术行政部门和国务院卫生行政部门制定。

第二十九条 药物临床试验、生产药品和进口药品，应当符合《药品管理法》及本条例的规定，经国务院药品监督管理部门审查批准；国务院药品监督管理部门可以委托省、自治区、直辖市人民政府药品监督管理部门对申报药物的研制情况及条件进行审查，对申报资料进行形式审查，并对试制的样品进行检验。具体办法由国务院药品监督管理部门制定。

第三十条 研制新药，需要进行临床试验的，应当依照《药品管理法》第二十九条的规定，经国务院药品监督管理部门批准。

药物临床试验申请经国务院药品监督管理部门批准后，申请人应当在经依法认定的具有药物临床试验资格的机构中选择承担药物临床试验的机构，并将该临床试验机构报国务院药品监督管理部门和国务院卫生行政部门备案。

药物临床试验机构进行药物临床试验，应当事先告知受试者或者其监护人真实情况，并取得其书面同意。

第三十一条 生产已有国家标准的药品，应当按照国务院药品监督管理部门的规定，向省、自治区、直辖市人民政府药品监督管理部门或者国务院药品监督管理部门提出申请，报送有关技术资料并提供相关证明文件。省、自治区、直辖市人民政府药品监督管理部门应当自受理申请之日起30个工作日内进行审查，提出意见后报送国务院药品监督管理部门审核，并同时将审查意见通知申报方。国务院药品监督管理部门经审核符合规定的，发给药品批准文号。

第三十二条 变更研制新药、生产药品和进口药品已获批准证明文件及其附件中载明事项的，应当向国务院药品监督管理部门提出补充申请；国务院药品监督管理部门经审核符合规定的，应当予以批准。其中，不改变药品内在质量的，应当向省、自治区、直辖市人民政府药品监督管理部门提出补充申请；省、自治区、直辖市人民政府药品监督管理部门经审核符合规定的，应当予以批准，并报国务院药品监督管理部门备案。不改变药品内在质量的补充申请事项由国务院药品监督管理部门制定。

第三十三条 国务院药品监督管理部门根据保护公众健康的要求，可以对药品生产企业生产的新药品种设立不超过5年的监测期；在监测期内，不得批准其他企业生产和进口。

第三十四条 国家对获得生产或者销售含有新型化学成分药品许可的生产者或者销售者提交的自行取得且未披露的试验数据和其他数据实施保护，任何人不得对该未披露的试验数据和其他数据进行不正当的商业利用。

自药品生产者或者销售者获得生产、销售新型化学成分药品的许可证明文件之日起6年内，对其他申请人未经已获得许可的申请人同意，使用前款数据申请生产、销售新型化学成分药品许可的，药品监督管理部门不予许可；但是，其他申请人提交自行取得数据的除外。

除下列情形外，药品监督管理部门不得披露本条第一款规定的数据：

（一）公共利益需要；

（二）已采取措施确保该类数据不会被不正当地进行商业利用。

第三十五条 申请进口的药品，应当是在生产国家或者地区获得上市许可的药品；未在生产国家或者地区获得上市许可的，经国务院药品监督管理部门确认该药品品种安全、有效而且临床需要的，可以依照《药品管理法》及本条例的规定批准进口。

进口药品，应当按照国务院药品监督管理部门的规定申请注册。国外企业生产的药品取得《进口药品注册证》，中国香港、澳门和台湾地区企业生产的药品取得《医药产品注册证》后，方可进口。

第三十六条 医疗机构因临床急需进口少量药品的，应当持《医疗机构执业许可证》向国务院药品监督管理部门提出申请；经批准后，方可进口。进口的药品应当在指定医疗机构内用于特定医疗目的。

第三十七条 进口药品到岸后，进口单位应当持《进口药品注册证》或者《医药产品注册证》以及产地证明原件、购货合同副本、装箱单、运单、货运发票、出厂检验报告书、说明书等材料，向口岸所在地药品监督管理部门备案。口岸所在地药品监督管理部门经审查，提交的材料符合要求的，发给《进口药品通关单》。进口单位凭《进口药品通关单》向海关办理报关验放手续。

口岸所在地药品监督管理部门应当通知药品检验机构对进口药品逐批进行抽查检验；但是，有《药品

《管理法》第四十一条规定情形的除外。

第三十八条　疫苗类制品、血液制品、用于血源筛查的体外诊断试剂以及国务院药品监督管理部门规定的其他生物制品在销售前或者进口时，应当按照国务院药品监督管理部门的规定进行检验或者审核批准；检验不合格或者未获批准的，不得销售或者进口。

第三十九条　国家鼓励培育中药材。对集中规模化栽培养殖、质量可以控制并符合国务院药品监督管理部门规定条件的中药材品种，实行批准文号管理。

第四十条　国务院药品监督管理部门对已批准生产、销售的药品进行再评价，根据药品再评价结果，可以采取责令修改药品说明书，暂停生产、销售和使用的措施；对不良反应大或者其他原因危害人体健康的药品，应当撤销该药品批准证明文件。

第四十一条　国务院药品监督管理部门核发的药品批准文号、《进口药品注册证》《医药产品注册证》的有效期为5年。有效期届满，需要继续生产或者进口的，应当在有效期届满前6个月申请再注册。药品再注册时，应当按照国务院药品监督管理部门的规定报送相关资料。有效期届满，未申请再注册或者经审查不符合国务院药品监督管理部门关于再注册的规定的，注销其药品批准文号、《进口药品注册证》或者《医药产品注册证》。

药品批准文号的再注册由省、自治区、直辖市人民政府药品监督管理部门审批，并报国务院药品监督管理部门备案；《进口药品注册证》《医药产品注册证》的再注册由国务院药品监督管理部门审批。

第四十二条　非药品不得在其包装、标签、说明书及有关宣传资料上进行含有预防、治疗、诊断人体疾病等有关内容的宣传；但是，法律、行政法规另有规定的除外。

第六章　药品包装的管理

第四十三条　药品生产企业使用的直接接触药品的包装材料和容器，必须符合药用要求和保障人体健康、安全的标准。

直接接触药品的包装材料和容器的管理办法、产品目录和药用要求与标准，由国务院药品监督管理部门组织制定并公布。

第四十四条　生产中药饮片，应当选用与药品性质相适应的包装材料和容器；包装不符合规定的中药饮片，不得销售。中药饮片包装必须印有或者贴有标签。

中药饮片的标签必须注明品名、规格、产地、生产企业、产品批号、生产日期，实施批准文号管理的中药饮片还必须注明药品批准文号。

第四十五条　药品包装、标签、说明书必须依照《药品管理法》第五十四条和国务院药品监督管理部门的规定印制。

药品商品名称应当符合国务院药品监督管理部门的规定。

第四十六条　医疗机构配制制剂所使用的直接接触药品的包装材料和容器、制剂的标签和说明书应当符合《药品管理法》第六章和本条例的有关规定，并经省、自治区、直辖市人民政府药品监督管理部门批准。

第七章　药品价格和广告的管理

第四十七条　政府价格主管部门依照《价格法》第二十八条的规定实行药品价格监测时，为掌握、分析药品价格变动和趋势，可以指定部分药品生产企业、药品经营企业和医疗机构作为价格监测定点单位；定点单位应当给予配合、支持，如实提供有关信息资料。

第四十八条　发布药品广告，应当向药品生产企业所在地省、自治区、直辖市人民政府药品监督管理部门报送有关材料。省、自治区、直辖市人民政府药品监督管理部门应当自收到有关材料之日起10个工作日内作出是否核发药品广告批准文号的决定；核发药品广告批准文号的，应当同时报国务院药品监督管理部门备案。具体办法由国务院药品监督管理部门制定。

发布进口药品广告，应当依照前款规定向进口药品代理机构所在地省、自治区、直辖市人民政府药品监督管理部门申请药品广告批准文号。

在药品生产企业所在地和进口药品代理机构所在地以外的省、自治区、直辖市发布药品广告的，发布广告的企业应当在发布前向发布地省、自治区、直辖市人民政府药品监督管理部门备案。接受备案的省、自治区、直辖市人民政府药品监督管理部门发现药品广告批准内容不符合药品广告管理规定的，应当交由原核发部门处理。

第四十九条　经国务院或者省、自治区、直辖市人民政府的药品监督管理部门决定，责令暂停生产、销售和使用的药品，在暂停期间不得发布该品种药品广告；已经发布广告的，必须立即停止。

第五十条　未经省、自治区、直辖市人民政府药品监督管理部门批准的药品广告，使用伪造、冒用、失效的药品广告批准文号的广告，或者因其他广告违法活动被撤销药品广告批准文号的广告，发布广告的企业、广告经营者、广告发布者必须立即停止该药品广告的发布。

对违法发布药品广告，情节严重的，省、自治区、直辖市人民政府药品监督管理部门可以予以公告。

第八章　药品监督

第五十一条　药品监督管理部门（含省级人民政府药品监督管理部门依法设立的药品监督管理机构，下同）依法对药品的研制、生产、经营、使用实施监督检查。

第五十二条　药品抽样必须由两名以上药品监督检查人员实施，并按照国务院药品监督管理部门的规定进行抽样；被抽检方应当提供抽检样品，不得拒绝。

药品被抽检单位没有正当理由，拒绝抽查检验的，国务院药品监督管理部门和被抽检单位所在地省、自治区、直辖市人民政府药品监督管理部门可以宣布停止该单位拒绝抽检的药品上市销售和使用。

第五十三条　对有掺杂、掺假嫌疑的药品，在国家药品标准规定的检验方法和检验项目不能检验时，药品检验机构可以补充检验方法和检验项目进行药品检验；经国务院药品监督管理部门批准后，使用补充检验方法和检验项目所得出的检验结果，可以作为药品监督管理部门认定药品质量的依据。

第五十四条　国务院和省、自治区、直辖市人民政府的药品监督管理部门应当根据药品质量抽查检验结果，定期发布药品质量公告。药品质量公告应当包括抽验药品的品名、检品来源、生产企业、生产批号、药品规格、检验机构、检验依据、检验结果、不合格项目等内容。药品质量公告不当的，发布部门应当自确认公告不当之日起5日内，在原公告范围内予以更正。

当事人对药品检验机构的检验结果有异议，申请复验的，应当向负责复验的药品检验机构提交书面申请、原药品检验报告书。复验的样品从原药品检验机构留样中抽取。

第五十五条　药品监督管理部门依法对有证据证明可能危害人体健康的药品及其有关证据材料采取查封、扣押的行政强制措施的，应当自采取行政强制措施之日起7日内作出是否立案的决定；需要检验的，应当自检验报告书发出之日起15日内作出是否立案的决定；不符合立案条件的，应当解除行政强制措施；需要暂停销售和使用的，应当由国务院或者省、自治区、直辖市人民政府的药品监督管理部门作出决定。

第五十六条　药品抽查检验，不得收取任何费用。

当事人对药品检验结果有异议，申请复验的，应当按照国务院有关部门或者省、自治区、直辖市人民政府有关部门的规定，向复验机构预先支付药品检验费用。复验结论与原检验结论不一致的，复验检验费用由原药品检验机构承担。

第五十七条　依据《药品管理法》和本条例的规定核发证书、进行药品注册、药品认证和实施药品审批检验及其强制性检验，可以收取费用。具体收费标准由国务院财政部门、国务院价格主管部门制定。

第九章　法律责任

第五十八条　药品生产企业、药品经营企业有下列情形之一的，由药品监督管理部门依照《药品管理法》第七十九条的规定给予处罚：

（一）开办药品生产企业、药品生产企业新建药品生产车间、新增生产剂型，在国务院药品监督管理部门规定的时间内未通过《药品生产质量管理规范》认证，仍进行药品生产的；

（二）开办药品经营企业，在国务院药品监督管理部门规定的时间内未通过《药品经营质量管理规范》认证，仍进行药品经营的。

第五十九条 违反《药品管理法》第十三条的规定，擅自委托或者接受委托生产药品的，对委托方和受托方均依照《药品管理法》第七十四条的规定给予处罚。

第六十条 未经批准，擅自在城乡集市贸易市场设点销售药品或者在城乡集市贸易市场设点销售的药品超出批准经营的药品范围的，依照《药品管理法》第七十三条的规定给予处罚。

第六十一条 未经批准，医疗机构擅自使用其他医疗机构配制的制剂的，依照《药品管理法》第八十条的规定给予处罚。

第六十二条 个人设置的门诊部、诊所等医疗机构向患者提供的药品超出规定的范围和品种的，依照《药品管理法》第七十三条的规定给予处罚。

第六十三条 医疗机构使用假药、劣药的，依照《药品管理法》第七十四条、第七十五条的规定给予处罚。

第六十四条 违反《药品管理法》第二十九条的规定，擅自进行临床试验的，对承担药物临床试验的机构，依照《药品管理法》第七十九条的规定给予处罚。

第六十五条 药品申报者在申报临床试验时，报送虚假研制方法、质量标准、药理及毒理试验结果等有关资料和样品的，国务院药品监督管理部门对该申报药品的临床试验不予批准，对药品申报者给予警告；情节严重的，3年内不受理该药品申报者申报该品种的临床试验申请。

第六十六条 生产没有国家药品标准的中药饮片，不符合省、自治区、直辖市人民政府药品监督管理部门制定的炮制规范的；医疗机构不按照省、自治区、直辖市人民政府药品监督管理部门批准的标准配制制剂的，依照《药品管理法》第七十五条的规定给予处罚。

第六十七条 药品监督管理部门及其工作人员违反规定，泄露生产者、销售者为获得生产、销售含有新型化学成分药品许可而提交的未披露试验数据或者其他数据，造成申请人损失的，由药品监督管理部门依法承担赔偿责任；药品监督管理部门赔偿损失后，应当责令故意或者有重大过失的工作人员承担部分或者全部赔偿费用，并对直接责任人员依法给予行政处分。

第六十八条 药品生产企业、药品经营企业生产、经营的药品及医疗机构配制的制剂，其包装、标签、说明书违反《药品管理法》及本条例规定的，依照《药品管理法》第八十六条的规定给予处罚。

第六十九条 药品生产企业、药品经营企业和医疗机构变更药品生产经营许可事项，应当办理变更登记手续而未办理的，由原发证部门给予警告，责令限期补办变更登记手续；逾期不补办的，宣布其《药品生产许可证》《药品经营许可证》和《医疗机构制剂许可证》无效；仍从事药品生产经营活动的，依照《药品管理法》第七十三条的规定给予处罚。

第七十条 篡改经批准的药品广告内容的，由药品监督管理部门责令广告主立即停止该药品广告的发布，并由原审批的药品监督管理部门依照《药品管理法》第九十二条的规定给予处罚。

药品监督管理部门撤销药品广告批准文号后，应当自作出行政处理决定之日起5个工作日内通知广告监督管理机关。广告监督管理机关应当自收到药品监督管理部门通知之日起15个工作日内，依照《中华人民共和国广告法》的有关规定作出行政处理决定。

第七十一条 发布药品广告的企业在药品生产企业所在地或者进口药品代理机构所在地以外的省、自治区、直辖市发布药品广告，未按照规定向发布地省、自治区、直辖市人民政府药品监督管理部门备案的，由发布地的药品监督管理部门责令限期改正；逾期不改正的，停止该药品品种在发布地的广告发布活动。

第七十二条 未经省、自治区、直辖市人民政府药品监督管理部门批准，擅自发布药品广告的，药品监督管理部门发现后，应当通知广告监督管理部门依法查处。

第七十三条 违反《药品管理法》和本条例的规定，有下列行为之一的，由药品监督管理部门在《药品管理法》和本条例规定的处罚幅度内从重处罚：

（一）以麻醉药品、精神药品、医疗用毒性药品、放射性药品冒充其他药品，或者以其他药品冒充上述药品的；

（二）生产、销售以孕产妇、婴幼儿及儿童为主要使用对象的假药、劣药的；

（三）生产、销售的生物制品、血液制品属于假药、劣药的；

（四）生产、销售、使用假药、劣药，造成人员伤害后果的；

（五）生产、销售、使用假药、劣药，经处理后重犯的；

（六）拒绝、逃避监督检查，或者伪造、销毁、隐匿有关证据材料的，或者擅自动用查封、扣押物品的。

第七十四条 药品监督管理部门设置的派出机构，有权作出《药品管理法》和本条例规定的警告、罚款、没收违法生产、销售的药品和违法所得的行政处罚。

第七十五条 药品经营企业、医疗机构未违反《药品管理法》和本条例的有关规定，并有充分证据证明其不知道所销售或者使用的药品是假药、劣药的，应当没收其销售或者使用的假药、劣药和违法所得；但是，可以免除其他行政处罚。

第七十六条 依照《药品管理法》和本条例的规定没收的物品，由药品监督管理部门按照规定监督处理。

第十章　附则

第七十七条 本条例下列用语的含义：

药品合格证明和其他标识，是指药品生产批准证明文件、药品检验报告书、药品的包装、标签和说明书。

新药，是指未曾在中国境内上市销售的药品。

处方药，是指凭执业医师和执业助理医师处方方可购买、调配和使用的药品。

非处方药，是指由国务院药品监督管理部门公布的，不需要凭执业医师和执业助理医师处方，消费者可以自行判断、购买和使用的药品。

医疗机构制剂，是指医疗机构根据本单位临床需要经批准而配制、自用的固定处方制剂。

药品认证，是指药品监督管理部门对药品研制、生产、经营、使用单位实施相应质量管理规范进行检查、评价并决定是否发给相应认证证书的过程。

药品经营方式，是指药品批发和药品零售。

药品经营范围，是指经药品监督管理部门核准经营药品的品种类别。

药品批发企业，是指将购进的药品销售给药品生产企业、药品经营企业、医疗机构的药品经营企业。

药品零售企业，是指将购进的药品直接销售给消费者的药品经营企业。

第七十八条 《药品管理法》第四十一条中"首次在中国销售的药品"，是指国内或者国外药品生产企业第一次在中国销售的药品，包括不同药品生产企业生产的相同品种。

第七十九条 《药品管理法》第五十九条第二款"禁止药品的生产企业、经营企业或者其代理人以任何名义给予使用其药品的医疗机构的负责人、药品采购人员、医师等有关人员以财物或者其他利益"中的"财物或者其他利益"，是指药品的生产企业、经营企业或者其代理人向医疗机构的负责人、药品采购人员、医师等有关人员提供的目的在于影响其药品采购或者药品处方行为的不正当利益。

第八十条 本条例自2002年9月15日起施行。

附录3　药品生产质量管理规范（2010年版）

（2011年1月17日卫生部令第79号发布，自2011年3月1日起施行）

第一章　总　则

第一条　为规范药品生产质量管理，根据《中华人民共和国药品管理法》《中华人民共和国药品管理法实施条例》，制定本规范。

第二条　企业应当建立药品质量管理体系。该体系应当涵盖影响药品质量的所有因素，包括确保药品质量符合预定用途的有组织、有计划的全部活动。

第三条　本规范作为质量管理体系的一部分，是药品生产管理和质量控制的基本要求，旨在最大限度地降低药品生产过程中污染、交叉污染以及混淆、差错等风险，确保持续稳定地生产出符合预定用途和注册要求的药品。

第四条　企业应当严格执行本规范，坚持诚实守信，禁止任何虚假、欺骗行为。

第二章　质量管理

第一节　原　则

第五条　企业应当建立符合药品质量管理要求的质量目标，将药品注册的有关安全、有效和质量可控的所有要求，系统地贯彻到药品生产、控制及产品放行、贮存、发运的全过程中，确保所生产的药品符合预定用途和注册要求。

第六条　企业高层管理人员应当确保实现既定的质量目标，不同层次的人员以及供应商、经销商应当共同参与并承担各自的责任。

第七条　企业应当配备足够的、符合要求的人员、厂房、设施和设备，为实现质量目标提供必要的条件。

第二节　质量保证

第八条　质量保证是质量管理体系的一部分。企业必须建立质量保证系统，同时建立完整的文件体系，以保证系统有效运行。

第九条　质量保证系统应当确保：

（一）药品的设计与研发体现本规范的要求；

（二）生产管理和质量控制活动符合本规范的要求；

（三）管理职责明确；

（四）采购和使用的原辅料和包装材料正确无误；

（五）中间产品得到有效控制；

（六）确认、验证的实施；

（七）严格按照规程进行生产、检查、检验和复核；

（八）每批产品经质量受权人批准后方可放行；

（九）在贮存、发运和随后的各种操作过程中有保证药品质量的适当措施；

（十）按照自检操作规程，定期检查评估质量保证系统的有效性和适用性。

第十条　药品生产质量管理的基本要求：

（一）制定生产工艺，系统地回顾并证明其可持续稳定地生产出符合要求的产品；

（二）生产工艺及其重大变更均经过验证；

（三）配备所需的资源，至少包括：

① 具有适当的资质并经培训合格的人员；

② 足够的厂房和空间；

③ 适用的设备和维修保障；

④ 正确的原辅料、包装材料和标签；

⑤ 经批准的工艺规程和操作规程；

⑥ 适当的贮运条件。

（四）应当使用准确、易懂的语言制定操作规程；

（五）操作人员经过培训，能够按照操作规程正确操作；

（六）生产全过程应当有记录，偏差均经过调查并记录；

（七）批记录和发运记录应当能够追溯批产品的完整历史，并妥善保存、便于查阅；

（八）降低药品发运过程中的质量风险；

（九）建立药品召回系统，确保能够召回任何一批已发运销售的产品；

（十）调查导致药品投诉和质量缺陷的原因，并采取措施，防止类似质量缺陷再次发生。

第三节 质量控制

第十一条 质量控制包括相应的组织机构、文件系统以及取样、检验等，确保物料或产品在放行前完成必要的检验，确认其质量符合要求。

第十二条 质量控制的基本要求：

（一）应当配备适当的设施、设备、仪器和经过培训的人员，有效、可靠地完成所有质量控制的相关活动；

（二）应当有批准的操作规程，用于原辅料、包装材料、中间产品、待包装产品和成品的取样、检查、检验以及产品的稳定性考察，必要时进行环境监测，以确保符合本规范的要求；

（三）由经授权的人员按照规定的方法对原辅料、包装材料、中间产品、待包装产品和成品取样；

（四）检验方法应当经过验证或确认；

（五）取样、检查、检验应当有记录，偏差应当经过调查并记录；

（六）物料、中间产品、待包装产品和成品必须按照质量标准进行检查和检验，并有记录；

（七）物料和最终包装的成品应当有足够的留样，以备必要的检查或检验；除最终包装容器过大的成品外，成品的留样包装应当与最终包装相同。

第四节 质量风险管理

第十三条 质量风险管理是在整个产品生命周期中采用前瞻或回顾的方式，对质量风险进行评估、控制、沟通、审核的系统过程。

第十四条 应当根据科学知识及经验对质量风险进行评估，以保证产品质量。

第十五条 质量风险管理过程所采用的方法、措施、形式及形成的文件应当与存在风险的级别相适应。

第三章 机构与人员

第一节 原 则

第十六条 企业应当建立与药品生产相适应的管理机构，并有组织机构图。

企业应当设立独立的质量管理部门，履行质量保证和质量控制的职责。质量管理部门可以分别设立质量保证部门和质量控制部门。

第十七条 质量管理部门应当参与所有与质量有关的活动，负责审核所有与本规范有关的文件。质量管理部门人员不得将职责委托给其他部门的人员。

第十八条 企业应当配备足够数量并具有适当资质（含学历、培训和实践经验）的管理和操作人员，应当明确规定每个部门和每个岗位的职责。岗位职责不得遗漏，交叉的职责应当有明确规定。每个人所承担的职责不应当过多。

　　所有人员应当明确并理解自己的职责，熟悉与其职责相关的要求，并接受必要的培训，包括上岗前培训和继续培训。

　　第十九条　职责通常不得委托给他人。确需委托的，其职责可委托给具有相当资质的指定人员。

第二节　关键人员

　　第二十条　关键人员应当为企业的全职人员，至少应当包括企业负责人、生产管理负责人、质量管理负责人和质量受权人。

　　质量管理负责人和生产管理负责人不得互相兼任。质量管理负责人和质量受权人可以兼任。应当制定操作规程确保质量受权人独立履行职责，不受企业负责人和其他人员的干扰。

　　第二十一条　企业负责人

　　企业负责人是药品质量的主要责任人，全面负责企业日常管理。为确保企业实现质量目标并按照本规范要求生产药品，企业负责人应当负责提供必要的资源，合理计划、组织和协调，保证质量管理部门独立履行其职责。

　　第二十二条　生产管理负责人

　　（一）资质

　　生产管理负责人应当至少具有药学或相关专业本科学历（或中级专业技术职称或执业药师资格），具有至少三年从事药品生产和质量管理的实践经验，其中至少有一年的药品生产管理经验，接受过与所生产产品相关的专业知识培训。

　　（二）主要职责

　　① 确保药品按照批准的工艺规程生产、贮存，以保证药品质量；

　　② 确保严格执行与生产操作相关的各种操作规程；

　　③ 确保批生产记录和批包装记录经过指定人员审核并送交质量管理部门；

　　④ 确保厂房和设备的维护保养，以保持其良好的运行状态；

　　⑤ 确保完成各种必要的验证工作；

　　⑥ 确保生产相关人员经过必要的上岗前培训和继续培训，并根据实际需要调整培训内容。

　　第二十三条　质量管理负责人

　　（一）资质

　　质量管理负责人应当至少具有药学或相关专业本科学历（或中级专业技术职称或执业药师资格），具有至少五年从事药品生产和质量管理的实践经验，其中至少一年的药品质量管理经验，接受过与所生产产品相关的专业知识培训。

　　（二）主要职责

　　① 确保原辅料、包装材料、中间产品、待包装产品和成品符合经注册批准的要求和质量标准；

　　② 确保在产品放行前完成对批记录的审核；

　　③ 确保完成所有必要的检验；

　　④ 批准质量标准、取样方法、检验方法和其他质量管理的操作规程；

　　⑤ 审核和批准所有与质量有关的变更；

　　⑥ 确保所有重大偏差和检验结果超标已经过调查并得到及时处理；

　　⑦ 批准并监督委托检验；

　　⑧ 监督厂房和设备的维护，以保持其良好的运行状态；

　　⑨ 确保完成各种必要的确认或验证工作，审核和批准确认或验证方案和报告；

　　⑩ 确保完成自检；

　　⑪ 评估和批准物料供应商；

　　⑫ 确保所有与产品质量有关的投诉已经过调查，并得到及时、正确的处理；

⑬ 确保完成产品的持续稳定性考察计划，提供稳定性考察的数据；

⑭ 确保完成产品质量回顾分析；

⑮ 确保质量控制和质量保证人员都已经过必要的上岗前培训和继续培训，并根据实际需要调整培训内容。

第二十四条 生产管理负责人和质量管理负责人通常有下列共同的职责：

（一）审核和批准产品的工艺规程、操作规程等文件；

（二）监督厂区卫生状况；

（三）确保关键设备经过确认；

（四）确保完成生产工艺验证；

（五）确保企业所有相关人员都已经过必要的上岗前培训和继续培训，并根据实际需要调整培训内容；

（六）批准并监督委托生产；

（七）确定和监控物料和产品的贮存条件；

（八）保存记录；

（九）监督本规范执行状况；

（十）监控影响产品质量的因素。

第二十五条 质量受权人

（一）资质

质量受权人应当至少具有药学或相关专业本科学历（或中级专业技术职称或执业药师资格），具有至少五年从事药品生产和质量管理的实践经验，从事过药品生产过程控制和质量检验工作。

质量受权人应当具有必要的专业理论知识，并经过与产品放行有关的培训，方能独立履行其职责。

（二）主要职责

① 参与企业质量体系建立、内部自检、外部质量审计、验证以及药品不良反应报告、产品召回等质量管理活动；

② 承担产品放行的职责，确保每批已放行产品的生产、检验均符合相关法规、药品注册要求和质量标准；

③ 在产品放行前，质量受权人必须按照上述第二项的要求出具产品放行审核记录，并纳入批记录。

第三节 培 训

第二十六条 企业应当指定部门或专人负责培训管理工作，应当有经生产管理负责人或质量管理负责人审核或批准的培训方案或计划，培训记录应当予以保存。

第二十七条 与药品生产、质量有关的所有人员都应当经过培训，培训的内容应当与岗位的要求相适应。除进行本规范理论和实践培训外，还应当有相关法规、相应岗位的职责、技能的培训，并定期评估培训的实际效果。

第二十八条 高风险操作区（如：高活性、高毒性、传染性、高致敏性物料的生产区）的工作人员应当接受专门的培训。

第四节 人员卫生

第二十九条 所有人员都应当接受卫生要求的培训，企业应当建立人员卫生操作规程，最大限度地降低人员对药品生产造成污染的风险。

第三十条 人员卫生操作规程应当包括与健康、卫生习惯及人员着装相关的内容。生产区和质量控制区的人员应当正确理解相关的人员卫生操作规程。企业应当采取措施确保人员卫生操作规程的执行。

第三十一条 企业应当对人员健康进行管理，并建立健康档案。直接接触药品的生产人员上岗前应当接受健康检查，以后每年至少进行一次健康检查。

第三十二条 企业应当采取适当措施，避免体表有伤口、患有传染病或其他可能污染药品疾病的人员从事直接接触药品的生产。

第三十三条 参观人员和未经培训的人员不得进入生产区和质量控制区，特殊情况确需进入的，应当事先对个人卫生、更衣等事项进行指导。

第三十四条　任何进入生产区的人员均应当按照规定更衣。工作服的选材、式样及穿戴方式应当与所从事的工作和空气洁净度级别要求相适应。

第三十五条　进入洁净生产区的人员不得化妆和佩戴饰物。

第三十六条　生产区、仓储区应当禁止吸烟和饮食，禁止存放食品、饮料、香烟和个人用药品等非生产用物品。

第三十七条　操作人员应当避免裸手直接接触药品、与药品直接接触的包装材料和设备表面。

第四章　厂房与设施

第一节　原　则

第三十八条　厂房的选址、设计、布局、建造、改造和维护必须符合药品生产要求，应当能够最大限度地避免污染、交叉污染、混淆和差错，便于清洁、操作和维护。

第三十九条　应当根据厂房及生产防护措施综合考虑选址，厂房所处的环境应当能够最大限度地降低物料或产品遭受污染的风险。

第四十条　企业应当有整洁的生产环境；厂区的地面、路面及运输等不应当对药品的生产造成污染；生产、行政、生活和辅助区的总体布局应当合理，不得互相妨碍；厂区和厂房内的人、物流走向应当合理。

第四十一条　应当对厂房进行适当维护，并确保维修活动不影响药品的质量。应当按照详细的书面操作规程对厂房进行清洁或必要的消毒。

第四十二条　厂房应当有适当的照明、温度、湿度和通风，确保生产和贮存的产品质量以及相关设备性能不会直接或间接地受到影响。

第四十三条　厂房、设施的设计和安装应当能够有效防止昆虫或其它动物进入。应当采取必要的措施，避免所使用的灭鼠药、杀虫剂、烟熏剂等对设备、物料、产品造成污染。

第四十四条　应当采取适当措施，防止未经批准人员的进入。生产、贮存和质量控制区不应当作为非本区工作人员的直接通道。

第四十五条　应当保存厂房、公用设施、固定管道建造或改造后的竣工图纸。

第二节　生产区

第四十六条　为降低污染和交叉污染的风险，厂房、生产设施和设备应当根据所生产药品的特性、工艺流程及相应洁净度级别要求合理设计、布局和使用，并符合下列要求：

（一）应当综合考虑药品的特性、工艺和预定用途等因素，确定厂房、生产设施和设备多产品共用的可行性，并有相应评估报告；

（二）生产特殊性质的药品，如高致敏性药品（如青霉素类）或生物制品（如卡介苗或其他用活性微生物制备而成的药品），必须采用专用和独立的厂房、生产设施和设备。青霉素类药品产尘量大的操作区域应当保持相对负压，排至室外的废气应当经过净化处理并符合要求，排风口应当远离其他空气净化系统的进风口；

（三）生产β-内酰胺结构类药品、性激素类避孕药必须使用专用设施（如独立的空气净化系统）和设备，并与其他药品生产区严格分开；

（四）生产某些激素类、细胞毒性类、高活性化学药品应当使用专用设施（如独立的空气净化系统）和设备；特殊情况下，如采取特别防护措施并经过必要的验证，上述药品制剂则可通过阶段性生产方式共用同一生产设施和设备；

（五）用于上述第（二）、（三）、（四）项的空气净化系统，其排风应当经过净化处理；

（六）药品生产厂房不得用于生产对药品质量有不利影响的非药用产品。

第四十七条　生产区和贮存区应当有足够的空间，确保有序地存放设备、物料、中间产品、待包装产品和成品，避免不同产品或物料的混淆、交叉污染，避免生产或质量控制操作发生遗漏或差错。

第四十八条　应当根据药品品种、生产操作要求及外部环境状况等配置空调净化系统，使生产区有效通风，并有温度、湿度控制和空气净化过滤，保证药品的生产环境符合要求。

洁净区与非洁净区之间、不同级别洁净区之间的压差应当不低于10帕斯卡。必要时，相同洁净度级别的不同功能区域（操作间）之间也应当保持适当的压差梯度。

口服液体和固体制剂、腔道用药（含直肠用药）、表皮外用药品等非无菌制剂生产的暴露工序区域及其直接接触药品的包装材料最终处理的暴露工序区域，应当参照"无菌药品"附录中D级洁净区的要求设置，企业可根据产品的标准和特性对该区域采取适当的微生物监控措施。

第四十九条 洁净区的内表面（墙壁、地面、天棚）应当平整光滑、无裂缝、接口严密、无颗粒物脱落，避免积尘，便于有效清洁，必要时应当进行消毒。

第五十条 各种管道、照明设施、风口和其他公用设施的设计和安装应当避免出现不易清洁的部位，应当尽可能在生产区外部对其进行维护。

第五十一条 排水设施应当大小适宜，并安装防止倒灌的装置。应当尽可能避免明沟排水；不可避免时，明沟宜浅，以方便清洁和消毒。

第五十二条 制剂的原辅料称量通常应当在专门设计的称量室内进行。

第五十三条 产尘操作间（如干燥物料或产品的取样、称量、混合、包装等操作间）应当保持相对负压或采取专门的措施，防止粉尘扩散、避免交叉污染并便于清洁。

第五十四条 用于药品包装的厂房或区域应当合理设计和布局，以避免混淆或交叉污染。如同一区域内有数条包装线，应当有隔离措施。

第五十五条 生产区应当有适度的照明，目视操作区域的照明应当满足操作要求。

第五十六条 生产区内可设中间控制区域，但中间控制操作不得给药品带来质量风险。

第三节 仓储区

第五十七条 仓储区应当有足够的空间，确保有序存放待验、合格、不合格、退货或召回的原辅料、包装材料、中间产品、待包装产品和成品等各类物料和产品。

第五十八条 仓储区的设计和建造应当确保良好的仓储条件，并有通风和照明设施。仓储区应当能够满足物料或产品的贮存条件（如温湿度、避光）和安全贮存的要求，并进行检查和监控。

第五十九条 高活性的物料或产品以及印刷包装材料应当贮存于安全的区域。

第六十条 接收、发放和发运区域应当能够保护物料、产品免受外界天气（如雨、雪）的影响。接收区的布局和设施应当能够确保到货物料在进入仓储区前可对外包装进行必要的清洁。

第六十一条 如采用单独的隔离区域贮存待验物料，待验区应当有醒目的标识，且只限于经批准的人员出入。

不合格、退货或召回的物料或产品应当隔离存放。

如果采用其他方法替代物理隔离，则该方法应当具有同等的安全性。

第六十二条 通常应当有单独的物料取样区。取样区的空气洁净度级别应当与生产要求一致。如在其他区域或采用其他方式取样，应当能够防止污染或交叉污染。

第四节 质量控制区

第六十三条 质量控制实验室通常应当与生产区分开。生物检定、微生物和放射性同位素的实验室还应当彼此分开。

第六十四条 实验室的设计应当确保其适用于预定的用途，并能够避免混淆和交叉污染，应当有足够的区域用于样品处置、留样和稳定性考察样品的存放以及记录的保存。

第六十五条 必要时，应当设置专门的仪器室，使灵敏度高的仪器免受静电、震动、潮湿或其他外界因素的干扰。

第六十六条 处理生物样品或放射性样品等特殊物品的实验室应当符合国家的有关要求。

第六十七条 实验动物房应当与其他区域严格分开，其设计、建造应当符合国家有关规定，并设有独立的空气处理设施以及动物的专用通道。

第五节 辅助区

第六十八条 休息室的设置不应当对生产区、仓储区和质量控制区造成不良影响。

第六十九条 更衣室和盥洗室应当方便人员进出，并与使用人数相适应。盥洗室不得与生产区和仓储区直接相通。

第七十条 维修间应当尽可能远离生产区。存放在洁净区内的维修用备件和工具，应当放置在专门的房间或工具柜中。

第五章 设 备

第一节 原 则

第七十一条 设备的设计、选型、安装、改造和维护必须符合预定用途，应当尽可能降低产生污染、交叉污染、混淆和差错的风险，便于操作、清洁、维护，以及必要时进行的消毒或灭菌。

第七十二条 应当建立设备使用、清洁、维护和维修的操作规程，并保存相应的操作记录。

第七十三条 应当建立并保存设备采购、安装、确认的文件和记录。

第二节 设计和安装

第七十四条 生产设备不得对药品质量产生任何不利影响。与药品直接接触的生产设备表面应当平整、光洁、易清洗或消毒、耐腐蚀，不得与药品发生化学反应、吸附药品或向药品中释放物质。

第七十五条 应当配备有适当量程和精度的衡器、量具、仪器和仪表。

第七十六条 应当选择适当的清洗、清洁设备，并防止这类设备成为污染源。

第七十七条 设备所用的润滑剂、冷却剂等不得对药品或容器造成污染，应当尽可能使用食用级或级别相当的润滑剂。

第七十八条 生产用模具的采购、验收、保管、维护、发放及报废应当制定相应操作规程，设专人专柜保管，并有相应记录。

第三节 维护和维修

第七十九条 设备的维护和维修不得影响产品质量。

第八十条 应当制定设备的预防性维护计划和操作规程，设备的维护和维修应当有相应的记录。

第八十一条 经改造或重大维修的设备应当进行再确认，符合要求后方可用于生产。

第四节 使用和清洁

第八十二条 主要生产和检验设备都应当有明确的操作规程。

第八十三条 生产设备应当在确认的参数范围内使用。

第八十四条 应当按照详细规定的操作规程清洁生产设备。

生产设备清洁的操作规程应当规定具体而完整的清洁方法、清洁用设备或工具、清洁剂的名称和配制方法、去除前一批次标识的方法、保护已清洁设备在使用前免受污染的方法、已清洁设备最长的保存时限、使用前检查设备清洁状况的方法，使操作者能以可重现的、有效的方式对各类设备进行清洁。

如需拆装设备，还应当规定设备拆装的顺序和方法；如需对设备消毒或灭菌，还应当规定消毒或灭菌的具体方法、消毒剂的名称和配制方法。必要时，还应当规定设备生产结束至清洁前所允许的最长间隔时限。

第八十五条 已清洁的生产设备应当在清洁、干燥的条件下存放。

第八十六条 用于药品生产或检验的设备和仪器，应当有使用日志，记录内容包括使用、清洁、维护和维修情况以及日期、时间、所生产及检验的药品名称、规格和批号等。

第八十七条 生产设备应当有明显的状态标识，标明设备编号和内容物（如名称、规格、批号）；没有内容物的应当标明清洁状态。

第八十八条 不合格的设备如有可能应当搬出生产和质量控制区，未搬出前，应当有醒目的状态标识。

第八十九条 主要固定管道应当标明内容物名称和流向。

第五节 校 准

第九十条 应当按照操作规程和校准计划定期对生产和检验用衡器、量具、仪表、记录和控制设备以及仪器进行校准和检查，并保存相关记录。校准的量程范围应当涵盖实际生产和检验的使用范围。

第九十一条 应当确保生产和检验使用的关键衡器、量具、仪表、记录和控制设备以及仪器经过校准，所得出的数据准确、可靠。

第九十二条 应当使用计量标准器具进行校准，且所用计量标准器具应当符合国家有关规定。校准记录应当标明所用计量标准器具的名称、编号、校准有效期和计量合格证明编号，确保记录的可追溯性。

第九十三条 衡器、量具、仪表、用于记录和控制的设备以及仪器应当有明显的标识，标明其校准有效期。

第九十四条 不得使用未经校准、超过校准有效期、失准的衡器、量具、仪表以及用于记录和控制的设备、仪器。

第九十五条 在生产、包装、仓储过程中使用自动或电子设备的，应当按照操作规程定期进行校准和检查，确保其操作功能正常。校准和检查应当有相应的记录。

第六节 制药用水

第九十六条 制药用水应当适合其用途，并符合《中华人民共和国药典》的质量标准及相关要求。制药用水至少应当采用饮用水。

第九十七条 水处理设备及其输送系统的设计、安装、运行和维护应当确保制药用水达到设定的质量标准。水处理设备的运行不得超出其设计能力。

第九十八条 纯化水、注射用水储罐和输送管道所用材料应当无毒、耐腐蚀；储罐的通气口应当安装不脱落纤维的疏水性除菌滤器；管道的设计和安装应当避免死角、盲管。

第九十九条 纯化水、注射用水的制备、贮存和分配应当能够防止微生物的滋生。纯化水可采用循环，注射用水可采用70℃以上保温循环。

第一百条 应当对制药用水及原水的水质进行定期监测，并有相应的记录。

第一百零一条 应当按照操作规程对纯化水、注射用水管道进行清洗消毒，并有相关记录。发现制药用水微生物污染达到警戒限度、纠偏限度时应当按照操作规程处理。

第六章 物料与产品

第一节 原 则

第一百零二条 药品生产所用的原辅料、与药品直接接触的包装材料应当符合相应的质量标准。药品上直接印字所用油墨应当符合食用标准要求。

进口原辅料应当符合国家相关的进口管理规定。

第一百零三条 应当建立物料和产品的操作规程，确保物料和产品的正确接收、贮存、发放、使用和发运，防止污染、交叉污染、混淆和差错。

物料和产品的处理应当按照操作规程或工艺规程执行，并有记录。

第一百零四条 物料供应商的确定及变更应当进行质量评估，并经质量管理部门批准后方可采购。

第一百零五条 物料和产品的运输应当能够满足其保证质量的要求，对运输有特殊要求的，其运输条件应当予以确认。

第一百零六条 原辅料、与药品直接接触的包装材料和印刷包装材料的接收应当有操作规程，所有到货物料均应当检查，以确保与订单一致，并确认供应商已经质量管理部门批准。

物料的外包装应当有标签，并注明规定的信息。必要时，还应当进行清洁，发现外包装损坏或其他可能影响物料质量的问题，应当向质量管理部门报告并进行调查和记录。

每次接收均应当有记录，内容包括：

（一）交货单和包装容器上所注物料的名称；

（二）企业内部所用物料名称和（或）代码；

（三）接收日期；

（四）供应商和生产商（如不同）的名称；

（五）供应商和生产商（如不同）标识的批号；

（六）接收总量和包装容器数量；

（七）接收后企业指定的批号或流水号；

（八）有关说明（如包装状况）。

第一百零七条 物料接收和成品生产后应当及时按照待验管理，直至放行。

第一百零八条 物料和产品应当根据其性质有序分批贮存和周转，发放及发运应当符合先进先出和近效期先出的原则。

第一百零九条 使用计算机化仓储管理的，应当有相应的操作规程，防止因系统故障、停机等特殊情况而造成物料和产品的混淆和差错。

使用完全计算机化仓储管理系统进行识别的，物料、产品等相关信息可不必以书面可读的方式标出。

第二节 原辅料

第一百一十条 应当制定相应的操作规程，采取核对或检验等适当措施，确认每一包装内的原辅料正确无误。

第一百一十一条 一次接收数个批次的物料，应当按批取样、检验、放行。

第一百一十二条 仓储区内的原辅料应当有适当的标识，并至少标明下述内容：

（一）指定的物料名称和企业内部的物料代码；

（二）企业接收时设定的批号；

（三）物料质量状态（如待验、合格、不合格、已取样）；

（四）有效期或复验期。

第一百一十三条 只有经质量管理部门批准放行并在有效期或复验期内的原辅料方可使用。

第一百一十四条 原辅料应当按照有效期或复验期贮存。贮存期内，如发现对质量有不良影响的特殊情况，应当进行复验。

第一百一十五条 应当由指定人员按照操作规程进行配料，核对物料后，精确称量或计量，并作好标识。

第一百一十六条 配制的每一物料及其重量或体积应当由他人独立进行复核，并有复核记录。

第一百一十七条 用于同一批药品生产的所有配料应当集中存放，并作好标识。

第三节 中间产品和待包装产品

第一百一十八条 中间产品和待包装产品应当在适当的条件下贮存。

第一百一十九条 中间产品和待包装产品应当有明确的标识，并至少标明下述内容：

（一）产品名称和企业内部的产品代码；

（二）产品批号；

（三）数量或重量（如毛重、净重等）；

（四）生产工序（必要时）；

（五）产品质量状态（必要时，如待验、合格、不合格、已取样）。

第四节 包装材料

第一百二十条 与药品直接接触的包装材料和印刷包装材料的管理和控制要求与原辅料相同。

第一百二十一条 包装材料应当由专人按照操作规程发放，并采取措施避免混淆和差错，确保用于药品生产的包装材料正确无误。

第一百二十二条 应当建立印刷包装材料设计、审核、批准的操作规程，确保印刷包装材料印制的内容与药品监督管理部门核准的一致，并建立专门的文档，保存经签名批准的印刷包装材料原版实样。

第一百二十三条 印刷包装材料的版本变更时，应当采取措施，确保产品所用印刷包装材料的版本正确无误。宜收回作废的旧版印刷模版并予以销毁。

第一百二十四条 印刷包装材料应当设置专门区域妥善存放，未经批准人员不得进入。切割式标签或其他散装印刷包装材料应当分别置于密闭容器内储运，以防混淆。

第一百二十五条 印刷包装材料应当由专人保管，并按照操作规程和需求量发放。

第一百二十六条 每批或每次发放的与药品直接接触的包装材料或印刷包装材料，均应当有识别标志，标明所用产品的名称和批号。

第一百二十七条 过期或废弃的印刷包装材料应当予以销毁并记录。

第五节 成 品

第一百二十八条 成品放行前应当待验贮存。

第一百二十九条 成品的贮存条件应当符合药品注册批准的要求。

第六节 特殊管理的物料和产品

第一百三十条 麻醉药品、精神药品、医疗用毒性药品（包括药材）、放射性药品、药品类易制毒化学品及易燃、易爆和其他危险品的验收、贮存、管理应当执行国家有关的规定。

第七节 其 他

第一百三十一条 不合格的物料、中间产品、待包装产品和成品的每个包装容器上均应当有清晰醒目的标志，并在隔离区内妥善保存。

第一百三十二条 不合格的物料、中间产品、待包装产品和成品的处理应当经质量管理负责人批准，并有记录。

第一百三十三条 产品回收需经预先批准，并对相关的质量风险进行充分评估，根据评估结论决定是否回收。回收应当按照预定的操作规程进行，并有相应记录。回收处理后的产品应当按照回收处理中最早批次产品的生产日期确定有效期。

第一百三十四条 制剂产品不得进行重新加工。不合格的制剂中间产品、待包装产品和成品一般不得进行返工。只有不影响产品质量、符合相应质量标准，且根据预定、经批准的操作规程以及对相关风险充分评估后，才允许返工处理。返工应当有相应记录。

第一百三十五条 对返工或重新加工或回收合并后生产的成品，质量管理部门应当考虑需要进行额外相关项目的检验和稳定性考察。

第一百三十六条 企业应当建立药品退货的操作规程，并有相应的记录，内容至少应当包括：产品名称、批号、规格、数量、退货单位及地址、退货原因及日期、最终处理意见。

同一产品同一批号不同渠道的退货应当分别记录、存放和处理。

第一百三十七条 只有经检查、检验和调查，有证据证明退货质量未受影响，且经质量管理部门根据操作规程评价后，方可考虑将退货重新包装、重新发运销售。评价考虑的因素至少应当包括药品的性质、所需的贮存条件、药品的现状、历史，以及发运与退货之间的间隔时间等因素。不符合贮存和运输要求的退货，应当在质量管理部门监督下予以销毁。对退货质量存有怀疑时，不得重新发运。

对退货进行回收处理的，回收后的产品应当符合预定的质量标准和第一百三十三条的要求。

退货处理的过程和结果应当有相应记录。

第七章 确认与验证

第一百三十八条 企业应当确定需要进行的确认或验证工作，以证明有关操作的关键要素能够得到有效控制。确认或验证的范围和程度应当经过风险评估来确定。

第一百三十九条 企业的厂房、设施、设备和检验仪器应当经过确认，应当采用经过验证的生产工艺、操作规程和检验方法进行生产、操作和检验，并保持持续的验证状态。

第一百四十条 应当建立确认与验证的文件和记录，并能以文件和记录证明达到以下预定的目标：

（一）设计确认应当证明厂房、设施、设备的设计符合预定用途和本规范要求；

（二）安装确认应当证明厂房、设施、设备的建造和安装符合设计标准；

（三）运行确认应当证明厂房、设施、设备的运行符合设计标准；

（四）性能确认应当证明厂房、设施、设备在正常操作方法和工艺条件下能够持续符合标准；

（五）工艺验证应当证明一个生产工艺按照规定的工艺参数能够持续生产出符合预定用途和注册要求的产品。

第一百四十一条　采用新的生产处方或生产工艺前，应当验证其常规生产的适用性。生产工艺在使用规定的原辅料和设备条件下，应当能够始终生产出符合预定用途和注册要求的产品。

第一百四十二条　当影响产品质量的主要因素，如原辅料、与药品直接接触的包装材料、生产设备、生产环境（或厂房）、生产工艺、检验方法等发生变更时，应当进行确认或验证。必要时，还应当经药品监督管理部门批准。

第一百四十三条　清洁方法应当经过验证，证实其清洁的效果，以有效防止污染和交叉污染。清洁验证应当综合考虑设备使用情况、所使用的清洁剂和消毒剂、取样方法和位置以及相应的取样回收率、残留物的性质和限度、残留物检验方法的灵敏度等因素。

第一百四十四条　确认和验证不是一次性的行为。首次确认或验证后，应当根据产品质量回顾分析情况进行再确认或再验证。关键的生产工艺和操作规程应当定期进行再验证，确保其能够达到预期结果。

第一百四十五条　企业应当制定验证总计划，以文件形式说明确认与验证工作的关键信息。

第一百四十六条　验证总计划或其他相关文件中应当作出规定，确保厂房、设施、设备、检验仪器、生产工艺、操作规程和检验方法等能够保持持续稳定。

第一百四十七条　应当根据确认或验证的对象制定确认或验证方案，并经审核、批准。确认或验证方案应当明确职责。

第一百四十八条　确认或验证应当按照预先确定和批准的方案实施，并有记录。确认或验证工作完成后，应当写出报告，并经审核、批准。确认或验证的结果和结论（包括评价和建议）应当有记录并存档。

第一百四十九条　应当根据验证的结果确认工艺规程和操作规程。

第八章　文件管理
第一节　原　则

第一百五十条　文件是质量保证系统的基本要素。企业必须有内容正确的书面质量标准、生产处方和工艺规程、操作规程以及记录等文件。

第一百五十一条　企业应当建立文件管理的操作规程，系统地设计、制定、审核、批准和发放文件。与本规范有关的文件应当经质量管理部门的审核。

第一百五十二条　文件的内容应当与药品生产许可、药品注册等相关要求一致，并有助于追溯每批产品的历史情况。

第一百五十三条　文件的起草、修订、审核、批准、替换或撤销、复制、保管和销毁等应当按照操作规程管理，并有相应的文件分发、撤销、复制、销毁记录。

第一百五十四条　文件的起草、修订、审核、批准均应当由适当的人员签名并注明日期。

第一百五十五条　文件应当标明题目、种类、目的以及文件编号和版本号。文字应当确切、清晰、易懂，不能模棱两可。

第一百五十六条　文件应当分类存放、条理分明，便于查阅。

第一百五十七条　原版文件复制时，不得产生任何差错；复制的文件应当清晰可辨。

第一百五十八条　文件应当定期审核、修订；文件修订后，应当按照规定管理，防止旧版文件的误用。分发、使用的文件应当为批准的现行文本，已撤销的或旧版文件除留档备查外，不得在工作现场出现。

第一百五十九条　与本规范有关的每项活动均应当有记录，以保证产品生产、质量控制和质量保证等活动可以追溯。记录应当留有填写数据的足够空格。记录应当及时填写，内容真实，字迹清晰、易读，不易擦除。

第一百六十条　应当尽可能采用生产和检验设备自动打印的记录、图谱和曲线图等，并标明产品或样品的名称、批号和记录设备的信息，操作人应当签注姓名和日期。

第一百六十一条　记录应当保持清洁，不得撕毁和任意涂改。记录填写的任何更改都应当签注姓名和日期，并使原有信息仍清晰可辨，必要时，应当说明更改的理由。记录如需重新誊写，则原有记录不得销毁，应当作为重新誊写记录的附件保存。

第一百六十二条 每批药品应当有批记录，包括批生产记录、批包装记录、批检验记录和药品放行审核记录等与本批产品有关的记录。批记录应当由质量管理部门负责管理，至少保存至药品有效期后一年。

质量标准、工艺规程、操作规程、稳定性考察、确认、验证、变更等其他重要文件应当长期保存。

第一百六十三条 如使用电子数据处理系统、照相技术或其他可靠方式记录数据资料，应当有所用系统的操作规程；记录的准确性应当经过核对。

使用电子数据处理系统的，只有经授权的人员方可输入或更改数据，更改和删除情况应当有记录；应当使用密码或其他方式来控制系统的登录；关键数据输入后，应当由他人独立进行复核。

用电子方法保存的批记录，应当采用磁带、缩微胶卷、纸质副本或其他方法进行备份，以确保记录的安全，且数据资料在保存期内便于查阅。

第二节 质量标准

第一百六十四条 物料和成品应当有经批准的现行质量标准；必要时，中间产品或待包装产品也应当有质量标准。

第一百六十五条 物料的质量标准一般应当包括：

（一）物料的基本信息

① 企业统一指定的物料名称和内部使用的物料代码；

② 质量标准的依据；

③ 经批准的供应商；

④ 印刷包装材料的实样或样稿。

（二）取样、检验方法或相关操作规程编号；

（三）定性和定量的限度要求；

（四）贮存条件和注意事项；

（五）有效期或复验期。

第一百六十六条 外购或外销的中间产品和待包装产品应当有质量标准；如果中间产品的检验结果用于成品的质量评价，则应当制定与成品质量标准相对应的中间产品质量标准。

第一百六十七条 成品的质量标准应当包括：

（一）产品名称以及产品代码；

（二）对应的产品处方编号（如有）；

（三）产品规格和包装形式；

（四）取样、检验方法或相关操作规程编号；

（五）定性和定量的限度要求；

（六）贮存条件和注意事项；

（七）有效期。

第三节 工艺规程

第一百六十八条 每种药品的每个生产批量均应当有经企业批准的工艺规程，不同药品规格的每种包装形式均应当有各自的包装操作要求。工艺规程的制定应以注册批准的工艺为依据。

第一百六十九条 工艺规程不得任意更改。如需更改，应当按照相关的操作规程修订、审核、批准。

第一百七十条 制剂的工艺规程的内容至少应当包括：

（一）生产处方

① 产品名称和产品代码；

② 产品剂型、规格和批量；

③ 所用原辅料清单（包括生产过程中使用，但不在成品中出现的物料），阐明每一物料的指定名称、代

码和用量；如原辅料的用量需要折算时，还应当说明计算方法。

（二）生产操作要求

① 对生产场所和所用设备的说明（如操作间的位置和编号、洁净度级别、必要的温湿度要求、设备型号和编号等）；

② 关键设备的准备（如清洗、组装、校准、灭菌等）所采用的方法或相应操作规程编号；

③ 详细的生产步骤和工艺参数说明（如物料的核对、预处理、加入物料的顺序、混合时间、温度等）；

④ 所有中间控制方法及标准；

⑤ 预期的最终产量限度，必要时，还应当说明中间产品的产量限度，以及物料平衡的计算方法和限度；

⑥ 待包装产品的贮存要求，包括容器、标签及特殊贮存条件；

⑦ 需要说明的注意事项。

（三）包装操作要求

① 以最终包装容器中产品的数量、重量或体积表示的包装形式；

② 所需全部包装材料的完整清单，包括包装材料的名称、数量、规格、类型以及与质量标准有关的每一包装材料的代码；

③ 印刷包装材料的实样或复制品，并标明产品批号、有效期打印位置；

④ 需要说明的注意事项，包括对生产区和设备进行的检查，在包装操作开始前，确认包装生产线的清场已经完成等；

⑤ 包装操作步骤的说明，包括重要的辅助性操作和所用设备的注意事项、包装材料使用前的核对；

⑥ 中间控制的详细操作，包括取样方法及标准；

⑦ 待包装产品、印刷包装材料的物料平衡计算方法和限度。

第四节　批生产记录

第一百七十一条　每批产品均应当有相应的批生产记录，可追溯该批产品的生产历史以及与质量有关的情况。

第一百七十二条　批生产记录应当依据现行批准的工艺规程的相关内容制定。记录的设计应当避免填写差错。批生产记录的每一页应当标注产品的名称、规格和批号。

第一百七十三条　原版空白的批生产记录应当经生产管理负责人和质量管理负责人审核和批准。批生产记录的复制和发放均应当按照操作规程进行控制并有记录，每批产品的生产只能发放一份原版空白批生产记录的复制件。

第一百七十四条　在生产过程中，进行每项操作时应当及时记录，操作结束后，应当由生产操作人员确认并签注姓名和日期。

第一百七十五条　批生产记录的内容应当包括：

（一）产品名称、规格、批号；

（二）生产以及中间工序开始、结束的日期和时间；

（三）每一生产工序的负责人签名；

（四）生产步骤操作人员的签名；必要时，还应当有操作（如称量）复核人员的签名；

（五）每一原辅料的批号以及实际称量的数量（包括投入的回收或返工处理产品的批号及数量）；

（六）相关生产操作或活动、工艺参数及控制范围，以及所用主要生产设备的编号；

（七）中间控制结果的记录以及操作人员的签名；

（八）不同生产工序所得产量及必要时的物料平衡计算；

（九）对特殊问题或异常事件的记录，包括对偏离工艺规程的偏差情况的详细说明或调查报告，并经签字批准。

第五节　批包装记录

第一百七十六条　每批产品或每批中部分产品的包装，都应当有批包装记录，以便追溯该批产品包装操作以及与质量有关的情况。

第一百七十七条 批包装记录应当依据工艺规程中与包装相关的内容制定。记录的设计应当注意避免填写差错。批包装记录的每一页均应当标注所包装产品的名称、规格、包装形式和批号。

第一百七十八条 批包装记录应当有待包装产品的批号、数量以及成品的批号和计划数量。原版空白的批包装记录的审核、批准、复制和发放的要求与原版空白的批生产记录相同。

第一百七十九条 在包装过程中，进行每项操作时应当及时记录，操作结束后，应当由包装操作人员确认并签注姓名和日期。

第一百八十条 批包装记录的内容包括：

（一）产品名称、规格、包装形式、批号、生产日期和有效期；

（二）包装操作日期和时间；

（三）包装操作负责人签名；

（四）包装工序的操作人员签名；

（五）每一包装材料的名称、批号和实际使用的数量；

（六）根据工艺规程所进行的检查记录，包括中间控制结果；

（七）包装操作的详细情况，包括所用设备及包装生产线的编号；

（八）所用印刷包装材料的实样，并印有批号、有效期及其他打印内容；不易随批包装记录归档的印刷包装材料可采用印有上述内容的复制品；

（九）对特殊问题或异常事件的记录，包括对偏离工艺规程的偏差情况的详细说明或调查报告，并经签字批准；

（十）所有印刷包装材料和待包装产品的名称、代码，以及发放、使用、销毁或退库的数量、实际产量以及物料平衡检查。

第六节 操作规程和记录

第一百八十一条 操作规程的内容应当包括：题目、编号、版本号、颁发部门、生效日期、分发部门以及制定人、审核人、批准人的签名并注明日期，标题、正文及变更历史。

第一百八十二条 厂房、设备、物料、文件和记录应当有编号（或代码），并制定编制编号（或代码）的操作规程，确保编号（或代码）的唯一性。

第一百八十三条 下述活动也应当有相应的操作规程，其过程和结果应当有记录：

（一）确认和验证；

（二）设备的装配和校准；

（三）厂房和设备的维护、清洁和消毒；

（四）培训、更衣及卫生等与人员相关的事宜；

（五）环境监测；

（六）虫害控制；

（七）变更控制；

（八）偏差处理；

（九）投诉；

（十）药品召回；

（十一）退货。

第九章 生产管理

第一节 原 则

第一百八十四条 所有药品的生产和包装均应当按照批准的工艺规程和操作规程进行操作并有相关记录，以确保药品达到规定的质量标准，并符合药品生产许可和注册批准的要求。

第一百八十五条　应当建立划分产品生产批次的操作规程，生产批次的划分应当能够确保同一批次产品质量和特性的均一性。

第一百八十六条　应当建立编制药品批号和确定生产日期的操作规程。每批药品均应当编制唯一的批号。除另有法定要求外，生产日期不得迟于产品成型或灌装（封）前经最后混合的操作开始日期，不得以产品包装日期作为生产日期。

第一百八十七条　每批产品应当检查产量和物料平衡，确保物料平衡符合设定的限度。如有差异，必须查明原因，确认无潜在质量风险后，方可按照正常产品处理。

第一百八十八条　不得在同一生产操作间同时进行不同品种和规格药品的生产操作，除非没有发生混淆或交叉污染的可能。

第一百八十九条　在生产的每一阶段，应当保护产品和物料免受微生物和其他污染。

第一百九十条　在干燥物料或产品，尤其是高活性、高毒性或高致敏性物料或产品的生产过程中，应当采取特殊措施，防止粉尘的产生和扩散。

第一百九十一条　生产期间使用的所有物料、中间产品或待包装产品的容器及主要设备、必要的操作室应当贴签标识或以其他方式标明生产中的产品或物料名称、规格和批号，如有必要，还应当标明生产工序。

第一百九十二条　容器、设备或设施所用标识应当清晰明了，标识的格式应当经企业相关部门批准。除在标识上使用文字说明外，还可采用不同的颜色区分被标识物的状态（如待验、合格、不合格或已清洁等）。

第一百九十三条　应当检查产品从一个区域输送至另一个区域的管道和其他设备连接，确保连接正确无误。

第一百九十四条　每次生产结束后应当进行清场，确保设备和工作场所没有遗留与本次生产有关的物料、产品和文件。下次生产开始前，应当对前次清场情况进行确认。

第一百九十五条　应当尽可能避免出现任何偏离工艺规程或操作规程的偏差。一旦出现偏差，应当按照偏差处理操作规程执行。

第一百九十六条　生产厂房应当仅限于经批准的人员出入。

第二节　防止生产过程中的污染和交叉污染

第一百九十七条　生产过程中应当尽可能采取措施，防止污染和交叉污染，如：

（一）在分隔的区域内生产不同品种的药品；

（二）采用阶段性生产方式；

（三）设置必要的气锁间和排风；空气洁净度级别不同的区域应当有压差控制；

（四）应当降低未经处理或未经充分处理的空气再次进入生产区导致污染的风险；

（五）在易产生交叉污染的生产区内，操作人员应当穿戴该区域专用的防护服；

（六）采用经过验证或已知有效的清洁和去污染操作规程进行设备清洁；必要时，应当对与物料直接接触的设备表面的残留物进行检测；

（七）采用密闭系统生产；

（八）干燥设备的进风应当有空气过滤器，排风应当有防止空气倒流装置；

（九）生产和清洁过程中应当避免使用易碎、易脱屑、易发霉器具；使用筛网时，应当有防止因筛网断裂而造成污染的措施；

（十）液体制剂的配制、过滤、灌封、灭菌等工序应当在规定时间内完成；

（十一）软膏剂、乳膏剂、凝胶剂等半固体制剂以及栓剂的中间产品应当规定贮存期和贮存条件。

第一百九十八条　应当定期检查防止污染和交叉污染的措施并评估其适用性和有效性。

第三节　生产操作

第一百九十九条　生产开始前应当进行检查，确保设备和工作场所没有上批遗留的产品、文件或与本批产品生产无关的物料，设备处于已清洁及待用状态。检查结果应当有记录。

生产操作前，还应当核对物料或中间产品的名称、代码、批号和标识，确保生产所用物料或中间产品正确且符合要求。

第二百条　应当进行中间控制和必要的环境监测，并予以记录。

第二百零一条　每批药品的每一生产阶段完成后必须由生产操作人员清场，并填写清场记录。清场记录内容包括：操作间编号、产品名称、批号、生产工序、清场日期、检查项目及结果、清场负责人及复核人签名。清场记录应当纳入批生产记录。

第四节　包装操作

第二百零二条　包装操作规程应当规定降低污染和交叉污染、混淆或差错风险的措施。

第二百零三条　包装开始前应当进行检查，确保工作场所、包装生产线、印刷机及其他设备已处于清洁或待用状态，无上批遗留的产品、文件或与本批产品包装无关的物料。检查结果应当有记录。

第二百零四条　包装操作前，还应当检查所领用的包装材料正确无误，核对待包装产品和所用包装材料的名称、规格、数量、质量状态，且与工艺规程相符。

第二百零五条　每一包装操作场所或包装生产线，应当有标识标明包装中的产品名称、规格、批号和批量的生产状态。

第二百零六条　有数条包装线同时进行包装时，应当采取隔离或其他有效防止污染、交叉污染或混淆的措施。

第二百零七条　待用分装容器在分装前应当保持清洁，避免容器中有玻璃碎屑、金属颗粒等污染物。

第二百零八条　产品分装、封口后应当及时贴签。未能及时贴签时，应当按照相关的操作规程操作，避免发生混淆或贴错标签等差错。

第二百零九条　单独打印或包装过程中在线打印的信息（如产品批号或有效期）均应当进行检查，确保其正确无误，并予以记录。如手工打印，应当增加检查频次。

第二百一十条　使用切割式标签或在包装线以外单独打印标签，应当采取专门措施，防止混淆。

第二百一十一条　应当对电子读码机、标签计数器或其他类似装置的功能进行检查，确保其准确运行。检查应当有记录。

第二百一十二条　包装材料上印刷或模压的内容应当清晰，不易褪色和擦除。

第二百一十三条　包装期间，产品的中间控制检查应当至少包括下述内容：

（一）包装外观；

（二）包装是否完整；

（三）产品和包装材料是否正确；

（四）打印信息是否正确；

（五）在线监控装置的功能是否正常。

样品从包装生产线取走后不应当再返还，以防止产品混淆或污染。

第二百一十四条　因包装过程产生异常情况而需要重新包装产品的，必须经专门检查、调查并由指定人员批准。重新包装应当有详细记录。

第二百一十五条　在物料平衡检查中，发现待包装产品、印刷包装材料以及成品数量有显著差异时，应当进行调查，未得出结论前，成品不得放行。

第二百一十六条　包装结束时，已打印批号的剩余包装材料应当由专人负责全部计数销毁，并有记录。如将未打印批号的印刷包装材料退库，应当按照操作规程执行。

第十章　质量控制与质量保证

第一节　质量控制实验室管理

第二百一十七条　质量控制实验室的人员、设施、设备应当与产品性质和生产规模相适应。

企业通常不得进行委托检验，确需委托检验的，应当按照第十一章中委托检验部分的规定，委托外部实验室进行检验，但应当在检验报告中予以说明。

第二百一十八条　质量控制负责人应当具有足够的管理实验室的资质和经验，可以管理同一企业的一个或多个实验室。

第二百一十九条　质量控制实验室的检验人员至少应当具有相关专业中专或高中以上学历，并经过与所从事的检验操作相关的实践培训且通过考核。

第二百二十条　质量控制实验室应当配备药典、标准图谱等必要的工具书，以及标准品或对照品等相关的标准物质。

第二百二十一条　质量控制实验室的文件应当符合第八章的原则，并符合下列要求：

（一）质量控制实验室应当至少有下列详细文件

① 质量标准；

② 取样操作规程和记录；

③ 检验操作规程和记录（包括检验记录或实验室工作记事簿）；

④ 检验报告或证书；

⑤ 必要的环境监测操作规程、记录和报告；

⑥ 必要的检验方法验证报告和记录；

⑦ 仪器校准和设备使用、清洁、维护的操作规程及记录。

（二）每批药品的检验记录应当包括中间产品、待包装产品和成品的质量检验记录，可追溯该批药品所有相关的质量检验情况；

（三）宜采用便于趋势分析的方法保存某些数据（如检验数据、环境监测数据、制药用水的微生物监测数据）；

（四）除与批记录相关的资料信息外，还应当保存其他原始资料或记录，以方便查阅。

第二百二十二条　取样应当至少符合以下要求：

（一）质量管理部门的人员有权进入生产区和仓储区进行取样及调查；

（二）应当按照经批准的操作规程取样，操作规程应当详细规定：

① 经授权的取样人；

② 取样方法；

③ 所用器具；

④ 样品量；

⑤ 分样的方法；

⑥ 存放样品容器的类型和状态；

⑦ 取样后剩余部分及样品的处置和标识；

⑧ 取样注意事项，包括为降低取样过程产生的各种风险所采取的预防措施，尤其是无菌或有害物料的取样以及防止取样过程中污染和交叉污染的注意事项；

⑨ 贮存条件；

⑩ 取样器具的清洁方法和贮存要求。

（三）取样方法应当科学、合理，以保证样品的代表性；

（四）留样应当能够代表被取样批次的产品或物料，也可抽取其他样品来监控生产过程中最重要的环节（如生产的开始或结束）；

（五）样品的容器应当贴有标签，注明样品名称、批号、取样日期、取自哪一包装容器、取样人等信息；

（六）样品应当按照规定的贮存要求保存。

第二百二十三条　物料和不同生产阶段产品的检验应当至少符合以下要求：

（一）企业应当确保药品按照注册批准的方法进行全项检验；

（二）符合下列情形之一的，应当对检验方法进行验证：

① 采用新的检验方法；

② 检验方法需变更的；

③ 采用《中华人民共和国药典》及其他法定标准未收载的检验方法；

④ 法规规定的其他需要验证的检验方法。

（三）对不需要进行验证的检验方法，企业应当对检验方法进行确认，以确保检验数据准确、可靠；

（四）检验应当有书面操作规程，规定所用方法、仪器和设备，检验操作规程的内容应当与经确认或验证的检验方法一致；

（五）检验应当有可追溯的记录并应当复核，确保结果与记录一致。所有计算均应当严格核对；

（六）检验记录应当至少包括以下内容：

① 产品或物料的名称、剂型、规格、批号或供货批号，必要时注明供应商和生产商（如不同）的名称或来源；

② 依据的质量标准和检验操作规程；

③ 检验所用的仪器或设备的型号和编号；

④ 检验所用的试液和培养基的配制批号、对照品或标准品的来源和批号；

⑤ 检验所用动物的相关信息；

⑥ 检验过程，包括对照品溶液的配制、各项具体的检验操作、必要的环境温湿度；

⑦ 检验结果，包括观察情况、计算和图谱或曲线图，以及依据的检验报告编号；

⑧ 检验日期；

⑨ 检验人员的签名和日期；

⑩ 检验、计算复核人员的签名和日期。

（七）所有中间控制（包括生产人员所进行的中间控制），均应当按照经质量管理部门批准的方法进行，检验应当有记录；

（八）应当对实验室容量分析用玻璃仪器、试剂、试液、对照品以及培养基进行质量检查；

（九）必要时应当将检验用实验动物在使用前进行检验或隔离检疫。饲养和管理应当符合相关的实验动物管理规定。动物应当有标识，并应当保存使用的历史记录。

第二百二十四条 质量控制实验室应当建立检验结果超标调查的操作规程。任何检验结果超标都必须按照操作规程进行完整的调查，并有相应的记录。

第二百二十五条 企业按规定保存的、用于药品质量追溯或调查的物料、产品样品为留样。用于产品稳定性考察的样品不属于留样。

留样应当至少符合以下要求：

（一）应当按照操作规程对留样进行管理；

（二）留样应当能够代表被取样批次的物料或产品；

（三）成品的留样：

① 每批药品均应当有留样；如果一批药品分成数次进行包装，则每次包装至少应当保留一件最小市售包装的成品；

② 留样的包装形式应当与药品市售包装形式相同，原料药的留样如无法采用市售包装形式的，可采用模拟包装；

③ 每批药品的留样数量一般至少应当能够确保按照注册批准的质量标准完成两次全检（无菌检查和热原检查等除外）；

④ 如果不影响留样的包装完整性，保存期间内至少应当每年对留样进行一次目检观察，如有异常，应当进行彻底调查并采取相应的处理措施；

⑤ 留样观察应当有记录；

⑥ 留样应当按照注册批准的贮存条件至少保存至药品有效期后一年；

⑦ 如企业终止药品生产或关闭的，应当将留样转交授权单位保存，并告知当地药品监督管理部门，以便在必要时可随时取得留样。

（四）物料的留样

① 制剂生产用每批原辅料和与药品直接接触的包装材料均应当有留样。与药品直接接触的包装材料（如输液瓶），如成品已有留样，可不必单独留样；

② 物料的留样量应当至少满足鉴别的需要；

③ 除稳定性较差的原辅料外，用于制剂生产的原辅料（不包括生产过程中使用的溶剂、气体或制药用水）和与药品直接接触的包装材料的留样应当至少保存至产品放行后两年。如果物料的有效期较短，则留样时间可相应缩短；

④ 物料的留样应当按照规定的条件贮存，必要时还应当适当包装密封。

第二百二十六条　试剂、试液、培养基和检定菌的管理应当至少符合以下要求：

（一）试剂和培养基应当从可靠的供应商处采购，必要时应当对供应商进行评估；

（二）应当有接收试剂、试液、培养基的记录，必要时，应当在试剂、试液、培养基的容器上标注接收日期；

（三）应当按照相关规定或使用说明配制、贮存和使用试剂、试液和培养基。特殊情况下，在接收或使用前，还应当对试剂进行鉴别或其他检验；

（四）试液和已配制的培养基应当标注配制批号、配制日期和配制人员姓名，并有配制（包括灭菌）记录。不稳定的试剂、试液和培养基应当标注有效期及特殊贮存条件。标准液、滴定液还应当标注最后一次标化的日期和校正因子，并有标化记录；

（五）配制的培养基应当进行适用性检查，并有相关记录。应当有培养基使用记录；

（六）应当有检验所需的各种检定菌，并建立检定菌保存、传代、使用、销毁的操作规程和相应记录；

（七）检定菌应当有适当的标识，内容至少包括菌种名称、编号、代次、传代日期、传代操作人；

（八）检定菌应当按照规定的条件贮存，贮存的方式和时间不应当对检定菌的生长特性有不利影响。

第二百二十七条　标准品或对照品的管理应当至少符合以下要求：

（一）标准品或对照品应当按照规定贮存和使用；

（二）标准品或对照品应当有适当的标识，内容至少包括名称、批号、制备日期（如有）、有效期（如有）、首次开启日期、含量或效价、贮存条件；

（三）企业如需自制工作标准品或对照品，应当建立工作标准品或对照品的质量标准以及制备、鉴别、检验、批准和贮存的操作规程，每批工作标准品或对照品应当用法定标准品或对照品进行标化，并确定有效期，还应当通过定期标化证明工作标准品或对照品的效价或含量在有效期内保持稳定。标化的过程和结果应当有相应的记录。

第二节　物料和产品放行

第二百二十八条　应当分别建立物料和产品批准放行的操作规程，明确批准放行的标准、职责，并有相应的记录。

第二百二十九条　物料的放行应当至少符合以下要求：

（一）物料的质量评价内容应当至少包括生产商的检验报告、物料包装完整性和密封性的检查情况和检验结果；

（二）物料的质量评价应当有明确的结论，如批准放行、不合格或其他决定；

（三）物料应当由指定人员签名批准放行。

第二百三十条　产品的放行应当至少符合以下要求：

（一）在批准放行前，应当对每批药品进行质量评价，保证药品及其生产应当符合注册和本规范要求，并确认以下各项内容：

① 主要生产工艺和检验方法经过验证；

② 已完成所有必需的检查、检验，并综合考虑实际生产条件和生产记录；

③ 所有必需的生产和质量控制均已完成并经相关主管人员签名；

④ 变更已按照相关规程处理完毕，需要经药品监督管理部门批准的变更已得到批准；

⑤ 对变更或偏差已完成所有必要的取样、检查、检验和审核；

⑥ 所有与该批产品有关的偏差均已有明确的解释或说明，或者已经过彻底调查和适当处理；如偏差还涉及其他批次产品，应当一并处理。

（二）药品的质量评价应当有明确的结论，如批准放行、不合格或其他决定；

（三）每批药品均应当由质量受权人签名批准放行；

（四）疫苗类制品、血液制品、用于血源筛查的体外诊断试剂以及国家食品药品监督管理总局规定的其他生物制品放行前还应当取得批签发合格证明。

第三节　持续稳定性考察

第二百三十一条　持续稳定性考察的目的是在有效期内监控已上市药品的质量，以发现药品与生产相关的稳定性问题（如杂质含量或溶出度特性的变化），并确定药品能够在标示的贮存条件下，符合质量标准的各项要求。

第二百三十二条　持续稳定性考察主要针对市售包装药品，但也需兼顾待包装产品。例如，当待包装产品在完成包装前，或从生产厂运输到包装厂，还需要长期贮存时，应当在相应的环境条件下，评估其对包装后产品稳定性的影响。此外，还应当考虑对贮存时间较长的中间产品进行考察。

第二百三十三条　持续稳定性考察应当有考察方案，结果应当有报告。用于持续稳定性考察的设备（尤其是稳定性试验设备或设施）应当按照第七章和第五章的要求进行确认和维护。

第二百三十四条　持续稳定性考察的时间应当涵盖药品有效期，考察方案应当至少包括以下内容：

（一）每种规格、每个生产批量药品的考察批次数；

（二）相关的物理、化学、微生物和生物学检验方法，可考虑采用稳定性考察专属的检验方法；

（三）检验方法依据；

（四）合格标准；

（五）容器密封系统的描述；

（六）试验间隔时间（测试时间点）；

（七）贮存条件（应当采用与药品标示贮存条件相对应的《中华人民共和国药典》规定的长期稳定性试验标准条件）；

（八）检验项目，如检验项目少于成品质量标准所包含的项目，应当说明理由。

第二百三十五条　考察批次数和检验频次应当能够获得足够的数据，以供趋势分析。通常情况下，每种规格、每种内包装形式的药品，至少每年应当考察一个批次，除非当年没有生产。

第二百三十六条　某些情况下，持续稳定性考察中应当额外增加批次数，如重大变更或生产和包装有重大偏差的药品应当列入稳定性考察。此外，重新加工、返工或回收的批次，也应当考虑列入考察，除非已经过验证和稳定性考察。

第二百三十七条　关键人员，尤其是质量受权人，应当了解持续稳定性考察的结果。当持续稳定性考察不在待包装产品和成品的生产企业进行时，则相关各方之间应当有书面协议，且均应当保存持续稳定性考察的结果以供药品监督管理部门审查。

第二百三十八条　应当对不符合质量标准的结果或重要的异常趋势进行调查。对任何已确认的不符合质量标准的结果或重大不良趋势，企业都应当考虑是否可能对已上市药品造成影响，必要时应当实施召回，调查结果以及采取的措施应当报告当地药品监督管理部门。

第二百三十九条　应当根据所获得的全部数据资料，包括考察的阶段性结论，撰写总结报告并保存。应当定期审核总结报告。

第四节　变更控制

第二百四十条　企业应当建立变更控制系统，对所有影响产品质量的变更进行评估和管理。需要经药品监督管理部门批准的变更应当在得到批准后方可实施。

第二百四十一条　应当建立操作规程，规定原辅料、包装材料、质量标准、检验方法、操作规程、厂房、设施、设备、仪器、生产工艺和计算机软件变更的申请、评估、审核、批准和实施。质量管理部门应当指定专人负责变更控制。

第二百四十二条　变更都应当评估其对产品质量的潜在影响。企业可以根据变更的性质、范围、对产品质量潜在影响的程度将变更分类（如主要、次要变更）。判断变更所需的验证、额外的检验以及稳定性考察应当有科学依据。

第二百四十三条　与产品质量有关的变更由申请部门提出后，应当经评估、制定实施计划并明确实施职责，最终由质量管理部门审核批准。变更实施应当有相应的完整记录。

第二百四十四条　改变原辅料、与药品直接接触的包装材料、生产工艺、主要生产设备以及其他影响药品质量的主要因素时，还应当对变更实施后最初至少三个批次的药品质量进行评估。如果变更可能影响药品的有效期，则质量评估还应当包括对变更实施后生产的药品进行稳定性考察。

第二百四十五条　变更实施时，应当确保与变更相关的文件均已修订。

第二百四十六条　质量管理部门应当保存所有变更的文件和记录。

第五节　偏差处理

第二百四十七条　各部门负责人应当确保所有人员正确执行生产工艺、质量标准、检验方法和操作规程，防止偏差的产生。

第二百四十八条　企业应当建立偏差处理的操作规程，规定偏差的报告、记录、调查、处理以及所采取的纠正措施，并有相应的记录。

第二百四十九条　任何偏差都应当评估其对产品质量的潜在影响。企业可以根据偏差的性质、范围、对产品质量潜在影响的程度将偏差分类（如重大、次要偏差），对重大偏差的评估还应当考虑是否需要对产品进行额外的检验以及对产品有效期的影响，必要时，应当对涉及重大偏差的产品进行稳定性考察。

第二百五十条　任何偏离生产工艺、物料平衡限度、质量标准、检验方法、操作规程等的情况均应当有记录，并立即报告主管人员及质量管理部门，应当有清楚的说明，重大偏差应当由质量管理部门会同其他部门进行彻底调查，并有调查报告。偏差调查报告应当由质量管理部门的指定人员审核并签字。

企业还应当采取预防措施有效防止类似偏差的再次发生。

第二百五十一条　质量管理部门应当负责偏差的分类，保存偏差调查、处理的文件和记录。

第六节　纠正措施和预防措施

第二百五十二条　企业应当建立纠正措施和预防措施系统，对投诉、召回、偏差、自检或外部检查结果、工艺性能和质量监测趋势等进行调查并采取纠正和预防措施。调查的深度和形式应当与风险的级别相适应。纠正措施和预防措施系统应当能够增进对产品和工艺的理解，改进产品和工艺。

第二百五十三条　企业应当建立实施纠正和预防措施的操作规程，内容至少包括：

（一）对投诉、召回、偏差、自检或外部检查结果、工艺性能和质量监测趋势以及其他来源的质量数据进行分析，确定已有和潜在的质量问题。必要时，应当采用适当的统计学方法；

（二）调查与产品、工艺和质量保证系统有关的原因；

（三）确定所需采取的纠正和预防措施，防止问题的再次发生；

（四）评估纠正和预防措施的合理性、有效性和充分性；

（五）对实施纠正和预防措施过程中所有发生的变更应当予以记录；

（六）确保相关信息已传递到质量受权人和预防问题再次发生的直接负责人；

（七）确保相关信息及其纠正和预防措施已通过高层管理人员的评审。

第二百五十四条　实施纠正和预防措施应当有文件记录，并由质量管理部门保存。

第七节　供应商的评估和批准

第二百五十五条　质量管理部门应当对所有生产用物料的供应商进行质量评估，会同有关部门对主要物料供应商（尤其是生产商）的质量体系进行现场质量审计，并对质量评估不符合要求的供应商行使否决权。

主要物料的确定应当综合考虑企业所生产的药品质量风险、物料用量以及物料对药品质量的影响程度等因素。

企业法定代表人、企业负责人及其他部门的人员不得干扰或妨碍质量管理部门对物料供应商独立作出质量评估。

第二百五十六条 应当建立物料供应商评估和批准的操作规程，明确供应商的资质、选择的原则、质量评估方式、评估标准、物料供应商批准的程序。

如质量评估需采用现场质量审计方式的，还应当明确审计内容、周期、审计人员的组成及资质。需采用样品小批量试生产的，还应当明确生产批量、生产工艺、产品质量标准、稳定性考察方案。

第二百五十七条 质量管理部门应当指定专人负责物料供应商质量评估和现场质量审计，分发经批准的合格供应商名单。被指定的人员应当具有相关的法规和专业知识，具有足够的质量评估和现场质量审计的实践经验。

第二百五十八条 现场质量审计应当核实供应商资质证明文件和检验报告的真实性，核实是否具备检验条件。应当对其人员机构、厂房设施和设备、物料管理、生产工艺流程和生产管理、质量控制实验室的设备、仪器、文件管理等进行检查，以全面评估其质量保证系统。现场质量审计应当有报告。

第二百五十九条 必要时，应当对主要物料供应商提供的样品进行小批量试生产，并对试生产的药品进行稳定性考察。

第二百六十条 质量管理部门对物料供应商的评估至少应当包括：供应商的资质证明文件、质量标准、检验报告、企业对物料样品的检验数据和报告。如进行现场质量审计和样品小批量试生产的，还应当包括现场质量审计报告，以及小试产品的质量检验报告和稳定性考察报告。

第二百六十一条 改变物料供应商，应当对新的供应商进行质量评估；改变主要物料供应商的，还需要对产品进行相关的验证及稳定性考察。

第二百六十二条 质量管理部门应当向物料管理部门分发经批准的合格供应商名单，该名单内容至少包括物料名称、规格、质量标准、生产商名称和地址、经销商（如有）名称等，并及时更新。

第二百六十三条 质量管理部门应当与主要物料供应商签订质量协议，在协议中应当明确双方所承担的质量责任。

第二百六十四条 质量管理部门应当定期对物料供应商进行评估或现场质量审计，回顾分析物料质量检验结果、质量投诉和不合格处理记录。如物料出现质量问题或生产条件、工艺、质量标准和检验方法等可能影响质量的关键因素发生重大改变时，还应当尽快进行相关的现场质量审计。

第二百六十五条 企业应当对每家物料供应商建立质量档案，档案内容应当包括供应商的资质证明文件、质量协议、质量标准、样品检验数据和报告、供应商的检验报告、现场质量审计报告、产品稳定性考察报告、定期的质量回顾分析报告等。

第八节　产品质量回顾分析

第二百六十六条 应当按照操作规程，每年对所有生产的药品按品种进行产品质量回顾分析，以确认工艺稳定可靠，以及原辅料、成品现行质量标准的适用性，及时发现不良趋势，确定产品及工艺改进的方向。应当考虑以往回顾分析的历史数据，还应当对产品质量回顾分析的有效性进行自检。

当有合理的科学依据时，可按照产品的剂型分类进行质量回顾，如固体制剂、液体制剂和无菌制剂等。回顾分析应当有报告。

企业至少应当对下列情形进行回顾分析：

（一）产品所用原辅料的所有变更，尤其是来自新供应商的原辅料；

（二）关键中间控制点及成品的检验结果；

（三）所有不符合质量标准的批次及其调查；

（四）所有重大偏差及相关的调查、所采取的整改措施和预防措施的有效性；

（五）生产工艺或检验方法等的所有变更；

（六）已批准或备案的药品注册所有变更；

（七）稳定性考察的结果及任何不良趋势；

（八）所有因质量原因造成的退货、投诉、召回及调查；

（九）与产品工艺或设备相关的纠正措施的执行情况和效果；

（十）新获批准和有变更的药品，按照注册要求上市后应当完成的工作情况；

（十一）相关设备和设施，如空调净化系统、水系统、压缩空气等的确认状态；

（十二）委托生产或检验的技术合同履行情况。

第二百六十七条 应当对回顾分析的结果进行评估，提出是否需要采取纠正和预防措施或进行再确认或再验证的评估意见及理由，并及时、有效地完成整改。

第二百六十八条 药品委托生产时，委托方和受托方之间应当有书面的技术协议，规定产品质量回顾分析中各方的责任，确保产品质量回顾分析按时进行并符合要求。

第九节 投诉与不良反应报告

第二百六十九条 应当建立药品不良反应报告和监测管理制度，设立专门机构并配备专职人员负责管理。

第二百七十条 应当主动收集药品不良反应，对不良反应应当详细记录、评价、调查和处理，及时采取措施控制可能存在的风险，并按照要求向药品监督管理部门报告。

第二百七十一条 应当建立操作规程，规定投诉登记、评价、调查和处理的程序，并规定因可能的产品缺陷发生投诉时所采取的措施，包括考虑是否有必要从市场召回药品。

第二百七十二条 应当有专人及足够的辅助人员负责进行质量投诉的调查和处理，所有投诉、调查的信息应当向质量受权人通报。

第二百七十三条 所有投诉都应当登记与审核，与产品质量缺陷有关的投诉，应当详细记录投诉的各个细节，并进行调查。

第二百七十四条 发现或怀疑某批药品存在缺陷，应当考虑检查其他批次的药品，查明其是否受到影响。

第二百七十五条 投诉调查和处理应当有记录，并注明所查相关批次产品的信息。

第二百七十六条 应当定期回顾分析投诉记录，以便发现需要警觉、重复出现以及可能需要从市场召回药品的问题，并采取相应措施。

第二百七十七条 企业出现生产失误、药品变质或其他重大质量问题，应当及时采取相应措施，必要时还应当向当地药品监督管理部门报告。

第十一章 委托生产与委托检验

第一节 原 则

第二百七十八条 为确保委托生产产品的质量和委托检验的准确性和可靠性，委托方和受托方必须签订书面合同，明确规定各方责任、委托生产或委托检验的内容及相关的技术事项。

第二百七十九条 委托生产或委托检验的所有活动，包括在技术或其他方面拟采取的任何变更，均应当符合药品生产许可和注册的有关要求。

第二节 委托方

第二百八十条 委托方应当对受托方进行评估，对受托方的条件、技术水平、质量管理情况进行现场考核，确认其具有完成受托工作的能力，并能保证符合本规范的要求。

第二百八十一条 委托方应当向受托方提供所有必要的资料，以使受托方能够按照药品注册和其他法定要求正确实施所委托的操作。

委托方应当使受托方充分了解与产品或操作相关的各种问题，包括产品或操作对受托方的环境、厂房、设备、人员及其他物料或产品可能造成的危害。

第二百八十二条 委托方应当对受托生产或检验的全过程进行监督。

第二百八十三条 委托方应当确保物料和产品符合相应的质量标准。

第三节 受托方

第二百八十四条 受托方必须具备足够的厂房、设备、知识和经验以及人员，满足委托方所委托的生产或检验工作的要求。

第二百八十五条 受托方应当确保所收到委托方提供的物料、中间产品和待包装产品适用于预定用途。

第二百八十六条 受托方不得从事对委托生产或检验的产品质量有不利影响的活动。

第四节 合 同

第二百八十七条 委托方与受托方之间签订的合同应当详细规定各自的产品生产和控制职责，其中的技术性条款应当由具有制药技术、检验专业知识和熟悉本规范的主管人员拟订。委托生产及检验的各项工作必须符合药品生产许可和药品注册的有关要求并经双方同意。

第二百八十八条 合同应当详细规定质量受权人批准放行每批药品的程序，确保每批产品都已按照药品注册的要求完成生产和检验。

第二百八十九条 合同应当规定何方负责物料的采购、检验、放行、生产和质量控制（包括中间控制），还应当规定何方负责取样和检验。

在委托检验的情况下，合同应当规定受托方是否在委托方的厂房内取样。

第二百九十条 合同应当规定由受托方保存的生产、检验和发运记录及样品，委托方应当能够随时调阅或检查；出现投诉、怀疑产品有质量缺陷或召回时，委托方应当能够方便地查阅所有与评价产品质量相关的记录。

第二百九十一条 合同应当明确规定委托方可以对受托方进行检查或现场质量审计。

第二百九十二条 委托检验合同应当明确受托方有义务接受药品监督管理部门检查。

第十二章 产品发运与召回

第一节 原 则

第二百九十三条 企业应当建立产品召回系统，必要时可迅速、有效地从市场召回任何一批存在安全隐患的产品。

第二百九十四条 因质量原因退货和召回的产品，均应当按照规定监督销毁，有证据证明退货产品质量未受影响的除外。

第二节 发 运

第二百九十五条 每批产品均应当有发运记录。根据发运记录，应当能够追查每批产品的销售情况，必要时应当能够及时全部追回，发运记录内容应当包括：产品名称、规格、批号、数量、收货单位和地址、联系方式、发货日期、运输方式等。

第二百九十六条 药品发运的零头包装只限两个批号为一个合箱，合箱外应当标明全部批号，并建立合箱记录。

第二百九十七条 发运记录应当至少保存至药品有效期后一年。

第三节 召 回

第二百九十八条 应当制定召回操作规程，确保召回工作的有效性。

第二百九十九条 应当指定专人负责组织协调召回工作，并配备足够数量的人员。产品召回负责人应当独立于销售和市场部门；如产品召回负责人不是质量受权人，则应当向质量受权人通报召回处理情况。

第三百条 召回应当能够随时启动，并迅速实施。

第三百零一条 因产品存在安全隐患决定从市场召回的，应当立即向当地药品监督管理部门报告。

第三百零二条 产品召回负责人应当能够迅速查阅到药品发运记录。

第三百零三条 已召回的产品应当有标识，并单独、妥善贮存，等待最终处理决定。

第三百零四条 召回的进展过程应当有记录，并有最终报告。产品发运数量、已召回数量以及数量平衡情况应当在报告中予以说明。

第三百零五条 应当定期对产品召回系统的有效性进行评估。

第十三章 自 检

第一节 原 则

第三百零六条 质量管理部门应当定期组织对企业进行自检，监控本规范的实施情况，评估企业是否符合本规范要求，并提出必要的纠正和预防措施。

第二节 自 检

第三百零七条 自检应当有计划，对机构与人员、厂房与设施、设备、物料与产品、确认与验证、文件管理、生产管理、质量控制与质量保证、委托生产与委托检验、产品发运与召回等项目定期进行检查。

第三百零八条 应当由企业指定人员进行独立、系统、全面的自检，也可由外部人员或专家进行独立的质量审计。

第三百零九条 自检应当有记录。自检完成后应当有自检报告，内容至少包括自检过程中观察到的所有情况、评价的结论以及提出纠正和预防措施的建议。自检情况应当报告企业高层管理人员。

第十四章 附 则

第三百一十条 本规范为药品生产质量管理的基本要求。对无菌药品、生物制品、血液制品等药品或生产质量管理活动的特殊要求，由国家食品药品监督管理总局以附录方式另行制定。

第三百一十一条 企业可以采用经过验证的替代方法，达到本规范的要求。

第三百一十二条 本规范下列术语（按汉语拼音排序）的含义如下。

（一）包装

待包装产品变成成品所需的所有操作步骤，包括分装、贴签等。但无菌生产工艺中产品的无菌灌装，以及最终灭菌产品的灌装等不视为包装。

（二）包装材料

药品包装所用的材料，包括与药品直接接触的包装材料和容器、印刷包装材料，但不包括发运用的外包装材料。

（三）操作规程

经批准用来指导设备操作、维护与清洁、验证、环境控制、取样和检验等药品生产活动的通用性文件，也称标准操作规程。

（四）产品

包括药品的中间产品、待包装产品和成品。

（五）产品生命周期

产品从最初的研发、上市直至退市的所有阶段。

（六）成品

已完成所有生产操作步骤和最终包装的产品。

（七）重新加工

将某一生产工序生产的不符合质量标准的一批中间产品或待包装产品的一部分或全部，采用不同的生产工艺进行再加工，以符合预定的质量标准。

（八）待包装产品

尚未进行包装但已完成所有其他加工工序的产品。

（九）待验

指原辅料、包装材料、中间产品、待包装产品或成品，采用物理手段或其他有效方式将其隔离或区分，在允许用于投料生产或上市销售之前贮存、等待作出放行决定的状态。

（十）发放

指生产过程中物料、中间产品、待包装产品、文件、生产用模具等在企业内部流转的一系列操作。

（十一）复验期

原辅料、包装材料贮存一定时间后，为确保其仍适用于预定用途，由企业确定的需重新检验的日期。

（十二）发运

指企业将产品发送到经销商或用户的一系列操作，包括配货、运输等。

（十三）返工

将某一生产工序生产的不符合质量标准的一批中间产品或待包装产品、成品的一部分或全部返回到之前的工序，采用相同的生产工艺进行再加工，以符合预定的质量标准。

（十四）放行

对一批物料或产品进行质量评价，作出批准使用或投放市场或其他决定的操作。

（十五）高层管理人员

在企业内部最高层指挥和控制企业、具有调动资源的权力和职责的人员。

（十六）工艺规程

为生产特定数量的成品而制定的一个或一套文件，包括生产处方、生产操作要求和包装操作要求，规定原辅料和包装材料的数量、工艺参数和条件、加工说明（包括中间控制）、注意事项等内容。

（十七）供应商

指物料、设备、仪器、试剂、服务等的提供方，如生产商、经销商等。

（十八）回收

在某一特定的生产阶段，将以前生产的一批或数批符合相应质量要求的产品的一部分或全部，加入到另一批次中的操作。

（十九）计算机化系统

用于报告或自动控制的集成系统，包括数据输入、电子处理和信息输出。

（二十）交叉污染

不同原料、辅料及产品之间发生的相互污染。

（二十一）校准

在规定条件下，确定测量、记录、控制仪器或系统的示值（尤指称量）或实物量具所代表的量值，与对应的参照标准量值之间关系的一系列活动。

（二十二）阶段性生产方式

指在共用生产区内，在一段时间内集中生产某一产品，再对相应的共用生产区、设施、设备、工器具等进行彻底清洁，更换生产另一种产品的方式。

（二十三）洁净区

需要对环境中尘粒及微生物数量进行控制的房间（区域），其建筑结构、装备及其使用应当能够减少该区域内污染物的引入、产生和滞留。

（二十四）警戒限度

系统的关键参数超出正常范围，但未达到纠偏限度，需要引起警觉，可能需要采取纠正措施的限度标准。

（二十五）纠偏限度

系统的关键参数超出可接受标准，需要进行调查并采取纠正措施的限度标准。

（二十六）检验结果超标

检验结果超出法定标准及企业制定标准的所有情形。

（二十七）批

经一个或若干加工过程生产的、具有预期均一质量和特性的一定数量的原辅料、包装材料或成品。为完成某些生产操作步骤，可能有必要将一批产品分成若干亚批，最终合并成为一个均一的批。在连续生产情况下，批必须与生产中具有预期均一特性的确定数量的产品相对应，批量可以是固定数量或固定时间段内生产的产品量。

例如：口服或外用的固体、半固体制剂在成型或分装前使用同一台混合设备一次混合所生产的均质产品为一批；口服或外用的液体制剂以灌装（封）前经最后混合的药液所生产的均质产品为一批。

（二十八）批号

用于识别一个特定批的具有唯一性的数字和（或）字母的组合。

（二十九）批记录

用于记述每批药品生产、质量检验和放行审核的所有文件和记录，可追溯所有与成品质量有关的历史信息。

（三十）气锁间

设置于两个或数个房间之间（如不同洁净度级别的房间之间）的具有两扇或多扇门的隔离空间。设置气锁间的目的是在人员或物料出入时，对气流进行控制。气锁间有人员气锁间和物料气锁间。

（三十一）企业

在本规范中如无特别说明，企业特指药品生产企业。

（三十二）确认

证明厂房、设施、设备能正确运行并可达到预期结果的一系列活动。

（三十三）退货

将药品退还给企业的活动。

（三十四）文件

本规范所指的文件包括质量标准、工艺规程、操作规程、记录、报告等。

（三十五）物料

指原料、辅料和包装材料等。

例如：化学药品制剂的原料是指原料药；生物制品的原料是指原材料；中药制剂的原料是指中药材、中药饮片和外购中药提取物；原料药的原料是指用于原料药生产的除包装材料以外的其他物料。

（三十六）物料平衡

产品或物料实际产量或实际用量及收集到的损耗之和与理论产量或理论用量之间的比较，并考虑可允许的偏差范围。

（三十七）污染

在生产、取样、包装或重新包装、贮存或运输等操作过程中，原辅料、中间产品、待包装产品、成品受到具有化学或微生物特性的杂质或异物的不利影响。

（三十八）验证

证明任何操作规程（或方法）、生产工艺或系统能够达到预期结果的一系列活动。

（三十九）印刷包装材料

指具有特定式样和印刷内容的包装材料，如印字铝箔、标签、说明书、纸盒等。

（四十）原辅料

除包装材料之外，药品生产中使用的任何物料。

（四十一）中间产品

指完成部分加工步骤的产品，尚需进一步加工方可成为待包装产品。

（四十二）中间控制

也称过程控制，指为确保产品符合有关标准，生产中对工艺过程加以监控，以便在必要时进行调节而做的各项检查。可将对环境或设备控制视作中间控制的一部分。

第三百一十三条　本规范自2011年3月1日起施行。按照《中华人民共和国药品管理法》第九条规定，具体实施办法和实施步骤由国家食品药品监督管理局规定。

附录4 药品经营质量管理规范（2016年版）

（2000年4月30日国家药品监督管理局令第20号公布，2012年11月6日卫生部部务会议第一次修订，2015年5月18日国家食品药品监督管理总局局务会议第二次修订，根据2016年6月30日国家食品药品监督管理总局局务会议《关于修改〈药品经营质量管理规范〉的决定》修正）

第一章 总 则

第一条 为加强药品经营质量管理，规范药品经营行为，保障人体用药安全、有效，根据《中华人民共和国药品管理法》《中华人民共和国药品管理法实施条例》，制定本规范。

第二条 本规范是药品经营管理和质量控制的基本准则。

企业应当在药品采购、储存、销售、运输等环节采取有效的质量控制措施，确保药品质量，并按照国家有关要求建立药品追溯系统，实现药品可追溯。

第三条 药品经营企业应当严格执行本规范。

药品生产企业销售药品、药品流通过程中其他涉及储存与运输药品的，也应当符合本规范相关要求。

第四条 药品经营企业应当坚持诚实守信，依法经营。禁止任何虚假、欺骗行为。

第二章 药品批发的质量管理

第一节 质量管理体系

第五条 企业应当依据有关法律法规及本规范的要求建立质量管理体系，确定质量方针，制定质量管理体系文件，开展质量策划、质量控制、质量保证、质量改进和质量风险管理等活动。

第六条 企业制定的质量方针文件应当明确企业总的质量目标和要求，并贯彻到药品经营活动的全过程。

第七条 企业质量管理体系应当与其经营范围和规模相适应，包括组织机构、人员、设施设备、质量管理体系文件及相应的计算机系统等。

第八条 企业应当定期以及在质量管理体系关键要素发生重大变化时，组织开展内审。

第九条 企业应当对内审的情况进行分析，依据分析结论制定相应的质量管理体系改进措施，不断提高质量控制水平，保证质量管理体系持续有效运行。

第十条 企业应当采用前瞻或者回顾的方式，对药品流通过程中的质量风险进行评估、控制、沟通和审核。

第十一条 企业应当对药品供货单位、购货单位的质量管理体系进行评价，确认其质量保证能力和质量信誉，必要时进行实地考察。

第十二条 企业应当全员参与质量管理。各部门、岗位人员应当正确理解并履行职责，承担相应质量责任。

第二节 组织机构与质量管理职责

第十三条 企业应当设立与其经营活动和质量管理相适应的组织机构或者岗位，明确规定其职责、权限及相互关系。

第十四条 企业负责人是药品质量的主要责任人，全面负责企业日常管理，负责提供必要的条件，保证质量管理部门和质量管理人员有效履行职责，确保企业实现质量目标并按照本规范要求经营药品。

第十五条 企业质量负责人应当由高层管理人员担任，全面负责药品质量管理工作，独立履行职责，在企业内部对药品质量管理具有裁决权。

第十六条 企业应当设立质量管理部门，有效开展质量管理工作。质量管理部门的职责不得由其他部门及人员履行。

第十七条 质量管理部门应当履行以下职责：

（一）督促相关部门和岗位人员执行药品管理的法律法规及本规范；

（二）组织制订质量管理体系文件，并指导、监督文件的执行；

（三）负责对供货单位和购货单位的合法性、购进药品的合法性以及供货单位销售人员、购货单位采购人员的合法资格进行审核，并根据审核内容的变化进行动态管理；

（四）负责质量信息的收集和管理，并建立药品质量档案；

（五）负责药品的验收，指导并监督药品采购、储存、养护、销售、退货、运输等环节的质量管理工作；

（六）负责不合格药品的确认，对不合格药品的处理过程实施监督；

（七）负责药品质量投诉和质量事故的调查、处理及报告；

（八）负责假劣药品的报告；

（九）负责药品质量查询；

（十）负责指导设定计算机系统质量控制功能；

（十一）负责计算机系统操作权限的审核和质量管理基础数据的建立及更新；

（十二）组织验证、校准相关设施设备；

（十三）负责药品召回的管理；

（十四）负责药品不良反应的报告；

（十五）组织质量管理体系的内审和风险评估；

（十六）组织对药品供货单位及购货单位质量管理体系和服务质量的考察和评价；

（十七）组织对被委托运输的承运方运输条件和质量保障能力的审查；

（十八）协助开展质量管理教育和培训；

（十九）其他应当由质量管理部门履行的职责。

第三节 人员与培训

第十八条 企业从事药品经营和质量管理工作的人员，应当符合有关法律法规及本规范规定的资格要求，不得有相关法律法规禁止从业的情形。

第十九条 企业负责人应当具有大学专科以上学历或者中级以上专业技术职称，经过基本的药学专业知识培训，熟悉有关药品管理的法律法规及本规范。

第二十条 企业质量负责人应当具有大学本科以上学历、执业药师资格和3年以上药品经营质量管理工作经历，在质量管理工作中具备正确判断和保障实施的能力。

第二十一条 企业质量管理部门负责人应当具有执业药师资格和3年以上药品经营质量管理工作经历，能独立解决经营过程中的质量问题。

第二十二条 企业应当配备符合以下资格要求的质量管理、验收及养护等岗位人员：

（一）从事质量管理工作的，应当具有药学中专或者医学、生物、化学等相关专业大学专科以上学历或者具有药学初级以上专业技术职称；

（二）从事验收、养护工作的，应当具有药学或者医学、生物、化学等相关专业中专以上学历或者具有药学初级以上专业技术职称；

（三）从事中药材、中药饮片验收工作的，应当具有中药学专业中专以上学历或者具有中药学中级以上专业技术职称；从事中药材、中药饮片养护工作的，应当具有中药学专业中专以上学历或者具有中药学初级以上专业技术职称；直接收购地产中药材的，验收人员应当具有中药学中级以上专业技术职称。

从事疫苗配送的，还应当配备2名以上专业技术人员专门负责疫苗质量管理和验收工作。专业技术人员应当具有预防医学、药学、微生物学或者医学等专业本科以上学历及中级以上专业技术职称，并有3年以上从事疫苗管理或者技术工作经历。

第二十三条 从事质量管理、验收工作的人员应当在职在岗，不得兼职其他业务工作。

第二十四条 从事采购工作的人员应当具有药学或者医学、生物、化学等相关专业中专以上学历，从事销售、储存等工作的人员应当具有高中以上文化程度。

第二十五条 企业应当对各岗位人员进行与其职责和工作内容相关的岗前培训和继续培训，以符合本规范要求。

    第二十六条 培训内容应当包括相关法律法规、药品专业知识及技能、质量管理制度、职责及岗位操作规程等。

    第二十七条 企业应当按照培训管理制度制定年度培训计划并开展培训，使相关人员能正确理解并履行职责。培训工作应当做好记录并建立档案。

    第二十八条 从事特殊管理的药品和冷藏冷冻药品的储存、运输等工作的人员，应当接受相关法律法规和专业知识培训并经考核合格后方可上岗。

    第二十九条 企业应当制定员工个人卫生管理制度，储存、运输等岗位人员的着装应当符合劳动保护和产品防护的要求。

    第三十条 质量管理、验收、养护、储存等直接接触药品岗位的人员应当进行岗前及年度健康检查，并建立健康档案。患有传染病或者其他可能污染药品的疾病的，不得从事直接接触药品的工作。身体条件不符合相应岗位特定要求的，不得从事相关工作。

第四节 质量管理体系文件

    第三十一条 企业制定质量管理体系文件应当符合企业实际。文件包括质量管理制度、部门及岗位职责、操作规程、档案、报告、记录和凭证等。

    第三十二条 文件的起草、修订、审核、批准、分发、保管，以及修改、撤销、替换、销毁等应当按照文件管理操作规程进行，并保存相关记录。

    第三十三条 文件应当标明题目、种类、目的以及文件编号和版本号。文字应当准确、清晰、易懂。文件应当分类存放，便于查阅。

    第三十四条 企业应当定期审核、修订文件，使用的文件应当为现行有效的文本，已废止或者失效的文件除留档备查外，不得在工作现场出现。

    第三十五条 企业应当保证各岗位获得与其工作内容相对应的必要文件，并严格按照规定开展工作。

    第三十六条 质量管理制度应当包括以下内容：

（一）质量管理体系内审的规定；

（二）质量否决权的规定；

（三）质量管理文件的管理；

（四）质量信息的管理；

（五）供货单位、购货单位、供货单位销售人员及购货单位采购人员等资格审核的规定；

（六）药品采购、收货、验收、储存、养护、销售、出库、运输的管理；

（七）特殊管理的药品的规定；

（八）药品有效期的管理；

（九）不合格药品、药品销毁的管理；

（十）药品退货的管理；

（十一）药品召回的管理；

（十二）质量查询的管理；

（十三）质量事故、质量投诉的管理；

（十四）药品不良反应报告的规定；

（十五）环境卫生、人员健康的规定；

（十六）质量方面的教育、培训及考核的规定；

（十七）设施设备保管和维护的管理；

（十八）设施设备验证和校准的管理；

（十九）记录和凭证的管理；

（二十）计算机系统的管理；

（二十一）药品追溯的规定；

（二十二）其他应当规定的内容。

第三十七条　部门及岗位职责应当包括：

（一）质量管理、采购、储存、销售、运输、财务和信息管理等部门职责；

（二）企业负责人、质量负责人及质量管理、采购、储存、销售、运输、财务和信息管理等部门负责人的岗位职责；

（三）质量管理、采购、收货、验收、储存、养护、销售、出库复核、运输、财务、信息管理等岗位职责；

（四）与药品经营相关的其他岗位职责。

第三十八条　企业应当制定药品采购、收货、验收、储存、养护、销售、出库复核、运输等环节及计算机系统的操作规程。

第三十九条　企业应当建立药品采购、验收、养护、销售、出库复核、销后退回和购进退出、运输、储运温湿度监测、不合格药品处理等相关记录，做到真实、完整、准确、有效和可追溯。

第四十条　通过计算机系统记录数据时，有关人员应当按照操作规程，通过授权及密码登录后方可进行数据的录入或者复核；数据的更改应当经质量管理部门审核并在其监督下进行，更改过程应当留有记录。

第四十一条　书面记录及凭证应当及时填写，并做到字迹清晰，不得随意涂改，不得撕毁。更改记录的，应当注明理由、日期并签名，保持原有信息清晰可辨。

第四十二条　记录及凭证应当至少保存5年。疫苗、特殊管理的药品的记录及凭证按相关规定保存。

第五节　设施与设备

第四十三条　企业应当具有与其药品经营范围、经营规模相适应的经营场所和库房。

第四十四条　库房的选址、设计、布局、建造、改造和维护应当符合药品储存的要求，防止药品的污染、交叉污染、混淆和差错。

第四十五条　药品储存作业区、辅助作业区应当与办公区和生活区分开一定距离或者有隔离措施。

第四十六条　库房的规模及条件应当满足药品的合理、安全储存，并达到以下要求，便于开展储存作业：

（一）库房内外环境整洁，无污染源，库区地面硬化或者绿化；

（二）库房内墙、顶光洁，地面平整，门窗结构严密；

（三）库房有可靠的安全防护措施，能够对无关人员进入实行可控管理，防止药品被盗、替换或者混入假药；

（四）有防止室外装卸、搬运、接收、发运等作业受异常天气影响的措施。

第四十七条　库房应当配备以下设施设备：

（一）药品与地面之间有效隔离的设备；

（二）避光、通风、防潮、防虫、防鼠等设备；

（三）有效调控温湿度及室内外空气交换的设备；

（四）自动监测、记录库房温湿度的设备；

（五）符合储存作业要求的照明设备；

（六）用于零货拣选、拼箱发货操作及复核的作业区域和设备；

（七）包装物料的存放场所；

（八）验收、发货、退货的专用场所；

（九）不合格药品专用存放场所；

（十）经营特殊管理的药品有符合国家规定的储存设施。

第四十八条　经营中药材、中药饮片的，应当有专用的库房和养护工作场所，直接收购地产中药材的应当设置中药样品室（柜）。

第四十九条　储存、运输冷藏、冷冻药品的，应当配备以下设施设备：

（一）与其经营规模和品种相适应的冷库，储存疫苗的应当配备两个以上独立冷库；

（二）用于冷库温度自动监测、显示、记录、调控、报警的设备；

（三）冷库制冷设备的备用发电机组或者双回路供电系统；

（四）对有特殊低温要求的药品，应当配备符合其储存要求的设施设备；

（五）冷藏车及车载冷藏箱或者保温箱等设备。

第五十条 运输药品应当使用封闭式货物运输工具。

第五十一条 运输冷藏、冷冻药品的冷藏车及车载冷藏箱、保温箱应当符合药品运输过程中对温度控制的要求。冷藏车具有自动调控温度、显示温度、存储和读取温度监测数据的功能；冷藏箱及保温箱具有外部显示和采集箱体内温度数据的功能。

第五十二条 储存、运输设施设备的定期检查、清洁和维护应当由专人负责，并建立记录和档案。

第六节 校准与验证

第五十三条 企业应当按照国家有关规定，对计量器具、温湿度监测设备等定期进行校准或者检定。

企业应当对冷库、储运温湿度监测系统以及冷藏运输等设施设备进行使用前验证、定期验证及停用时间超过规定时限的验证。

第五十四条 企业应当根据相关验证管理制度，形成验证控制文件，包括验证方案、报告、评价、偏差处理和预防措施等。

第五十五条 验证应当按照预先确定和批准的方案实施，验证报告应当经过审核和批准，验证文件应当存档。

第五十六条 企业应当根据验证确定的参数及条件，正确、合理使用相关设施设备。

第七节 计算机系统

第五十七条 企业应当建立能够符合经营全过程管理及质量控制要求的计算机系统，实现药品可追溯。

第五十八条 企业计算机系统应当符合以下要求：

（一）有支持系统正常运行的服务器和终端机；

（二）有安全、稳定的网络环境，有固定接入互联网的方式和安全可靠的信息平台；

（三）有实现部门之间、岗位之间信息传输和数据共享的局域网；

（四）有药品经营业务票据生成、打印和管理功能；

（五）有符合本规范要求及企业管理实际需要的应用软件和相关数据库。

第五十九条 各类数据的录入、修改、保存等操作应当符合授权范围、操作规程和管理制度的要求，保证数据原始、真实、准确、安全和可追溯。

第六十条 计算机系统运行中涉及企业经营和管理的数据应当采用安全、可靠的方式储存并按日备份，备份数据应当存放在安全场所，记录类数据的保存时限应当符合本规范第四十二条的要求。

第八节 采 购

第六十一条 企业的采购活动应当符合以下要求：

（一）确定供货单位的合法资格；

（二）确定所购入药品的合法性；

（三）核实供货单位销售人员的合法资格；

（四）与供货单位签订质量保证协议。

采购中涉及的首营企业、首营品种，采购部门应当填写相关申请表格，经过质量管理部门和企业质量负责人的审核批准。必要时应当组织实地考察，对供货单位质量管理体系进行评价。

第六十二条 对首营企业的审核，应当查验加盖其公章原印章的以下资料，确认真实、有效：

（一）《药品生产许可证》或者《药品经营许可证》复印件；

（二）营业执照、税务登记、组织机构代码的证件复印件，及上一年度企业年度报告公示情况；

（三）《药品生产质量管理规范》认证证书或者《药品经营质量管理规范》认证证书复印件；

（四）相关印章、随货同行单（票）样式；

（五）开户户名、开户银行及账号。

第六十三条　采购首营品种应当审核药品的合法性，索取加盖供货单位公章原印章的药品生产或者进口批准证明文件复印件并予以审核，审核无误的方可采购。

以上资料应当归入药品质量档案。

第六十四条　企业应当核实、留存供货单位销售人员以下资料：

（一）加盖供货单位公章原印章的销售人员身份证复印件；

（二）加盖供货单位公章原印章和法定代表人印章或者签名的授权书，授权书应当载明被授权人姓名、身份证号码，以及授权销售的品种、地域、期限；

（三）供货单位及供货品种相关资料。

第六十五条　企业与供货单位签订的质量保证协议至少包括以下内容：

（一）明确双方质量责任；

（二）供货单位应当提供符合规定的资料且对其真实性、有效性负责；

（三）供货单位应当按照国家规定开具发票；

（四）药品质量符合药品标准等有关要求；

（五）药品包装、标签、说明书符合有关规定；

（六）药品运输的质量保证及责任；

（七）质量保证协议的有效期限。

第六十六条　采购药品时，企业应当向供货单位索取发票。发票应当列明药品的通用名称、规格、单位、数量、单价、金额等；不能全部列明的，应当附《销售货物或者提供应税劳务清单》，并加盖供货单位发票专用章原印章、注明税票号码。

第六十七条　发票上的购、销单位名称及金额、品名应当与付款流向及金额、品名一致，并与财务账目内容相对应。发票按有关规定保存。

第六十八条　采购药品应当建立采购记录。采购记录应当有药品的通用名称、剂型、规格、生产厂商、供货单位、数量、价格、购货日期等内容，采购中药材、中药饮片的还应当标明产地。

第六十九条　发生灾情、疫情、突发事件或者临床紧急救治等特殊情况，以及其他符合国家有关规定的情形，企业可采用直调方式购销药品，将已采购的药品不入本企业仓库，直接从供货单位发送到购货单位，并建立专门的采购记录，保证有效的质量跟踪和追溯。

第七十条　采购特殊管理的药品，应当严格按照国家有关规定进行。

第七十一条　企业应当定期对药品采购的整体情况进行综合质量评审，建立药品质量评审和供货单位质量档案，并进行动态跟踪管理。

第九节　收货与验收

第七十二条　企业应当按照规定的程序和要求对到货药品逐批进行收货、验收，防止不合格药品入库。

第七十三条　药品到货时，收货人员应当核实运输方式是否符合要求，并对照随货同行单（票）和采购记录核对药品，做到票、账、货相符。

随货同行单（票）应当包括供货单位、生产厂商、药品的通用名称、剂型、规格、批号、数量、收货单位、收货地址、发货日期等内容，并加盖供货单位药品出库专用章原印章。

第七十四条　冷藏、冷冻药品到货时，应当对其运输方式及运输过程的温度记录、运输时间等质量控制状况进行重点检查并记录。不符合温度要求的应当拒收。

第七十五条　收货人员对符合收货要求的药品，应当按品种特性要求放于相应待验区域，或者设置状态标志，通知验收。冷藏、冷冻药品应当在冷库内待验。

第七十六条　验收药品应当按照药品批号查验同批号的检验报告书。供货单位为批发企业的，检验报告书应当加盖其质量管理专用章原印章。检验报告书的传递和保存可以采用电子数据形式，但应当保证其合法性和有效性。

第七十七条　企业应当按照验收规定，对每次到货药品进行逐批抽样验收，抽取的样品应当具有代表性：

（一）同一批号的药品应当至少检查一个最小包装，但生产企业有特殊质量控制要求或者打开最小包装可能影响药品质量的，可不打开最小包装；

（二）破损、污染、渗液、封条损坏等包装异常以及零货、拼箱的，应当开箱检查至最小包装；

（三）外包装及封签完整的原料药、实施批签发管理的生物制品，可不开箱检查。

第七十八条 验收人员应当对抽样药品的外观、包装、标签、说明书以及相关的证明文件等逐一进行检查、核对；验收结束后，应当将抽取的完好样品放回原包装箱，加封并标示。

第七十九条 特殊管理的药品应当按照相关规定在专库或者专区内验收。

第八十条 验收药品应当做好验收记录，包括药品的通用名称、剂型、规格、批准文号、批号、生产日期、有效期、生产厂商、供货单位、到货数量、到货日期、验收合格数量、验收结果等内容。验收人员应当在验收记录上签署姓名和验收日期。

中药材验收记录应当包括品名、产地、供货单位、到货数量、验收合格数量等内容。中药饮片验收记录应当包括品名、规格、批号、产地、生产日期、生产厂商、供货单位、到货数量、验收合格数量等内容，实施批准文号管理的中药饮片还应当记录批准文号。

验收不合格的还应当注明不合格事项及处置措施。

第八十一条 企业应当建立库存记录，验收合格的药品应当及时入库登记；验收不合格的，不得入库，并由质量管理部门处理。

第八十二条 企业按本规范第六十九条规定进行药品直调的，可委托购货单位进行药品验收。购货单位应当严格按照本规范的要求验收药品，并建立专门的直调药品验收记录。验收当日应当将验收记录相关信息传递给直调企业。

第十节 储存与养护

第八十三条 企业应当根据药品的质量特性对药品进行合理储存，并符合以下要求：

（一）按包装标示的温度要求储存药品，包装上没有标示具体温度的，按照《中华人民共和国药典》规定的贮藏要求进行储存；

（二）储存药品相对湿度为35%～75%；

（三）在人工作业的库房储存药品，按质量状态实行色标管理，合格药品为绿色，不合格药品为红色，待确定药品为黄色；

（四）储存药品应当按照要求采取避光、遮光、通风、防潮、防虫、防鼠等措施；

（五）搬运和堆码药品应当严格按照外包装标示要求规范操作，堆码高度符合包装图示要求，避免损坏药品包装；

（六）药品按批号堆码，不同批号的药品不得混垛，垛间距不小于5厘米，与库房内墙、顶、温度调控设备及管道等设施间距不小于30厘米，与地面间距不小于10厘米；

（七）药品与非药品、外用药与其他药品分开存放，中药材和中药饮片分库存放；

（八）特殊管理的药品应当按照国家有关规定储存；

（九）拆除外包装的零货药品应当集中存放；

（十）储存药品的货架、托盘等设施设备应当保持清洁，无破损和杂物堆放；

（十一）未经批准的人员不得进入储存作业区，储存作业区内的人员不得有影响药品质量和安全的行为；

（十二）药品储存作业区内不得存放与储存管理无关的物品。

第八十四条 养护人员应当根据库房条件、外部环境、药品质量特性等对药品进行养护，主要内容是：

（一）指导和督促储存人员对药品进行合理储存与作业。

（二）检查并改善储存条件、防护措施、卫生环境。

（三）对库房温湿度进行有效监测、调控。

（四）按照养护计划对库存药品的外观、包装等质量状况进行检查，并建立养护记录；对储存条件有特殊要求的或者有效期较短的品种应当进行重点养护。

（五）发现有问题的药品应当及时在计算机系统中锁定和记录，并通知质量管理部门处理。

（六）对中药材和中药饮片应当按其特性采取有效方法进行养护并记录，所采取的养护方法不得对药品造成污染。

（七）定期汇总、分析养护信息。

第八十五条　企业应当采用计算机系统对库存药品的有效期进行自动跟踪和控制，采取近效期预警及超过有效期自动锁定等措施，防止过期药品销售。

第八十六条　药品因破损而导致液体、气体、粉末泄漏时，应当迅速采取安全处理措施，防止对储存环境和其他药品造成污染。

第八十七条　对质量可疑的药品应当立即采取停售措施，并在计算机系统中锁定，同时报告质量管理部门确认。对存在质量问题的药品应当采取以下措施：

（一）存放于标志明显的专用场所，并有效隔离，不得销售；

（二）怀疑为假药的，及时报告食品药品监督管理部门；

（三）属于特殊管理的药品，按照国家有关规定处理；

（四）不合格药品的处理过程应当有完整的手续和记录；

（五）对不合格药品应当查明并分析原因，及时采取预防措施。

第八十八条　企业应当对库存药品定期盘点，做到账、货相符。

第十一节　销　售

第八十九条　企业应当将药品销售给合法的购货单位，并对购货单位的证明文件、采购人员及提货人员的身份证明进行核实，保证药品销售流向真实、合法。

第九十条　企业应当严格审核购货单位的生产范围、经营范围或者诊疗范围，并按照相应的范围销售药品。

第九十一条　企业销售药品，应当如实开具发票，做到票、账、货、款一致。

第九十二条　企业应当做好药品销售记录。销售记录应当包括药品的通用名称、规格、剂型、批号、有效期、生产厂商、购货单位、销售数量、单价、金额、销售日期等内容。按照本规范第六十九条规定进行药品直调的，应当建立专门的销售记录。

中药材销售记录应当包括品名、规格、产地、购货单位、销售数量、单价、金额、销售日期等内容；中药饮片销售记录应当包括品名、规格、批号、产地、生产厂商、购货单位、销售数量、单价、金额、销售日期等内容。

第九十三条　销售特殊管理的药品以及国家有专门管理要求的药品，应当严格按照国家有关规定执行。

第十二节　出　库

第九十四条　出库时应当对照销售记录进行复核。发现以下情况不得出库，并报告质量管理部门处理：

（一）药品包装出现破损、污染、封口不牢、衬垫不实、封条损坏等问题；

（二）包装内有异常响动或者液体渗漏；

（三）标签脱落、字迹模糊不清或者标识内容与实物不符；

（四）药品已超过有效期；

（五）其他异常情况的药品。

第九十五条　药品出库复核应当建立记录，包括购货单位、药品的通用名称、剂型、规格、数量、批号、有效期、生产厂商、出库日期、质量状况和复核人员等内容。

第九十六条　特殊管理的药品出库应当按照有关规定进行复核。

第九十七条　药品拼箱发货的代用包装箱应当有醒目的拼箱标志。

第九十八条　药品出库时，应当附加盖企业药品出库专用章原印章的随货同行单（票）。

企业按照本规范第六十九条规定直调药品的，直调药品出库时，由供货单位开具两份随货同行单（票），分别发往直调企业和购货单位。随货同行单（票）的内容应当符合本规范第七十三条第二款的要求，还应当标明直调企业名称。

第九十九条 冷藏、冷冻药品的装箱、装车等项作业，应当由专人负责并符合以下要求：

（一）车载冷藏箱或者保温箱在使用前应当达到相应的温度要求；

（二）应当在冷藏环境下完成冷藏、冷冻药品的装箱、封箱工作；

（三）装车前应当检查冷藏车辆的启动、运行状态，达到规定温度后方可装车；

（四）启运时应当做好运输记录，内容包括运输工具和启运时间等。

第十三节　运输与配送

第一百条 企业应当按照质量管理制度的要求，严格执行运输操作规程，并采取有效措施保证运输过程中的药品质量与安全。

第一百零一条 运输药品，应当根据药品的包装、质量特性并针对车况、道路、天气等因素，选用适宜的运输工具，采取相应措施防止出现破损、污染等问题。

第一百零二条 发运药品时，应当检查运输工具，发现运输条件不符合规定的，不得发运。运输药品过程中，运载工具应当保持密闭。

第一百零三条 企业应当严格按照外包装标示的要求搬运、装卸药品。

第一百零四条 企业应当根据药品的温度控制要求，在运输过程中采取必要的保温或者冷藏、冷冻措施。运输过程中，药品不得直接接触冰袋、冰排等蓄冷剂，防止对药品质量造成影响。

第一百零五条 在冷藏、冷冻药品运输途中，应当实时监测并记录冷藏车、冷藏箱或者保温箱内的温度数据。

第一百零六条 企业应当制定冷藏、冷冻药品运输应急预案，对运输途中可能发生的设备故障、异常天气影响、交通拥堵等突发事件，能够采取相应的应对措施。

第一百零七条 企业委托其他单位运输药品的，应当对承运方运输药品的质量保障能力进行审计，索取运输车辆的相关资料，符合本规范运输设施设备条件和要求的方可委托。

第一百零八条 企业委托运输药品应当与承运方签订运输协议，明确药品质量责任、遵守运输操作规程和在途时限等内容。

第一百零九条 企业委托运输药品应当有记录，实现运输过程的质量追溯。记录至少包括发货时间、发货地址、收货单位、收货地址、货单号、药品件数、运输方式、委托经办人、承运单位，采用车辆运输的还应当载明车牌号，并留存驾驶人员的驾驶证复印件。记录应当至少保存5年。

第一百一十条 已装车的药品应当及时发运并尽快送达。委托运输的，企业应当要求并监督承运方严格履行委托运输协议，防止因在途时间过长影响药品质量。

第一百一十一条 企业应当采取运输安全管理措施，防止在运输过程中发生药品盗抢、遗失、调换等事故。

第一百一十二条 特殊管理的药品的运输应当符合国家有关规定。

第十四节　售后管理

第一百一十三条 企业应当加强对退货的管理，保证退货环节药品的质量和安全，防止混入假冒药品。

第一百一十四条 企业应当按照质量管理制度的要求，制定投诉管理操作规程，内容包括投诉渠道及方式、档案记录、调查与评估、处理措施、反馈和事后跟踪等。

第一百一十五条 企业应当配备专职或者兼职人员负责售后投诉管理，对投诉的质量问题查明原因，采取有效措施及时处理和反馈，并做好记录，必要时应当通知供货单位及药品生产企业。

第一百一十六条 企业应当及时将投诉及处理结果等信息记入档案，以便查询和跟踪。

第一百一十七条 企业发现已售出药品有严重质量问题，应当立即通知购货单位停售、追回并做好记录，同时向食品药品监督管理部门报告。

第一百一十八条 企业应当协助药品生产企业履行召回义务，按照召回计划的要求及时传达、反馈药品召回信息，控制和收回存在安全隐患的药品，并建立药品召回记录。

第一百一十九条 企业质量管理部门应当配备专职或者兼职人员，按照国家有关规定承担药品不良反应监测和报告工作。

第三章　药品零售的质量管理

第一节　质量管理与职责

第一百二十条　企业应当按照有关法律法规及本规范的要求制定质量管理文件，开展质量管理活动，确保药品质量。

第一百二十一条　企业应当具有与其经营范围和规模相适应的经营条件，包括组织机构、人员、设施设备、质量管理文件，并按照规定设置计算机系统。

第一百二十二条　企业负责人是药品质量的主要责任人，负责企业日常管理，负责提供必要的条件，保证质量管理部门和质量管理人员有效履行职责，确保企业按照本规范要求经营药品。

第一百二十三条　企业应当设置质量管理部门或者配备质量管理人员，履行以下职责：

（一）督促相关部门和岗位人员执行药品管理的法律法规及本规范；

（二）组织制订质量管理文件，并指导、监督文件的执行；

（三）负责对供货单位及其销售人员资格证明的审核；

（四）负责对所采购药品合法性的审核；

（五）负责药品的验收，指导并监督药品采购、储存、陈列、销售等环节的质量管理工作；

（六）负责药品质量查询及质量信息管理；

（七）负责药品质量投诉和质量事故的调查、处理及报告；

（八）负责对不合格药品的确认及处理；

（九）负责假劣药品的报告；

（十）负责药品不良反应的报告；

（十一）开展药品质量管理教育和培训；

（十二）负责计算机系统操作权限的审核、控制及质量管理基础数据的维护；

（十三）负责组织计量器具的校准及检定工作；

（十四）指导并监督药学服务工作；

（十五）其他应当由质量管理部门或质量管理人员履行的职责。

第二节　人员管理

第一百二十四条　企业从事药品经营和质量管理工作的人员，应当符合有关法律法规及本规范规定的资格要求，不得有相关法律法规禁止从业的情形。

第一百二十五条　企业法定代表人或者企业负责人应当具备执业药师资格。

企业应当按照国家有关规定配备执业药师，负责处方审核，指导合理用药。

第一百二十六条　质量管理、验收、采购人员应当具有药学或者医学、生物、化学等相关专业学历或者具有药学专业技术职称。从事中药饮片质量管理、验收、采购人员应当具有中药学中专以上学历或者具有中药学专业初级以上专业技术职称。

营业员应当具有高中以上文化程度或者符合省级食品药品监督管理部门规定的条件。中药饮片调剂人员应当具有中药学中专以上学历或者具备中药调剂员资格。

第一百二十七条　企业各岗位人员应当接受相关法律法规及药品专业知识与技能的岗前培训和继续培训，以符合本规范要求。

第一百二十八条　企业应当按照培训管理制度制定年度培训计划并开展培训，使相关人员能正确理解并履行职责。培训工作应当做好记录并建立档案。

第一百二十九条　企业应当为销售特殊管理的药品、国家有专门管理要求的药品、冷藏药品的人员接受相应培训提供条件，使其掌握相关法律法规和专业知识。

第一百三十条　在营业场所内，企业工作人员应当穿着整洁、卫生的工作服。

第一百三十一条 企业应当对直接接触药品岗位的人员进行岗前及年度健康检查，并建立健康档案。患有传染病或者其他可能污染药品的疾病的，不得从事直接接触药品的工作。

第一百三十二条 在药品储存、陈列等区域不得存放与经营活动无关的物品及私人用品，在工作区域内不得有影响药品质量和安全的行为。

第三节 文 件

第一百三十三条 企业应当按照有关法律法规及本规范规定，制定符合企业实际的质量管理文件。文件包括质量管理制度、岗位职责、操作规程、档案、记录和凭证等，并对质量管理文件定期审核、及时修订。

第一百三十四条 企业应当采取措施确保各岗位人员正确理解质量管理文件的内容，保证质量管理文件有效执行。

第一百三十五条 药品零售质量管理制度应当包括以下内容：

（一）药品采购、验收、陈列、销售等环节的管理，设置库房的还应当包括储存、养护的管理；

（二）供货单位和采购品种的审核；

（三）处方药销售的管理；

（四）药品拆零的管理；

（五）特殊管理的药品和国家有专门管理要求的药品的管理；

（六）记录和凭证的管理；

（七）收集和查询质量信息的管理；

（八）质量事故、质量投诉的管理；

（九）中药饮片处方审核、调配、核对的管理；

（十）药品有效期的管理；

（十一）不合格药品、药品销毁的管理；

（十二）环境卫生、人员健康的规定；

（十三）提供用药咨询、指导合理用药等药学服务的管理；

（十四）人员培训及考核的规定；

（十五）药品不良反应报告的规定；

（十六）计算机系统的管理；

（十七）药品追溯的规定；

（十八）其他应当规定的内容。

第一百三十六条 企业应当明确企业负责人、质量管理、采购、验收、营业员以及处方审核、调配等岗位的职责，设置库房的还应当包括储存、养护等岗位职责。

第一百三十七条 质量管理岗位、处方审核岗位的职责不得由其他岗位人员代为履行。

第一百三十八条 药品零售操作规程应当包括：

（一）药品采购、验收、销售；

（二）处方审核、调配、核对；

（三）中药饮片处方审核、调配、核对；

（四）药品拆零销售；

（五）特殊管理的药品和国家有专门管理要求的药品的销售；

（六）营业场所药品陈列及检查；

（七）营业场所冷藏药品的存放；

（八）计算机系统的操作和管理；

（九）设置库房的还应当包括储存和养护的操作规程。

第一百三十九条 企业应当建立药品采购、验收、销售、陈列检查、温湿度监测、不合格药品处理等相关记录，做到真实、完整、准确、有效和可追溯。

第一百四十条　记录及相关凭证应当至少保存5年。特殊管理的药品的记录及凭证按相关规定保存。

第一百四十一条　通过计算机系统记录数据时，相关岗位人员应当按照操作规程，通过授权及密码登录计算机系统，进行数据的录入，保证数据原始、真实、准确、安全和可追溯。

第一百四十二条　电子记录数据应当以安全、可靠方式定期备份。

第四节　设施与设备

第一百四十三条　企业的营业场所应当与其药品经营范围、经营规模相适应，并与药品储存、办公、生活辅助及其他区域分开。

第一百四十四条　营业场所应当具有相应设施或者采取其他有效措施，避免药品受室外环境的影响，并做到宽敞、明亮、整洁、卫生。

第一百四十五条　营业场所应当有以下营业设备：

（一）货架和柜台；

（二）监测、调控温度的设备；

（三）经营中药饮片的，有存放饮片和处方调配的设备；

（四）经营冷藏药品的，有专用冷藏设备；

（五）经营第二类精神药品、毒性中药品种和罂粟壳的，有符合安全规定的专用存放设备；

（六）药品拆零销售所需的调配工具、包装用品。

第一百四十六条　企业应当建立能够符合经营和质量管理要求的计算机系统，并满足药品追溯的要求。

第一百四十七条　企业设置库房的，应当做到库房内墙、顶光洁，地面平整，门窗结构严密；有可靠的安全防护、防盗等措施。

第一百四十八条　仓库应当有以下设施设备：

（一）药品与地面之间有效隔离的设备；

（二）避光、通风、防潮、防虫、防鼠等设备；

（三）有效监测和调控温湿度的设备；

（四）符合储存作业要求的照明设备；

（五）验收专用场所；

（六）不合格药品专用存放场所；

（七）经营冷藏药品的，有与其经营品种及经营规模相适应的专用设备。

第一百四十九条　经营特殊管理的药品应当有符合国家规定的储存设施。

第一百五十条　储存中药饮片应当设立专用库房。

第一百五十一条　企业应当按照国家有关规定，对计量器具、温湿度监测设备等定期进行校准或者检定。

第五节　采购与验收

第一百五十二条　企业采购药品，应当符合本规范第二章第八节的相关规定。

第一百五十三条　药品到货时，收货人员应当按采购记录，对照供货单位的随货同行单（票）核实药品实物，做到票、账、货相符。

第一百五十四条　企业应当按规定的程序和要求对到货药品逐批进行验收，并按照本规范第八十条规定做好验收记录。

验收抽取的样品应当具有代表性。

第一百五十五条　冷藏药品到货时，应当按照本规范第七十四条规定进行检查。

第一百五十六条　验收药品应当按照本规范第七十六条规定查验药品检验报告书。

第一百五十七条　特殊管理的药品应当按照相关规定进行验收。

第一百五十八条　验收合格的药品应当及时入库或者上架，验收不合格的，不得入库或者上架，并报告质量管理人员处理。

第六节　陈列与储存

第一百五十九条　企业应当对营业场所温度进行监测和调控，以使营业场所的温度符合常温要求。

第一百六十条　企业应当定期进行卫生检查，保持环境整洁。存放、陈列药品的设备应当保持清洁卫生，不得放置与销售活动无关的物品，并采取防虫、防鼠等措施，防止污染药品。

第一百六十一条　药品的陈列应当符合以下要求：

（一）按剂型、用途以及储存要求分类陈列，并设置醒目标志，类别标签字迹清晰、放置准确。

（二）药品放置于货架（柜），摆放整齐有序，避免阳光直射。

（三）处方药、非处方药分区陈列，并有处方药、非处方药专用标识。

（四）处方药不得采用开架自选的方式陈列和销售。

（五）外用药与其他药品分开摆放。

（六）拆零销售的药品集中存放于拆零专柜或者专区。

（七）第二类精神药品、毒性中药品种和罂粟壳不得陈列。

（八）冷藏药品放置在冷藏设备中，按规定对温度进行监测和记录，并保证存放温度符合要求。

（九）中药饮片柜斗谱的书写应当正名正字；装斗前应当复核，防止错斗、串斗；应当定期清斗，防止饮片生虫、发霉、变质；不同批号的饮片装斗前应当清斗并记录。

（十）经营非药品应当设置专区，与药品区域明显隔离，并有醒目标志。

第一百六十二条　企业应当定期对陈列、存放的药品进行检查，重点检查拆零药品和易变质、近效期、摆放时间较长的药品以及中药饮片。发现有质量疑问的药品应当及时撤柜，停止销售，由质量管理人员确认和处理，并保留相关记录。

第一百六十三条　企业应当对药品的有效期进行跟踪管理，防止近效期药品售出后可能发生的过期使用。

第一百六十四条　企业设置库房的，库房的药品储存与养护管理应当符合本规范第二章第十节的相关规定。

第七节　销售管理

第一百六十五条　企业应当在营业场所的显著位置悬挂《药品经营许可证》、营业执照、执业药师注册证等。

第一百六十六条　营业人员应当佩戴有照片、姓名、岗位等内容的工作牌，是执业药师和药学技术人员的，工作牌还应当标明执业资格或者药学专业技术职称。在岗执业的执业药师应当挂牌明示。

第一百六十七条　销售药品应当符合以下要求：

（一）处方经执业药师审核后方可调配；对处方所列药品不得擅自更改或者代用，对有配伍禁忌或者超剂量的处方，应当拒绝调配，但经处方医师更正或者重新签字确认的，可以调配；调配处方后经过核对方可销售。

（二）处方审核、调配、核对人员应当在处方上签字或者盖章，并按照有关规定保存处方或者其复印件。

（三）销售近效期药品应当向顾客告知有效期。

（四）销售中药饮片做到计量准确，并告知煎服方法及注意事项；提供中药饮片代煎服务，应当符合国家有关规定。

第一百六十八条　企业销售药品应当开具销售凭证，内容包括药品名称、生产厂商、数量、价格、批号、规格等，并做好销售记录。

第一百六十九条　药品拆零销售应当符合以下要求：

（一）负责拆零销售的人员经过专门培训；

（二）拆零的工作台及工具保持清洁、卫生，防止交叉污染；

（三）做好拆零销售记录，内容包括拆零起始日期、药品的通用名称、规格、批号、生产厂商、有效期、销售数量、销售日期、分拆及复核人员等；

（四）拆零销售应当使用洁净、卫生的包装，包装上注明药品名称、规格、数量、用法、用量、批号、有效期以及药店名称等内容；

（五）提供药品说明书原件或者复印件；

（六）拆零销售期间，保留原包装和说明书。

第一百七十条　销售特殊管理的药品和国家有专门管理要求的药品，应当严格执行国家有关规定。

第一百七十一条　药品广告宣传应当严格执行国家有关广告管理的规定。

第一百七十二条　非本企业在职人员不得在营业场所内从事药品销售相关活动。

第八节　售后管理

第一百七十三条　除药品质量原因外，药品一经售出，不得退换。

第一百七十四条　企业应当在营业场所公布食品药品监督管理部门的监督电话，设置顾客意见簿，及时处理顾客对药品质量的投诉。

第一百七十五条　企业应当按照国家有关药品不良反应报告制度的规定，收集、报告药品不良反应信息。

第一百七十六条　企业发现已售出药品有严重质量问题，应当及时采取措施追回药品并做好记录，同时向食品药品监督管理部门报告。

第一百七十七条　企业应当协助药品生产企业履行召回义务，控制和收回存在安全隐患的药品，并建立药品召回记录。

第四章　附　则

第一百七十八条　本规范下列术语的含义是：

（一）在职：与企业确定劳动关系的在册人员。

（二）在岗：相关岗位人员在工作时间内在规定的岗位履行职责。

（三）首营企业：采购药品时，与本企业首次发生供需关系的药品生产或者经营企业。

（四）首营品种：本企业首次采购的药品。

（五）原印章：企业在购销活动中，为证明企业身份在相关文件或者凭证上加盖的企业公章、发票专用章、质量管理专用章、药品出库专用章的原始印记，不能是印刷、影印、复印等复制后的印记。

（六）待验：对到货、销后退回的药品采用有效的方式进行隔离或者区分，在入库前等待质量验收的状态。

（七）零货：拆除了用于运输、储藏包装的药品。

（八）拼箱发货：将零货药品集中拼装至同一包装箱内发货的方式。

（九）拆零销售：将最小包装拆分销售的方式。

（十）国家有专门管理要求的药品：国家对蛋白同化制剂、肽类激素、含特殊药品复方制剂等品种实施特殊监管措施的药品。

第一百七十九条　药品零售连锁企业总部的管理应当符合本规范药品批发企业相关规定，门店的管理应当符合本规范药品零售企业相关规定。

第一百八十条　本规范为药品经营质量管理的基本要求。对企业信息化管理、药品储运温湿度自动监测、药品验收管理、药品冷链物流管理、零售连锁管理等具体要求，由国家食品药品监督管理总局以附录方式另行制定。

第一百八十一条　麻醉药品、精神药品、药品类易制毒化学品的追溯应当符合国家有关规定。

第一百八十二条　医疗机构药房和计划生育技术服务机构的药品采购、储存、养护等质量管理规范由国家食品药品监督管理总局商相关主管部门另行制定。

互联网销售药品的质量管理规定由国家食品药品监督管理总局另行制定。

第一百八十三条　药品经营企业违反本规范的，由食品药品监督管理部门按照《中华人民共和国药品管理法》第七十八条的规定给予处罚。

第一百八十四条　本规范自发布之日起施行，卫生部2013年6月1日施行的《药品经营质量管理规范》（中华人民共和国卫生部令第90号）同时废止。

附录5　麻醉药品和精神药品管理条例

（2005年8月3日国务院令第442号发布，自2005年11月1日起施行）

第一章　总　则

第一条　为加强麻醉药品和精神药品的管理，保证麻醉药品和精神药品的合法、安全、合理使用，防止流入非法渠道，根据药品管理法和其他有关法律的规定，制定本条例。

第二条　麻醉药品药用原植物的种植，麻醉药品和精神药品的实验研究、生产、经营、使用、储存、运输等活动以及监督管理，适用本条例。

麻醉药品和精神药品的进出口依照有关法律的规定办理。

第三条　本条例所称麻醉药品和精神药品，是指列入麻醉药品目录、精神药品目录（以下称目录）的药品和其他物质。精神药品分为第一类精神药品和第二类精神药品。

目录由国务院药品监督管理部门会同国务院公安部门、国务院卫生主管部门制定、调整并公布。

上市销售但尚未列入目录的药品和其他物质或者第二类精神药品发生滥用，已经造成或者可能造成严重社会危害的，国务院药品监督管理部门会同国务院公安部门、国务院卫生主管部门应当及时将该药品和该物质列入目录或者将该第二类精神药品调整为第一类精神药品。

第四条　国家对麻醉药品药用原植物以及麻醉药品和精神药品实行管制。除本条例另有规定的外，任何单位、个人不得进行麻醉药品药用原植物的种植以及麻醉药品和精神药品的实验研究、生产、经营、使用、储存、运输等活动。

第五条　国务院药品监督管理部门负责全国麻醉药品和精神药品的监督管理工作，并会同国务院农业主管部门对麻醉药品药用原植物实施监督管理。国务院公安部门负责对造成麻醉药品药用原植物、麻醉药品和精神药品流入非法渠道的行为进行查处。国务院其他有关主管部门在各自的职责范围内负责与麻醉药品和精神药品有关的管理工作。

省、自治区、直辖市人民政府药品监督管理部门负责本行政区域内麻醉药品和精神药品的监督管理工作。县级以上地方公安机关负责对本行政区域内造成麻醉药品和精神药品流入非法渠道的行为进行查处。县级以上地方人民政府其他有关主管部门在各自的职责范围内负责与麻醉药品和精神药品有关的管理工作。

第六条　麻醉药品和精神药品生产、经营企业和使用单位可以依法参加行业协会。行业协会应当加强行业自律管理。

第二章　种植、实验研究和生产

第七条　国家根据麻醉药品和精神药品的医疗、国家储备和企业生产所需原料的需要确定需求总量，对麻醉药品药用原植物的种植、麻醉药品和精神药品的生产实行总量控制。

国务院药品监督管理部门根据麻醉药品和精神药品的需求总量制定年度生产计划。

国务院药品监督管理部门和国务院农业主管部门根据麻醉药品年度生产计划，制定麻醉药品药用原植物年度种植计划。

第八条　麻醉药品药用原植物种植企业应当根据年度种植计划，种植麻醉药品药用原植物。

麻醉药品药用原植物种植企业应当向国务院药品监督管理部门和国务院农业主管部门定期报告种植情况。

第九条　麻醉药品药用原植物种植企业由国务院药品监督管理部门和国务院农业主管部门共同确定，

其他单位和个人不得种植麻醉药品药用原植物。

第十条　开展麻醉药品和精神药品实验研究活动应当具备下列条件，并经国务院药品监督管理部门批准：

（一）以医疗、科学研究或者教学为目的；

（二）有保证实验所需麻醉药品和精神药品安全的措施和管理制度；

（三）单位及其工作人员2年内没有违反有关禁毒的法律、行政法规规定的行为。

第十一条　麻醉药品和精神药品的实验研究单位申请相关药品批准证明文件，应当依照药品管理法的规定办理；需要转让研究成果的，应当经国务院药品监督管理部门批准。

第十二条　药品研究单位在普通药品的实验研究过程中，产生本条例规定的管制品种的，应当立即停止实验研究活动，并向国务院药品监督管理部门报告。国务院药品监督管理部门应当根据情况，及时作出是否同意其继续实验研究的决定。

第十三条　麻醉药品和第一类精神药品的临床试验，不得以健康人为受试对象。

第十四条　国家对麻醉药品和精神药品实行定点生产制度。

国务院药品监督管理部门应当根据麻醉药品和精神药品的需求总量，确定麻醉药品和精神药品定点生产企业的数量和布局，并根据年度需求总量对数量和布局进行调整、公布。

第十五条　麻醉药品和精神药品的定点生产企业应当具备下列条件：

（一）有药品生产许可证；

（二）有麻醉药品和精神药品实验研究批准文件；

（三）有符合规定的麻醉药品和精神药品生产设施、储存条件和相应的安全管理设施；

（四）有通过网络实施企业安全生产管理和向药品监督管理部门报告生产信息的能力；

（五）有保证麻醉药品和精神药品安全生产的管理制度；

（六）有与麻醉药品和精神药品安全生产要求相适应的管理水平和经营规模；

（七）麻醉药品和精神药品生产管理、质量管理部门的人员应当熟悉麻醉药品和精神药品管理以及有关禁毒的法律、行政法规；

（八）没有生产、销售假药、劣药或者违反有关禁毒的法律、行政法规规定的行为；

（九）符合国务院药品监督管理部门公布的麻醉药品和精神药品定点生产企业数量和布局的要求。

第十六条　从事麻醉药品、第一类精神药品生产以及第二类精神药品原料药生产的企业，应当经所在地省、自治区、直辖市人民政府药品监督管理部门初步审查，由国务院药品监督管理部门批准；从事第二类精神药品制剂生产的企业，应当经所在地省、自治区、直辖市人民政府药品监督管理部门批准。

第十七条　定点生产企业生产麻醉药品和精神药品，应当依照药品管理法的规定取得药品批准文号。

国务院药品监督管理部门应当组织医学、药学、社会学、伦理学和禁毒等方面的专家成立专家组，由专家组对申请首次上市的麻醉药品和精神药品的社会危害性和被滥用的可能性进行评价，并提出是否批准的建议。

未取得药品批准文号的，不得生产麻醉药品和精神药品。

第十八条　发生重大突发事件，定点生产企业无法正常生产或者不能保证供应麻醉药品和精神药品时，国务院药品监督管理部门可以决定其他药品生产企业生产麻醉药品和精神药品。

重大突发事件结束后，国务院药品监督管理部门应当及时决定前款规定的企业停止麻醉药品和精神药品的生产。

第十九条　定点生产企业应当严格按照麻醉药品和精神药品年度生产计划安排生产，并依照规定向所在地省、自治区、直辖市人民政府药品监督管理部门报告生产情况。

第二十条　定点生产企业应当依照本条例的规定，将麻醉药品和精神药品销售给具有麻醉药品和精神药品经营资格的企业或者依照本条例规定批准的其他单位。

第二十一条　麻醉药品和精神药品的标签应当印有国务院药品监督管理部门规定的标志。

第三章 经 营

第二十二条 国家对麻醉药品和精神药品实行定点经营制度。

国务院药品监督管理部门应当根据麻醉药品和第一类精神药品的需求总量，确定麻醉药品和第一类精神药品的定点批发企业布局，并应当根据年度需求总量对布局进行调整、公布。

药品经营企业不得经营麻醉药品原料药和第一类精神药品原料药。但是，供医疗、科学研究、教学使用的小包装的上述药品可以由国务院药品监督管理部门规定的药品批发企业经营。

第二十三条 麻醉药品和精神药品定点批发企业除应当具备药品管理法第十五条规定的药品经营企业的开办条件外，还应当具备下列条件：

（一）有符合本条例规定的麻醉药品和精神药品储存条件；

（二）有通过网络实施企业安全管理和向药品监督管理部门报告经营信息的能力；

（三）单位及其工作人员2年内没有违反有关禁毒的法律、行政法规规定的行为；

（四）符合国务院药品监督管理部门公布的定点批发企业布局。

麻醉药品和第一类精神药品的定点批发企业，还应当具有保证供应责任区域内医疗机构所需麻醉药品和第一类精神药品的能力，并具有保证麻醉药品和第一类精神药品安全经营的管理制度。

第二十四条 跨省、自治区、直辖市从事麻醉药品和第一类精神药品批发业务的企业（以下称全国性批发企业），应当经国务院药品监督管理部门批准；在本省、自治区、直辖市行政区域内从事麻醉药品和第一类精神药品批发业务的企业（以下称区域性批发企业），应当经所在地省、自治区、直辖市人民政府药品监督管理部门批准。

专门从事第二类精神药品批发业务的企业，应当经所在地省、自治区、直辖市人民政府药品监督管理部门批准。

全国性批发企业和区域性批发企业可以从事第二类精神药品批发业务。

第二十五条 全国性批发企业可以向区域性批发企业，或者经批准可以向取得麻醉药品和第一类精神药品使用资格的医疗机构以及依照本条例规定批准的其他单位销售麻醉药品和第一类精神药品。

全国性批发企业向取得麻醉药品和第一类精神药品使用资格的医疗机构销售麻醉药品和第一类精神药品，应当经医疗机构所在地省、自治区、直辖市人民政府药品监督管理部门批准。

国务院药品监督管理部门在批准全国性批发企业时，应当明确其所承担供药责任的区域。

第二十六条 区域性批发企业可以向本省、自治区、直辖市行政区域内取得麻醉药品和第一类精神药品使用资格的医疗机构销售麻醉药品和第一类精神药品；由于特殊地理位置的原因，需要就近向其他省、自治区、直辖市行政区域内取得麻醉药品和第一类精神药品使用资格的医疗机构销售的，应当经国务院药品监督管理部门批准。

省、自治区、直辖市人民政府药品监督管理部门在批准区域性批发企业时，应当明确其所承担供药责任的区域。

区域性批发企业之间因医疗急需、运输困难等特殊情况需要调剂麻醉药品和第一类精神药品的，应当在调剂后2日内将调剂情况分别报所在地省、自治区、直辖市人民政府药品监督管理部门备案。

第二十七条 全国性批发企业应当从定点生产企业购进麻醉药品和第一类精神药品。

区域性批发企业可以从全国性批发企业购进麻醉药品和第一类精神药品；经所在地省、自治区、直辖市人民政府药品监督管理部门批准，也可以从定点生产企业购进麻醉药品和第一类精神药品。

第二十八条 全国性批发企业和区域性批发企业向医疗机构销售麻醉药品和第一类精神药品，应当将药品送至医疗机构。医疗机构不得自行提货。

第二十九条 第二类精神药品定点批发企业可以向医疗机构、定点批发企业和符合本条例第三十一条规定的药品零售企业以及依照本条例规定批准的其他单位销售第二类精神药品。

第三十条　麻醉药品和第一类精神药品不得零售。

禁止使用现金进行麻醉药品和精神药品交易，但是个人合法购买麻醉药品和精神药品的除外。

第三十一条　经所在地设区的市级药品监督管理部门批准，实行统一进货、统一配送、统一管理的药品零售连锁企业可以从事第二类精神药品零售业务。

第三十二条　第二类精神药品零售企业应当凭执业医师出具的处方，按规定剂量销售第二类精神药品，并将处方保存2年备查；禁止超剂量或者无处方销售第二类精神药品；不得向未成年人销售第二类精神药品。

第三十三条　麻醉药品和精神药品实行政府定价，在制定出厂和批发价格的基础上，逐步实行全国统一零售价格。具体办法由国务院价格主管部门制定。

第四章　使　用

第三十四条　药品生产企业需要以麻醉药品和第一类精神药品为原料生产普通药品的，应当向所在地省、自治区、直辖市人民政府药品监督管理部门报送年度需求计划，由省、自治区、直辖市人民政府药品监督管理部门汇总报国务院药品监督管理部门批准后，向定点生产企业购买。

药品生产企业需要以第二类精神药品为原料生产普通药品的，应当将年度需求计划报所在地省、自治区、直辖市人民政府药品监督管理部门，并向定点批发企业或者定点生产企业购买。

第三十五条　食品、食品添加剂、化妆品、油漆等非药品生产企业需要使用咖啡因作为原料的，应当经所在地省、自治区、直辖市人民政府药品监督管理部门批准，向定点批发企业或者定点生产企业购买。

科学研究、教学单位需要使用麻醉药品和精神药品开展实验、教学活动的，应当经所在地省、自治区、直辖市人民政府药品监督管理部门批准，向定点批发企业或者定点生产企业购买。

需要使用麻醉药品和精神药品的标准品、对照品的，应当经所在地省、自治区、直辖市人民政府药品监督管理部门批准，向国务院药品监督管理部门批准的单位购买。

第三十六条　医疗机构需要使用麻醉药品和第一类精神药品的，应当经所在地设区的市级人民政府卫生主管部门批准，取得麻醉药品、第一类精神药品购用印鉴卡（以下称印鉴卡）。医疗机构应当凭印鉴卡向本省、自治区、直辖市行政区域内的定点批发企业购买麻醉药品和第一类精神药品。

设区的市级人民政府卫生主管部门发给医疗机构印鉴卡时，应当将取得印鉴卡的医疗机构情况抄送所在地设区的市级药品监督管理部门，并报省、自治区、直辖市人民政府卫生主管部门备案。省、自治区、直辖市人民政府卫生主管部门应当将取得印鉴卡的医疗机构名单向本行政区域内的定点批发企业通报。

第三十七条　医疗机构取得印鉴卡应当具备下列条件：

（一）有专职的麻醉药品和第一类精神药品管理人员；

（二）有获得麻醉药品和第一类精神药品处方资格的执业医师；

（三）有保证麻醉药品和第一类精神药品安全储存的设施和管理制度。

第三十八条　医疗机构应当按照国务院卫生主管部门的规定，对本单位执业医师进行有关麻醉药品和精神药品使用知识的培训、考核，经考核合格的，授予麻醉药品和第一类精神药品处方资格。执业医师取得麻醉药品和第一类精神药品的处方资格后，方可在本医疗机构开具麻醉药品和第一类精神药品处方，但不得为自己开具该种处方。

医疗机构应当将具有麻醉药品和第一类精神药品处方资格的执业医师名单及其变更情况，定期报送所在地设区的市级人民政府卫生主管部门，并抄送同级药品监督管理部门。

医务人员应当根据国务院卫生主管部门制定的临床应用指导原则，使用麻醉药品和精神药品。

第三十九条　具有麻醉药品和第一类精神药品处方资格的执业医师，根据临床应用指导原则，对确需使用麻醉药品或者第一类精神药品的患者，应当满足其合理用药需求。在医疗机构就诊的癌症疼痛患者和其他危重患者得不到麻醉药品或者第一类精神药品时，患者或者其亲属可以向执业医师提出申请。具有麻醉药品和第一类精神药品处方资格的执业医师认为要求合理的，应当及时为患者提供所需麻醉药品或者第一类精神药品。

第四十条 执业医师应当使用专用处方开具麻醉药品和精神药品，单张处方的最大用量应当符合国务院卫生主管部门的规定。

对麻醉药品和第一类精神药品处方，处方的调配人、核对人应当仔细核对，签署姓名，并予以登记；对不符合本条例规定的，处方的调配人、核对人应当拒绝发药。

麻醉药品和精神药品专用处方的格式由国务院卫生主管部门规定。

第四十一条 医疗机构应当对麻醉药品和精神药品处方进行专册登记，加强管理。麻醉药品处方至少保存3年，精神药品处方至少保存2年。

第四十二条 医疗机构抢救病人急需麻醉药品和第一类精神药品而本医疗机构无法提供时，可以从其他医疗机构或者定点批发企业紧急借用；抢救工作结束后，应当及时将借用情况报所在地设区的市级药品监督管理部门和卫生主管部门备案。

第四十三条 对临床需要而市场无供应的麻醉药品和精神药品，持有医疗机构制剂许可证和印鉴卡的医疗机构需要配制制剂的，应当经所在地省、自治区、直辖市人民政府药品监督管理部门批准。医疗机构配制的麻醉药品和精神药品制剂只能在本医疗机构使用，不得对外销售。

第四十四条 因治疗疾病需要，个人凭医疗机构出具的医疗诊断书、本人身份证明，可以携带单张处方最大用量以内的麻醉药品和第一类精神药品；携带麻醉药品和第一类精神药品出入境的，由海关根据自用、合理的原则放行。

医务人员为了医疗需要携带少量麻醉药品和精神药品出入境的，应当持有省级以上人民政府药品监督管理部门发放的携带麻醉药品和精神药品证明。海关凭携带麻醉药品和精神药品证明放行。

第四十五条 医疗机构、戒毒机构以开展戒毒治疗为目的，可以使用美沙酮或者国家确定的其他用于戒毒治疗的麻醉药品和精神药品。具体管理办法由国务院药品监督管理部门、国务院公安部门和国务院卫生主管部门制定。

第五章 储 存

第四十六条 麻醉药品药用原植物种植企业、定点生产企业、全国性批发企业和区域性批发企业以及国家设立的麻醉药品储存单位，应当设置储存麻醉药品和第一类精神药品的专库。该专库应当符合下列要求：

（一）安装专用防盗门，实行双人双锁管理；

（二）具有相应的防火设施；

（三）具有监控设施和报警装置，报警装置应当与公安机关报警系统联网。

全国性批发企业经国务院药品监督管理部门批准设立的药品储存点应当符合前款的规定。

麻醉药品定点生产企业应当将麻醉药品原料药和制剂分别存放。

第四十七条 麻醉药品和第一类精神药品的使用单位应当设立专库或者专柜储存麻醉药品和第一类精神药品。专库应当设有防盗设施并安装报警装置；专柜应当使用保险柜。专库和专柜应当实行双人双锁管理。

第四十八条 麻醉药品药用原植物种植企业、定点生产企业、全国性批发企业和区域性批发企业、国家设立的麻醉药品储存单位以及麻醉药品和第一类精神药品的使用单位，应当配备专人负责管理工作，并建立储存麻醉药品和第一类精神药品的专用账册。药品入库双人验收，出库双人复核，做到账物相符。专用账册的保存期限应当自药品有效期期满之日起不少于5年。

第四十九条 第二类精神药品经营企业应当在药品库房中设立独立的专库或者专柜储存第二类精神药品，并建立专用账册，实行专人管理。专用账册的保存期限应当自药品有效期期满之日起不少于5年。

第六章 运 输

第五十条 托运、承运和自行运输麻醉药品和精神药品的，应当采取安全保障措施，防止麻醉药品和精神药品在运输过程中被盗、被抢、丢失。

第五十一条　通过铁路运输麻醉药品和第一类精神药品的，应当使用集装箱或者铁路行李车运输，具体办法由国务院药品监督管理部门会同国务院铁路主管部门制定。

没有铁路需要通过公路或者水路运输麻醉药品和第一类精神药品的，应当由专人负责押运。

第五十二条　托运或者自行运输麻醉药品和第一类精神药品的单位，应当向所在地省、自治区、直辖市人民政府药品监督管理部门申请领取运输证明。运输证明有效期为1年。

运输证明应当由专人保管，不得涂改、转让、转借。

第五十三条　托运人办理麻醉药品和第一类精神药品运输手续，应当将运输证明副本交付承运人。承运人应当查验、收存运输证明副本，并检查货物包装。没有运输证明或者货物包装不符合规定的，承运人不得承运。

承运人在运输过程中应当携带运输证明副本，以备查验。

第五十四条　邮寄麻醉药品和精神药品，寄件人应当提交所在地省、自治区、直辖市人民政府药品监督管理部门出具的准予邮寄证明。邮政营业机构应当查验、收存准予邮寄证明；没有准予邮寄证明的，邮政营业机构不得收寄。

省、自治区、直辖市邮政主管部门指定符合安全保障条件的邮政营业机构负责收寄麻醉药品和精神药品。邮政营业机构收寄麻醉药品和精神药品，应当依法对收寄的麻醉药品和精神药品予以查验。

邮寄麻醉药品和精神药品的具体管理办法，由国务院药品监督管理部门会同国务院邮政主管部门制定。

第五十五条　定点生产企业、全国性批发企业和区域性批发企业之间运输麻醉药品、第一类精神药品，发货人在发货前应当向所在地省、自治区、直辖市人民政府药品监督管理部门报送本次运输的相关信息。属于跨省、自治区、直辖市运输的，收到信息的药品监督管理部门应当向收货人所在地的同级药品监督管理部门通报；属于在本省、自治区、直辖市行政区域内运输的，收到信息的药品监督管理部门应当向收货人所在地设区的市级药品监督管理部门通报。

第七章　审批程序和监督管理

第五十六条　申请人提出本条例规定的审批事项申请，应当提交能够证明其符合本条例规定条件的相关资料。审批部门应当自收到申请之日起40日内作出是否批准的决定；作出批准决定的，发给许可证明文件或者在相关许可证明文件上加注许可事项；作出不予批准决定的，应当书面说明理由。

确定定点生产企业和定点批发企业，审批部门应当在经审查符合条件的企业中，根据布局的要求，通过公平竞争的方式初步确定定点生产企业和定点批发企业，并予公布。其他符合条件的企业可以自公布之日起10日内向审批部门提出异议。审批部门应当自收到异议之日起20日内对异议进行审查，并作出是否调整的决定。

第五十七条　药品监督管理部门应当根据规定的职责权限，对麻醉药品药用原植物的种植以及麻醉药品和精神药品的实验研究、生产、经营、使用、储存、运输活动进行监督检查。

第五十八条　省级以上人民政府药品监督管理部门根据实际情况建立监控信息网络，对定点生产企业、定点批发企业和使用单位的麻醉药品和精神药品生产、进货、销售、库存、使用的数量以及流向实行实时监控，并与同级公安机关做到信息共享。

第五十九条　尚未连接监控信息网络的麻醉药品和精神药品定点生产企业、定点批发企业和使用单位，应当每月通过电子信息、传真、书面等方式，将本单位麻醉药品和精神药品生产、进货、销售、库存、使用的数量以及流向，报所在地设区的市级药品监督管理部门和公安机关；医疗机构还应当报所在地设区的市级人民政府卫生主管部门。

设区的市级药品监督管理部门应当每3个月向上一级药品监督管理部门报告本地区麻醉药品和精神药品的相关情况。

第六十条　对已经发生滥用，造成严重社会危害的麻醉药品和精神药品品种，国务院药品监督管理部门应当采取在一定期限内中止生产、经营、使用或者限定其使用范围和用途等措施。对不再作为药品使用的麻醉药品和精神药品，国务院药品监督管理部门应当撤销其药品批准文号和药品标准，并予以公布。

药品监督管理部门、卫生主管部门发现生产、经营企业和使用单位的麻醉药品和精神药品管理存在安全隐患时，应当责令其立即排除或者限期排除；对有证据证明可能流入非法渠道的，应当及时采取查封、扣押的行政强制措施，在7日内作出行政处理决定，并通报同级公安机关。

药品监督管理部门发现取得印鉴卡的医疗机构未依照规定购买麻醉药品和第一类精神药品时，应当及时通报同级卫生主管部门。接到通报的卫生主管部门应当立即调查处理。必要时，药品监督管理部门可以责令定点批发企业中止向该医疗机构销售麻醉药品和第一类精神药品。

第六十一条 麻醉药品和精神药品的生产、经营企业和使用单位对过期、损坏的麻醉药品和精神药品应当登记造册，并向所在地县级药品监督管理部门申请销毁。药品监督管理部门应当自接到申请之日起5日内到场监督销毁。医疗机构对存放在本单位的过期、损坏麻醉药品和精神药品，应当按照本条规定的程序向卫生主管部门提出申请，由卫生主管部门负责监督销毁。

对依法收缴的麻醉药品和精神药品，除经国务院药品监督管理部门或者国务院公安部门批准用于科学研究外，应当依照国家有关规定予以销毁。

第六十二条 县级以上人民政府卫生主管部门应当对执业医师开具麻醉药品和精神药品处方的情况进行监督检查。

第六十三条 药品监督管理部门、卫生主管部门和公安机关应当互相通报麻醉药品和精神药品生产、经营企业和使用单位的名单以及其他管理信息。

各级药品监督管理部门应当将在麻醉药品药用原植物的种植以及麻醉药品和精神药品的实验研究、生产、经营、使用、储存、运输等各环节的管理中的审批、撤销等事项通报同级公安机关。

麻醉药品和精神药品的经营企业、使用单位报送各级药品监督管理部门的备案事项，应当同时报送同级公安机关。

第六十四条 发生麻醉药品和精神药品被盗、被抢、丢失或者其他流入非法渠道的情形的，案发单位应当立即采取必要的控制措施，同时报告所在地县级公安机关和药品监督管理部门。医疗机构发生上述情形的，还应当报告其主管部门。

公安机关接到报告、举报，或者有证据证明麻醉药品和精神药品可能流入非法渠道时，应当及时开展调查，并可以对相关单位采取必要的控制措施。

药品监督管理部门、卫生主管部门以及其他有关部门应当配合公安机关开展工作。

第八章　法律责任

第六十五条 药品监督管理部门、卫生主管部门违反本条例的规定，有下列情形之一的，由其上级行政机关或者监察机关责令改正；情节严重的，对直接负责的主管人员和其他直接责任人员依法给予行政处分；构成犯罪的，依法追究刑事责任：

（一）对不符合条件的申请人准予行政许可或者超越法定职权作出准予行政许可决定的；

（二）未到场监督销毁过期、损坏的麻醉药品和精神药品的；

（三）未依法履行监督检查职责，应当发现而未发现违法行为、发现违法行为不及时查处，或者未依照本条例规定的程序实施监督检查的；

（四）违反本条例规定的其他失职、渎职行为。

第六十六条 麻醉药品药用原植物种植企业违反本条例的规定，有下列情形之一的，由药品监督管理部门责令限期改正，给予警告；逾期不改正的，处5万元以上10万元以下的罚款；情节严重的，取消其种植资格：

（一）未依照麻醉药品药用原植物年度种植计划进行种植的；

（二）未依照规定报告种植情况的；

（三）未依照规定储存麻醉药品的。

第六十七条　定点生产企业违反本条例的规定，有下列情形之一的，由药品监督管理部门责令限期改正，给予警告，并没收违法所得和违法销售的药品；逾期不改正的，责令停产，并处5万元以上10万元以下的罚款；情节严重的，取消其定点生产资格：

（一）未按照麻醉药品和精神药品年度生产计划安排生产的；

（二）未依照规定向药品监督管理部门报告生产情况的；

（三）未依照规定储存麻醉药品和精神药品，或者未依照规定建立、保存专用账册的；

（四）未依照规定销售麻醉药品和精神药品的；

（五）未依照规定销毁麻醉药品和精神药品的。

第六十八条　定点批发企业违反本条例的规定销售麻醉药品和精神药品，或者违反本条例的规定经营麻醉药品原料药和第一类精神药品原料药的，由药品监督管理部门责令限期改正，给予警告，并没收违法所得和违法销售的药品；逾期不改正的，责令停业，并处违法销售药品货值金额2倍以上5倍以下的罚款；情节严重的，取消其定点批发资格。

第六十九条　定点批发企业违反本条例的规定，有下列情形之一的，由药品监督管理部门责令限期改正，给予警告；逾期不改正的，责令停业，并处2万元以上5万元以下的罚款；情节严重的，取消其定点批发资格：

（一）未依照规定购进麻醉药品和第一类精神药品的；

（二）未保证供药责任区域内的麻醉药品和第一类精神药品的供应的；

（三）未对医疗机构履行送货义务的；

（四）未依照规定报告麻醉药品和精神药品的进货、销售、库存数量以及流向的；

（五）未依照规定储存麻醉药品和精神药品，或者未依照规定建立、保存专用账册的；

（六）未依照规定销毁麻醉药品和精神药品的；

（七）区域性批发企业之间违反本条例的规定调剂麻醉药品和第一类精神药品，或者因特殊情况调剂麻醉药品和第一类精神药品后未依照规定备案的。

第七十条　第二类精神药品零售企业违反本条例的规定储存、销售或者销毁第二类精神药品的，由药品监督管理部门责令限期改正，给予警告，并没收违法所得和违法销售的药品；逾期不改正的，责令停业，并处5000元以上2万元以下的罚款；情节严重的，取消其第二类精神药品零售资格。

第七十一条　本条例第三十四条、第三十五条规定的单位违反本条例的规定，购买麻醉药品和精神药品的，由药品监督管理部门没收违法购买的麻醉药品和精神药品，责令限期改正，给予警告；逾期不改正的，责令停产或者停止相关活动，并处2万元以上5万元以下的罚款。

第七十二条　取得印鉴卡的医疗机构违反本条例的规定，有下列情形之一的，由设区的市级人民政府卫生主管部门责令限期改正，给予警告；逾期不改正的，处5000元以上1万元以下的罚款；情节严重的，吊销其印鉴卡；对直接负责的主管人员和其他直接责任人员，依法给予降级、撤职、开除的处分：

（一）未依照规定购买、储存麻醉药品和第一类精神药品的；

（二）未依照规定保存麻醉药品和精神药品专用处方，或者未依照规定进行处方专册登记的；

（三）未依照规定报告麻醉药品和精神药品的进货、库存、使用数量的；

（四）紧急借用麻醉药品和第一类精神药品后未备案的；

（五）未依照规定销毁麻醉药品和精神药品的。

第七十三条　具有麻醉药品和第一类精神药品处方资格的执业医师，违反本条例的规定开具麻醉药品和第一类精神药品处方，或者未按照临床应用指导原则的要求使用麻醉药品和第一类精神药品的，由其所在医疗机构取消其麻醉药品和第一类精神药品处方资格；造成严重后果的，由原发证部门吊销其执业证书。执业医师未按照临床应用指导原则的要求使用第二类精神药品或者未使用专用处方开具第二类精神药品，造成严重后果的，由原发证部门吊销其执业证书。

未取得麻醉药品和第一类精神药品处方资格的执业医师擅自开具麻醉药品和第一类精神药品处方，由县级以上人民政府卫生主管部门给予警告，暂停其执业活动；造成严重后果的，吊销其执业证书；构成犯罪的，依法追究刑事责任。

处方的调配人、核对人违反本条例的规定未对麻醉药品和第一类精神药品处方进行核对，造成严重后果的，由原发证部门吊销其执业证书。

第七十四条 违反本条例的规定运输麻醉药品和精神药品的，由药品监督管理部门和运输管理部门依照各自职责，责令改正，给予警告，处2万元以上5万元以下的罚款。

收寄麻醉药品、精神药品的邮政营业机构未依照本条例的规定办理邮寄手续的，由邮政主管部门责令改正，给予警告；造成麻醉药品、精神药品邮件丢失的，依照邮政法律、行政法规的规定处理。

第七十五条 提供虚假材料、隐瞒有关情况，或者采取其他欺骗手段取得麻醉药品和精神药品的实验研究、生产、经营、使用资格的，由原审批部门撤销其已取得的资格，5年内不得提出有关麻醉药品和精神药品的申请；情节严重的，处1万元以上3万元以下的罚款，有药品生产许可证、药品经营许可证、医疗机构执业许可证的，依法吊销其许可证明文件。

第七十六条 药品研究单位在普通药品的实验研究和研制过程中，产生本条例规定管制的麻醉药品和精神药品，未依照本条例的规定报告的，由药品监督管理部门责令改正，给予警告，没收违法药品；拒不改正的，责令停止实验研究和研制活动。

第七十七条 药物临床试验机构以健康人为麻醉药品和第一类精神药品临床试验的受试对象的，由药品监督管理部门责令停止违法行为，给予警告；情节严重的，取消该药物临床试验机构的资格；构成犯罪的，依法追究刑事责任。对受试对象造成损害的，药物临床试验机构依法承担治疗和赔偿责任。

第七十八条 定点生产企业、定点批发企业和第二类精神药品零售企业生产、销售假劣麻醉药品和精神药品的，由药品监督管理部门取消其定点生产资格、定点批发资格或者第二类精神药品零售资格，并依照药品管理法的有关规定予以处罚。

第七十九条 定点生产企业、定点批发企业和其他单位使用现金进行麻醉药品和精神药品交易的，由药品监督管理部门责令改正，给予警告，没收违法交易的药品，并处5万元以上10万元以下的罚款。

第八十条 发生麻醉药品和精神药品被盗、被抢、丢失案件的单位，违反本条例的规定未采取必要的控制措施或者未依照本条例的规定报告的，由药品监督管理部门和卫生主管部门依照各自职责，责令改正，给予警告；情节严重的，处5000元以上1万元以下的罚款；有上级主管部门的，由其上级主管部门对直接负责的主管人员和其他直接责任人员，依法给予降级、撤职的处分。

第八十一条 依法取得麻醉药品药用原植物种植或者麻醉药品和精神药品实验研究、生产、经营、使用、运输等资格的单位，倒卖、转让、出租、出借、涂改其麻醉药品和精神药品许可证明文件的，由原审批部门吊销相应许可证明文件，没收违法所得；情节严重的，处违法所得2倍以上5倍以下的罚款；没有违法所得的，处2万元以上5万元以下的罚款；构成犯罪的，依法追究刑事责任。

第八十二条 违反本条例的规定，致使麻醉药品和精神药品流入非法渠道造成危害，构成犯罪的，依法追究刑事责任；尚不构成犯罪的，由县级以上公安机关处5万元以上10万元以下的罚款；有违法所得的，没收违法所得；情节严重的，处违法所得2倍以上5倍以下的罚款；由原发证部门吊销其药品生产、经营和使用许可证明文件。

药品监督管理部门、卫生主管部门在监督管理工作中发现前款规定情形的，应当立即通报所在地同级公安机关，并依照国家有关规定，将案件以及相关材料移送公安机关。

第八十三条 本章规定由药品监督管理部门作出的行政处罚，由县级以上药品监督管理部门按照国务院药品监督管理部门规定的职责分工决定。

第九章 附 则

第八十四条 本条例所称实验研究是指以医疗、科学研究或者教学为目的的临床前药物研究。

　　经批准可以开展与计划生育有关的临床医疗服务的计划生育技术服务机构需要使用麻醉药品和精神药品的，依照本条例有关医疗机构使用麻醉药品和精神药品的规定执行。

　　第八十五条　麻醉药品目录中的罂粟壳只能用于中药饮片和中成药的生产以及医疗配方使用。具体管理办法由国务院药品监督管理部门另行制定。

　　第八十六条　生产含麻醉药品的复方制剂，需要购进、储存、使用麻醉药品原料药的，应当遵守本条例有关麻醉药品管理的规定。

　　第八十七条　军队医疗机构麻醉药品和精神药品的供应、使用，由国务院药品监督管理部门会同中国人民解放军总后勤部依据本条例制定具体管理办法。

　　第八十八条　对动物用麻醉药品和精神药品的管理，由国务院兽医主管部门会同国务院药品监督管理部门依据本条例制定具体管理办法。

　　第八十九条　本条例自2005年11月1日起施行。1987年11月28日国务院发布的《麻醉药品管理办法》和1988年12月27日国务院发布的《精神药品管理办法》同时废止。

附录6　处方管理办法

（2007年2月24日卫生部令第53号发布，自2007年5月1日起施行）

第一章　总　则

第一条　为规范处方管理，提高处方质量，促进合理用药，保障医疗安全，根据《执业医师法》《药品管理法》《医疗机构管理条例》《麻醉药品和精神药品管理条例》等有关法律、法规，制定本办法。

第二条　本办法所称处方，是指由注册的执业医师和执业助理医师（以下简称医师）在诊疗活动中为患者开具的、由取得药学专业技术职务任职资格的药学专业技术人员（以下简称药师）审核、调配、核对，并作为患者用药凭证的医疗文书。处方包括医疗机构病区用药医嘱单。

本办法适用于与处方开具、调剂、保管相关的医疗机构及其人员。

第三条　卫生部负责全国处方开具、调剂、保管相关工作的监督管理。

县级以上地方卫生行政部门负责本行政区域内处方开具、调剂、保管相关工作的监督管理。

第四条　医师开具处方和药师调剂处方应当遵循安全、有效、经济的原则。

处方药应当凭医师处方销售、调剂和使用。

第二章　处方管理的一般规定

第五条　处方标准（附件1）由卫生部统一规定，处方格式由省、自治区、直辖市卫生行政部门（以下简称省级卫生行政部门）统一制定，处方由医疗机构按照规定的标准和格式印制。

第六条　处方书写应当符合下列规则：

（一）患者一般情况、临床诊断填写清晰、完整，并与病历记载相一致。

（二）每张处方限于一名患者的用药。

（三）字迹清楚，不得涂改；如需修改，应当在修改处签名并注明修改日期。

（四）药品名称应当使用规范的中文名称书写，没有中文名称的可以使用规范的英文名称书写；医疗机构或者医师、药师不得自行编制药品缩写名称或者使用代号；书写药品名称、剂量、规格、用法、用量要准确规范，药品用法可用规范的中文、英文、拉丁文或者缩写体书写，但不得使用"遵医嘱""自用"等含糊不清字句。

（五）患者年龄应当填写实足年龄，新生儿、婴幼儿写日、月龄，必要时要注明体重。

（六）西药和中成药可以分别开具处方，也可以开具一张处方，中药饮片应当单独开具处方。

（七）开具西药、中成药处方，每一种药品应当另起一行，每张处方不得超过5种药品。

（八）中药饮片处方的书写，一般应当按照"君、臣、佐、使"的顺序排列；调剂、煎煮的特殊要求注明在药品右上方，并加括号，如布包、先煎、后下等；对饮片的产地、炮制有特殊要求的，应当在药品名称之前写明。

（九）药品用法用量应当按照药品说明书规定的常规用法用量使用，特殊情况需要超剂量使用时，应当注明原因并再次签名。

（十）除特殊情况外，应当注明临床诊断。

（十一）开具处方后的空白处画一斜线以示处方完毕。

（十二）处方医师的签名式样和专用签章应当与院内药学部门留样备查的式样相一致，不得任意改动，否则应当重新登记留样备案。

第七条　药品剂量与数量用阿拉伯数字书写。剂量应当使用法定剂量单位：重量以克（g）、毫克（mg）、微克（μg）、纳克（ng）为单位；容量以升（L）、毫升（ml）为单位；国际单位（IU）、单位（U）；中药饮片以克（g）为单位。

片剂、丸剂、胶囊剂、颗粒剂分别以片、丸、粒、袋为单位；溶液剂以支、瓶为单位；软膏及乳膏剂以支、盒为单位；注射剂以支、瓶为单位，应当注明含量；中药饮片以剂为单位。

第三章　处方权的获得

第八条　经注册的执业医师在执业地点取得相应的处方权。

经注册的执业助理医师在医疗机构开具的处方，应当经所在执业地点执业医师签名或加盖专用签章后方有效。

第九条　经注册的执业助理医师在乡、民族乡、镇、村的医疗机构独立从事一般的执业活动，可以在注册的执业地点取得相应的处方权。

第十条　医师应当在注册的医疗机构签名留样或者专用签章备案后，方可开具处方。

第十一条　医疗机构应当按照有关规定，对本机构执业医师和药师进行麻醉药品和精神药品使用知识和规范化管理的培训。执业医师经考核合格后取得麻醉药品和第一类精神药品的处方权，药师经考核合格后取得麻醉药品和第一类精神药品调剂资格。

医师取得麻醉药品和第一类精神药品处方权后，方可在本机构开具麻醉药品和第一类精神药品处方，但不得为自己开具该类药品处方。药师取得麻醉药品和第一类精神药品调剂资格后，方可在本机构调剂麻醉药品和第一类精神药品。

第十二条　试用期人员开具处方，应当经所在医疗机构有处方权的执业医师审核、并签名或加盖专用签章后方有效。

第十三条　进修医师由接收进修的医疗机构对其胜任本专业工作的实际情况进行认定后授予相应的处方权。

第四章　处方的开具

第十四条　医师应当根据医疗、预防、保健需要，按照诊疗规范、药品说明书中的药品适应证、药理作用、用法、用量、禁忌、不良反应和注意事项等开具处方。

开具医疗用毒性药品、放射性药品的处方应当严格遵守有关法律、法规和规章的规定。

第十五条　医疗机构应当根据本机构性质、功能、任务，制定药品处方集。

第十六条　医疗机构应当按照经药品监督管理部门批准并公布的药品通用名称购进药品。同一通用名称药品的品种，注射剂型和口服剂型各不得超过2种，处方组成类同的复方制剂1～2种。因特殊诊疗需要使用其他剂型和剂量规格药品的情况除外。

第十七条　医师开具处方应当使用经药品监督管理部门批准并公布的药品通用名称、新活性化合物的专利药品名称和复方制剂药品名称。

医师开具院内制剂处方时应当使用经省级卫生行政部门审核、药品监督管理部门批准的名称。

医师可以使用由卫生部公布的药品习惯名称开具处方。

第十八条　处方开具当日有效。特殊情况下需延长有效期的，由开具处方的医师注明有效期限，但有效期最长不得超过3天。

第十九条　处方一般不得超过7日用量；急诊处方一般不得超过3日用量；对于某些慢性病、老年病或特殊情况，处方用量可适当延长，但医师应当注明理由。

医疗用毒性药品、放射性药品的处方用量应当严格按照国家有关规定执行。

第二十条 医师应当按照卫生部制定的麻醉药品和精神药品临床应用指导原则，开具麻醉药品、第一类精神药品处方。

第二十一条 门（急）诊癌症疼痛患者和中、重度慢性疼痛患者需长期使用麻醉药品和第一类精神药品的，首诊医师应当亲自诊查患者，建立相应的病历，要求其签署《知情同意书》。

病历中应当留存下列材料复印件：

（一）二级以上医院开具的诊断证明；

（二）患者户籍簿、身份证或者其他相关有效身份证明文件；

（三）为患者代办人员身份证明文件。

第二十二条 除需长期使用麻醉药品和第一类精神药品的门（急）诊癌症疼痛患者和中、重度慢性疼痛患者外，麻醉药品注射剂仅限于医疗机构内使用。

第二十三条 为门（急）诊患者开具的麻醉药品注射剂，每张处方为一次常用量；控缓释制剂，每张处方不得超过7日常用量；其他剂型，每张处方不得超过3日常用量。

第一类精神药品注射剂，每张处方为一次常用量；控缓释制剂，每张处方不得超过7日常用量；其他剂型，每张处方不得超过3日常用量。哌甲酯用于治疗儿童多动症时，每张处方不得超过15日常用量。

第二类精神药品一般每张处方不得超过7日常用量；对于慢性病或某些特殊情况的患者，处方用量可以适当延长，医师应当注明理由。

第二十四条 为门（急）诊癌症疼痛患者和中、重度慢性疼痛患者开具的麻醉药品、第一类精神药品注射剂，每张处方不得超过3日常用量；控缓释制剂，每张处方不得超过15日常用量；其他剂型，每张处方不得超过7日常用量。

第二十五条 为住院患者开具的麻醉药品和第一类精神药品处方应当逐日开具，每张处方为1日常用量。

第二十六条 对于需要特别加强管制的麻醉药品，盐酸二氢埃托啡处方为一次常用量，仅限于二级以上医院内使用；盐酸哌替啶处方为一次常用量，仅限于医疗机构内使用。

第二十七条 医疗机构应当要求长期使用麻醉药品和第一类精神药品的门（急）诊癌症患者和中、重度慢性疼痛患者，每3个月复诊或者随诊一次。

第二十八条 医师利用计算机开具、传递普通处方时，应当同时打印出纸质处方，其格式与手写处方一致；打印的纸质处方经签名或者加盖签章后有效。药师核发药品时，应当核对打印的纸质处方，无误后发给药品，并将打印的纸质处方与计算机传递处方同时收存备查。

第五章　处方的调剂

第二十九条 取得药学专业技术职务任职资格的人员方可从事处方调剂工作。

第三十条 药师在执业的医疗机构取得处方调剂资格。药师签名或者专用签章式样应当在本机构留样备查。

第三十一条 具有药师以上专业技术职务任职资格的人员负责处方审核、评估、核对、发药以及安全用药指导；药士从事处方调配工作。

第三十二条 药师应当凭医师处方调剂处方药品，非经医师处方不得调剂。

第三十三条 药师应当按照操作规程调剂处方药品：认真审核处方，准确调配药品，正确书写药袋或粘贴标签，注明患者姓名和药品名称、用法、用量，包装；向患者交付药品时，按照药品说明书或者处方用法，进行用药交代与指导，包括每种药品的用法、用量、注意事项等。

第三十四条 药师应当认真逐项检查处方前记、正文和后记书写是否清晰、完整，并确认处方的合法性。

第三十五条 药师应当对处方用药适宜性进行审核，审核内容包括：

（一）规定必须做皮试的药品，处方医师是否注明过敏试验及结果的判定；

（二）处方用药与临床诊断的相符性；

（三）剂量、用法的正确性；

（四）选用剂型与给药途径的合理性；

（五）是否有重复给药现象；

（六）是否有潜在临床意义的药物相互作用和配伍禁忌；

（七）其他用药不适宜情况。

第三十六条　药师经处方审核后，认为存在用药不适宜时，应当告知处方医师，请其确认或者重新开具处方。

药师发现严重不合理用药或者用药错误，应当拒绝调剂，及时告知处方医师，并应当记录，按照有关规定报告。

第三十七条　药师调剂处方时必须做到"四查十对"：查处方，对科别、姓名、年龄；查药品，对药名、剂型、规格、数量；查配伍禁忌，对药品性状、用法用量；查用药合理性，对临床诊断。

第三十八条　药师在完成处方调剂后，应当在处方上签名或者加盖专用签章。

第三十九条　药师应当对麻醉药品和第一类精神药品处方，按年月日逐日编制顺序号。

第四十条　药师对于不规范处方或者不能判定其合法性的处方，不得调剂。

第四十一条　医疗机构应当将本机构基本用药供应目录内同类药品相关信息告知患者。

第四十二条　除麻醉药品、精神药品、医疗用毒性药品和儿科处方外，医疗机构不得限制门诊就诊人员持处方到药品零售企业购药。

第六章　监督管理

第四十三条　医疗机构应当加强对本机构处方开具、调剂和保管的管理。

第四十四条　医疗机构应当建立处方点评制度，填写处方评价表（附件2），对处方实施动态监测及超常预警，登记并通报不合理处方，对不合理用药及时予以干预。

第四十五条　医疗机构应当对出现超常处方3次以上且无正当理由的医师提出警告，限制其处方权；限制处方权后，仍连续2次以上出现超常处方且无正当理由的，取消其处方权。

第四十六条　医师出现下列情形之一的，处方权由其所在医疗机构予以取消：

（一）被责令暂停执业；

（二）考核不合格离岗培训期间；

（三）被注销、吊销执业证书；

（四）不按照规定开具处方，造成严重后果的；

（五）不按照规定使用药品，造成严重后果的；

（六）因开具处方牟取私利。

第四十七条　未取得处方权的人员及被取消处方权的医师不得开具处方。未取得麻醉药品和第一类精神药品处方资格的医师不得开具麻醉药品和第一类精神药品处方。

第四十八条　除治疗需要外，医师不得开具麻醉药品、精神药品、医疗用毒性药品和放射性药品处方。

第四十九条　未取得药学专业技术职务任职资格的人员不得从事处方调剂工作。

第五十条　处方由调剂处方药品的医疗机构妥善保存。普通处方、急诊处方、儿科处方保存期限为1年，医疗用毒性药品、第二类精神药品处方保存期限为2年，麻醉药品和第一类精神药品处方保存期限为3年。

处方保存期满后，经医疗机构主要负责人批准、登记备案，方可销毁。

第五十一条　医疗机构应当根据麻醉药品和精神药品处方开具情况，按照麻醉药品和精神药品品种、规格对其消耗量进行专册登记，登记内容包括发药日期、患者姓名、用药数量。专册保存期限为3年。

第五十二条 县级以上地方卫生行政部门应当定期对本行政区域内医疗机构处方管理情况进行监督检查。

县级以上卫生行政部门在对医疗机构实施监督管理过程中，发现医师出现本办法第四十六条规定情形的，应当责令医疗机构取消医师处方权。

第五十三条 卫生行政部门的工作人员依法对医疗机构处方管理情况进行监督检查时，应当出示证件；被检查的医疗机构应当予以配合，如实反映情况，提供必要的资料，不得拒绝、阻碍、隐瞒。

第七章 法律责任

第五十四条 医疗机构有下列情形之一的，由县级以上卫生行政部门按照《医疗机构管理条例》第四十八条的规定，责令限期改正，并可处以5000元以下的罚款；情节严重的，吊销其《医疗机构执业许可证》：

（一）使用未取得处方权的人员、被取消处方权的医师开具处方的；

（二）使用未取得麻醉药品和第一类精神药品处方资格的医师开具麻醉药品和第一类精神药品处方的；

（三）使用未取得药学专业技术职务任职资格的人员从事处方调剂工作的。

第五十五条 医疗机构未按照规定保管麻醉药品和精神药品处方，或者未依照规定进行专册登记的，按照《麻醉药品和精神药品管理条例》第七十二条的规定，由设区的市级卫生行政部门责令限期改正，给予警告；逾期不改正的，处5000元以上1万元以下的罚款；情节严重的，吊销其印鉴卡；对直接负责的主管人员和其他直接责任人员，依法给予降级、撤职、开除的处分。

第五十六条 医师和药师出现下列情形之一的，由县级以上卫生行政部门按照《麻醉药品和精神药品管理条例》第七十三条的规定予以处罚：

（一）未取得麻醉药品和第一类精神药品处方资格的医师擅自开具麻醉药品和第一类精神药品处方的；

（二）具有麻醉药品和第一类精神药品处方医师未按照规定开具麻醉药品和第一类精神药品处方，或者未按照卫生部制定的麻醉药品和精神药品临床应用指导原则使用麻醉药品和第一类精神药品的；

（三）药师未按照规定调剂麻醉药品、精神药品处方的。

第五十七条 医师出现下列情形之一的，按照《执业医师法》第三十七条的规定，由县级以上卫生行政部门给予警告或者责令暂停六个月以上一年以下执业活动；情节严重的，吊销其执业证书：

（一）未取得处方权或者被取消处方权后开具药品处方的；

（二）未按照本办法规定开具药品处方的；

（三）违反本办法其他规定的。

第五十八条 药师未按照规定调剂处方药品，情节严重的，由县级以上卫生行政部门责令改正、通报批评，给予警告；并由所在医疗机构或者其上级单位给予纪律处分。

第五十九条 县级以上地方卫生行政部门未按照本办法规定履行监管职责的，由上级卫生行政部门责令改正。

第八章 附 则

第六十条 乡村医生按照《乡村医生从业管理条例》的规定，在省级卫生行政部门制定的乡村医生基本用药目录范围内开具药品处方。

第六十一条 本办法所称药学专业技术人员，是指按照卫生部《卫生技术人员职务试行条例》规定，取得药学专业技术职务任职资格人员，包括主任药师、副主任药师、主管药师、药师、药士。

第六十二条 本办法所称医疗机构，是指按照《医疗机构管理条例》批准登记的从事疾病诊断、治疗活动的医院、社区卫生服务中心（站）、妇幼保健院、卫生院、疗养院、门诊部、诊所、卫生室（所）、急救中心（站）、专科疾病防治院（所、站）以及护理院（站）等医疗机构。

第六十三条 本办法自2007年5月1日起施行。《处方管理办法（试行）》（卫医发〔2004〕269号）和《麻醉药品、精神药品处方管理规定》（卫医法〔2005〕436号）同时废止。

附录7 药品说明书和标签管理规定

（2006年3月15日国家食品药品监督管理局令第24号发布，自2006年6月1日起施行）

第一章 总 则

第一条 为规范药品说明书和标签的管理，根据《中华人民共和国药品管理法》和《中华人民共和国药品管理法实施条例》制定本规定。

第二条 在中华人民共和国境内上市销售的药品，其说明书和标签应当符合本规定的要求。

第三条 药品说明书和标签由国家食品药品监督管理局予以核准。

药品的标签应当以说明书为依据，其内容不得超出说明书的范围，不得印有暗示疗效、误导使用和不适当宣传产品的文字和标识。

第四条 药品包装必须按照规定印有或者贴有标签，不得夹带其他任何介绍或者宣传产品、企业的文字、音像及其他资料。

药品生产企业生产供上市销售的最小包装必须附有说明书。

第五条 药品说明书和标签的文字表述应当科学、规范、准确。非处方药说明书还应当使用容易理解的文字表述，以便患者自行判断、选择和使用。

第六条 药品说明书和标签中的文字应当清晰易辨，标识应当清楚醒目，不得有印字脱落或者粘贴不牢等现象，不得以粘贴、剪切、涂改等方式进行修改或者补充。

第七条 药品说明书和标签应当使用国家语言文字工作委员会公布的规范化汉字，增加其他文字对照的，应当以汉字表述为准。

第八条 出于保护公众健康和指导正确合理用药的目的，药品生产企业可以主动提出在药品说明书或者标签上加注警示语，国家食品药品监督管理局也可以要求药品生产企业在说明书或者标签上加注警示语。

第二章 药品说明书

第九条 药品说明书应当包含药品安全性、有效性的重要科学数据、结论和信息，用以指导安全、合理使用药品。药品说明书的具体格式、内容和书写要求由国家食品药品监督管理局制定并发布。

第十条 药品说明书对疾病名称、药学专业名词、药品名称、临床检验名称和结果的表述，应当采用国家统一颁布或规范的专用词汇，度量衡单位应当符合国家标准的规定。

第十一条 药品说明书应当列出全部活性成分或者组方中的全部中药药味。注射剂和非处方药还应当列出所用的全部辅料名称。药品处方中含有可能引起严重不良反应的成分或者辅料的，应当予以说明。

第十二条 药品生产企业应当主动跟踪药品上市后的安全性、有效性情况，需要对药品说明书进行修改的，应当及时提出申请。根据药品不良反应监测、药品再评价结果等信息，国家食品药品监督管理局也可以要求药品生产企业修改药品说明书。

第十三条 药品说明书获准修改后，药品生产企业应当将修改的内容立即通知相关药品经营企业、使用单位及其他部门，并按要求及时使用修改后的说明书和标签。

第十四条 药品说明书应当充分包含药品不良反应信息，详细注明药品不良反应。药品生产企业未根据药品上市后的安全性、有效性情况及时修改说明书或者未将药品不良反应在说明书中充分说明的，由此引起的不良后果由该生产企业承担。

第十五条 药品说明书核准日期和修改日期应当在说明书中醒目标示。

第三章　药品的标签

第十六条　药品的标签是指药品包装上印有或者贴有的内容，分为内标签和外标签。药品内标签指直接接触药品的包装的标签，外标签指内标签以外的其他包装的标签。

第十七条　药品的内标签应当包含药品通用名称、适应症或者功能主治、规格、用法用量、生产日期、产品批号、有效期、生产企业等内容。包装尺寸过小无法全部标明上述内容的，至少应当标注药品通用名称、规格、产品批号、有效期等内容。

第十八条　药品外标签应当注明药品通用名称、成分、性状、适应症或者功能主治、规格、用法用量、不良反应、禁忌、注意事项、贮藏、生产日期、产品批号、有效期、批准文号、生产企业等内容。适应症或者功能主治、用法用量、不良反应、禁忌、注意事项不能全部注明的，应当标出主要内容并注明"详见说明书"字样。

第十九条　用于运输、储藏的包装的标签，至少应当注明药品通用名称、规格、贮藏、生产日期、产品批号、有效期、批准文号、生产企业，也可以根据需要注明包装数量、运输注意事项或者其他标记等必要内容。

第二十条　原料药的标签应当注明药品名称、贮藏、生产日期、产品批号、有效期、执行标准、批准文号、生产企业，同时还需注明包装数量以及运输注意事项等必要内容。

第二十一条　同一药品生产企业生产的同一药品，药品规格和包装规格均相同的，其标签的内容、格式及颜色必须一致；药品规格或者包装规格不同的，其标签应当明显区别或者规格项明显标注。

同一药品生产企业生产的同一药品，分别按处方药与非处方药管理的，两者的包装颜色应当明显区别。

第二十二条　对贮藏有特殊要求的药品，应当在标签的醒目位置注明。

第二十三条　药品标签中的有效期应当按照年、月、日的顺序标注，年份用四位数字表示，月、日用两位数表示。其具体标注格式为"有效期至××××年××月"或者"有效期至××××年××月××日"；也可以用数字和其他符号表示为"有效期至××××.××."或者"有效期至××××/××/××"等。

预防用生物制品有效期的标注按照国家食品药品监督管理局批准的注册标准执行，治疗用生物制品有效期的标注自分装日期计算，其他药品有效期的标注自生产日期计算。

有效期若标注到日，应当为起算日期对应年月日的前一天，若标注到月，应当为起算月份对应年月的前一月。

第四章　药品名称和注册商标的使用

第二十四条　药品说明书和标签中标注的药品名称必须符合国家食品药品监督管理局公布的药品通用名称和商品名称的命名原则，并与药品批准证明文件的相应内容一致。

第二十五条　药品通用名称应当显著、突出，其字体、字号和颜色必须一致，并符合以下要求：

（一）对于横版标签，必须在上三分之一范围内显著位置标出；对于竖版标签，必须在右三分之一范围内显著位置标出；

（二）不得选用草书、篆书等不易识别的字体，不得使用斜体、中空、阴影等形式对字体进行修饰；

（三）字体颜色应当使用黑色或者白色，与相应的浅色或者深色背景形成强烈反差；

（四）除因包装尺寸的限制而无法同行书写的，不得分行书写。

第二十六条　药品商品名称不得与通用名称同行书写，其字体和颜色不得比通用名称更突出和显著，其字体以单字面积计不得大于通用名称所用字体的二分之一。

第二十七条　药品说明书和标签中禁止使用未经注册的商标以及其他未经国家食品药品监督管理局批准的药品名称。

药品标签使用注册商标的，应当印刷在药品标签的边角，含文字的，其字体以单字面积计不得大于通用名称所用字体的四分之一。

第五章　其他规定

第二十八条　麻醉药品、精神药品、医疗用毒性药品、放射性药品、外用药品和非处方药品等国家规定有专用标识的，其说明书和标签必须印有规定的标识。

国家对药品说明书和标签有特殊规定的，从其规定。

第二十九条　中药材、中药饮片的标签管理规定由国家食品药品监督管理局另行制定。

第三十条　药品说明书和标签不符合本规定的，按照《中华人民共和国药品管理法》的相关规定进行处罚。

第六章　附　则

第三十一条　本规定自2006年6月1日起施行。国家食品药品监督管理局于2000年10月15日发布的《药品包装、标签和说明书管理规定（暂行）》同时废止。

附录8　执业药师职业资格制度规定

（2019年3月5日国家药监局、人力资源社会保障部国药监人〔2019〕12号发布）

第一章　总　则

第一条　为加强对药学技术人员的职业准入管理，发挥执业药师指导合理用药与加强药品质量管理的作用，保障和促进公众用药安全有效，根据《中华人民共和国药品管理法》《中华人民共和国药品管理法实施条例》及国家职业资格制度有关规定，制定本规定。

第二条　国家设置执业药师准入类职业资格制度，纳入国家职业资格目录。

第三条　执业药师是指经全国统一考试合格，取得《中华人民共和国执业药师职业资格证书》（以下简称《执业药师职业资格证书》）并经注册，在药品生产、经营、使用和其他需要提供药学服务的单位中执业的药学技术人员。

执业药师英文译为：Licensed Pharmacist。

第四条　从事药品生产、经营、使用和其他需要提供药学服务的单位，应当按规定配备相应的执业药师。国家药监局负责对需由执业药师担任的岗位作出明确规定。

第五条　国家药监局与人力资源社会保障部共同负责全国执业药师资格制度的政策制定，并按照职责分工对该制度的实施进行指导、监督和检查。

各省、自治区、直辖市负责药品监督管理的部门和人力资源社会保障行政主管部门，按照职责分工负责本行政区域内执业药师职业资格制度的实施与监督管理。

第二章　考　试

第六条　执业药师职业资格实行全国统一大纲、统一命题、统一组织的考试制度。原则上每年举行一次。

第七条　国家药监局负责组织拟定考试科目和考试大纲、建立试题库、组织命审题工作，提出考试合格标准建议。

第八条　人力资源社会保障部负责组织审定考试科目、考试大纲，会同国家药监局对考试工作进行监督、指导并确定合格标准。

第九条　凡中华人民共和国公民和获准在我国境内就业的外籍人员，具备以下条件之一者，均可申请参加执业药师职业资格考试：

（一）取得药学类、中药学类专业大专学历，在药学或中药学岗位工作满5年；

（二）取得药学类、中药学类专业大学本科学历或学士学位，在药学或中药学岗位工作满3年；

（三）取得药学类、中药学类专业第二学士学位、研究生班毕业或硕士学位，在药学或中药学岗位工作满1年；

（四）取得药学类、中药学类专业博士学位；

（五）取得药学类、中药学类相关专业相应学历或学位的人员，在药学或中药学岗位工作的年限相应增加1年。

第十条　执业药师职业资格考试合格者，由各省、自治区、直辖市人力资源社会保障部门颁发《执业药师职业资格证书》。该证书由人力资源社会保障部统一印制，国家药监局与人力资源社会保障部用印，在全国范围内有效。

第三章　注　册

第十一条　执业药师实行注册制度。国家药监局负责执业药师注册的政策制定和组织实施，指导全国执业药师注册管理工作。各省、自治区、直辖市药品监督管理部门负责本行政区域内的执业药师注册管理工作。

第十二条　取得《执业药师职业资格证书》者，应当通过全国执业药师注册管理信息系统向所在地注册管理机构申请注册。经注册后，方可从事相应的执业活动。未经注册者，不得以执业药师身份执业。

第十三条　申请注册者，必须同时具备下列条件：

（一）取得《执业药师职业资格证书》；

（二）遵纪守法，遵守执业药师职业道德，无不良信息记录；

（三）身体健康，能坚持在执业药师岗位工作；

（四）经所在单位考核同意。

第十四条　经批准注册者，由执业药师注册管理机构核发国家药监局统一样式的《执业药师注册证》。

第十五条　执业药师变更执业单位、执业范围等应当及时办理变更注册手续。

第十六条　执业药师注册有效期为五年。需要延续的，应当在有效期届满三十日前，向所在地注册管理机构提出延续注册申请。

第四章　职　责

第十七条　执业药师应当遵守执业标准和业务规范，以保障和促进公众用药安全有效为基本准则。

第十八条　执业药师必须严格遵守《中华人民共和国药品管理法》及国家有关药品研制、生产、经营、使用的各项法规及政策。执业药师对违反《中华人民共和国药品管理法》及有关法规、规章的行为或决定，有责任提出劝告、制止、拒绝执行，并向当地负责药品监督管理的部门报告。

第十九条　执业药师在执业范围内负责对药品质量的监督和管理，参与制定和实施药品全面质量管理制度，参与单位对内部违反规定行为的处理工作。

第二十条　执业药师负责处方的审核及调配，提供用药咨询与信息，指导合理用药，开展治疗药物监测及药品疗效评价等临床药学工作。

第二十一条　药品零售企业应当在醒目位置公示《执业药师注册证》，并对在岗执业的执业药师挂牌明示。执业药师不在岗时，应当以醒目方式公示，并停止销售处方药和甲类非处方药。

执业药师执业时应当按照有关规定佩戴工作牌。

第二十二条　执业药师应当按照国家专业技术人员继续教育的有关规定接受继续教育，更新专业知识，提高业务水平。国家鼓励执业药师参加实训培养。

第五章　监督管理

第二十三条　负责药品监督管理的部门按照有关法律、法规和规章的规定，对执业药师配备情况及其执业活动实施监督检查。

监督检查时应当查验《执业药师注册证》、处方审核记录、执业药师挂牌明示、执业药师在岗服务等事项。

执业单位和执业药师应当对负责药品监督管理的部门的监督检查予以协助、配合，不得拒绝、阻挠。

第二十四条　执业药师有下列情形之一的，县级以上人力资源社会保障部门与负责药品监督管理的部门按规定对其给予表彰和奖励：

（一）在执业活动中，职业道德高尚，事迹突出的；

（二）对药学工作做出显著贡献的；

（三）向患者提供药学服务表现突出的；

（四）长期在边远贫困地区基层单位工作且表现突出的。

第二十五条 建立执业药师个人诚信记录，对其执业活动实行信用管理。执业药师的违法违规行为、接受表彰奖励及处分等，作为个人诚信信息由负责药品监督管理的部门及时记入全国执业药师注册管理信息系统；执业药师的继续教育学分，由继续教育管理机构及时记入全国执业药师注册管理信息系统。

第二十六条 对未按规定配备执业药师的单位，由所在地县级以上负责药品监督管理的部门责令限期配备，并按照相关法律法规给予处罚。

第二十七条 对以不正当手段取得《执业药师职业资格证书》的，按照国家专业技术人员资格考试违纪违规行为处理规定处理；构成犯罪的，依法追究刑事责任。

第二十八条 以欺骗、贿赂等不正当手段取得《执业药师注册证》的，由发证部门撤销《执业药师注册证》，三年内不予执业药师注册；构成犯罪的，依法追究刑事责任。

严禁《执业药师注册证》挂靠，持证人注册单位与实际工作单位不符的，由发证部门撤销《执业药师注册证》，并作为个人不良信息由负责药品监督管理的部门记入全国执业药师注册管理信息系统。买卖、租借《执业药师注册证》的单位，按照相关法律法规给予处罚。

第二十九条 执业药师违反本规定有关条款的，所在单位应当如实上报，由负责药品监督管理的部门根据情况予以处理。

第三十条 执业药师在执业期间违反《中华人民共和国药品管理法》及其他法律法规构成犯罪的，由司法机关依法追究责任。

第六章 附 则

第三十一条 专业技术人员取得执业药师职业资格，可认定其具备主管药师或主管中药师职称，并可作为申报高一级职称的条件。单位根据工作需要择优聘任。

第三十二条 本办法中的相关专业由国家药监局、人力资源社会保障部另行确定。

第三十三条 国家药监局、人力资源社会保障部会同相关部门逐步推进民族药执业药师管理相关工作。

第三十四条 香港、澳门、台湾地区居民申请国家执业药师资格考试、注册、继续教育、执业等活动，参照本规定办理。

第三十五条 本规定自印发之日起施行。原人事部、国家药品监督管理局《关于修订印发〈执业药师资格制度暂行规定〉和〈执业药师资格考试实施办法〉的通知》（人发〔1999〕34号）同时废止。根据该文件取得的《执业药师资格证书》与本规定中《执业药师职业资格证书》效用等同。

附录9 药品流通监督管理办法

（2007年1月31日国家食品药品监督管理局令第26号发布，自2007年5月1日起施行）

第一章 总 则

第一条 为加强药品监督管理，规范药品流通秩序，保证药品质量，根据《中华人民共和国药品管理法》（以下简称《药品管理法》）、《中华人民共和国药品管理法实施条例》（以下简称《药品管理法实施条例》）和有关法律、法规的规定，制定本办法。

第二条 在中华人民共和国境内从事药品购销及监督管理的单位或者个人，应当遵守本办法。

第三条 药品生产、经营企业、医疗机构应当对其生产、经营、使用的药品质量负责。药品生产、经营企业在确保药品质量安全的前提下，应当适应现代药品流通发展方向，进行改革和创新。

第四条 药品监督管理部门鼓励个人和组织对药品流通实施社会监督。对违反本办法的行为，任何个人和组织都有权向药品监督管理部门举报和控告。

第二章 药品生产、经营企业购销药品的监督管理

第五条 药品生产、经营企业对其药品购销行为负责，对其销售人员或设立的办事机构以本企业名义从事的药品购销行为承担法律责任。

第六条 药品生产、经营企业应当对其购销人员进行药品相关的法律、法规和专业知识培训，建立培训档案，培训档案中应当记录培训时间、地点、内容及接受培训的人员。

第七条 药品生产、经营企业应当加强对药品销售人员的管理，并对其销售行为作出具体规定。

第八条 药品生产、经营企业不得在经药品监督管理部门核准的地址以外的场所储存或者现货销售药品。

第九条 药品生产企业只能销售本企业生产的药品，不得销售本企业受委托生产的或者他人生产的药品。

第十条 药品生产企业、药品批发企业销售药品时，应当提供下列资料：

（一）加盖本企业原印章的《药品生产许可证》或《药品经营许可证》和营业执照的复印件；

（二）加盖本企业原印章的所销售药品的批准证明文件复印件；

（三）销售进口药品的，按照国家有关规定提供相关证明文件。

药品生产企业、药品批发企业派出销售人员销售药品的，除本条前款规定的资料外，还应当提供加盖本企业原印章的授权书复印件。授权书原件应当载明授权销售的品种、地域、期限，注明销售人员的身份证号码，并加盖本企业原印章和企业法定代表人印章（或者签名）。销售人员应当出示授权书原件及本人身份证原件，供药品采购方核实。

第十一条 药品生产企业、药品批发企业销售药品时，应当开具标明供货单位名称、药品名称、生产厂商、批号、数量、价格等内容的销售凭证。

药品零售企业销售药品时，应当开具标明药品名称、生产厂商、数量、价格、批号等内容的销售凭证。

第十二条 药品生产、经营企业采购药品时，应按本办法第十条规定索取、查验、留存供货企业有关证件、资料，按本办法第十一条规定索取、留存销售凭证。

药品生产、经营企业按照本条前款规定留存的资料和销售凭证，应当保存至超过药品有效期1年，但不得少于3年。

第十三条 药品生产、经营企业知道或者应当知道他人从事无证生产、经营药品行为的，不得为其提供药品。

第十四条 药品生产、经营企业不得为他人以本企业的名义经营药品提供场所，或者资质证明文件，

或者票据等便利条件。

第十五条 药品生产、经营企业不得以展示会、博览会、交易会、订货会、产品宣传会等方式现货销售药品。

第十六条 药品经营企业不得购进和销售医疗机构配制的制剂。

第十七条 未经药品监督管理部门审核同意，药品经营企业不得改变经营方式。药品经营企业应当按照《药品经营许可证》许可的经营范围经营药品。

第十八条 药品零售企业应当按照国家食品药品监督管理总局药品分类管理规定的要求，凭处方销售处方药。

经营处方药和甲类非处方药的药品零售企业，执业药师或者其他依法经资格认定的药学技术人员不在岗时，应当挂牌告知，并停止销售处方药和甲类非处方药。

第十九条 药品说明书要求低温、冷藏储存的药品，药品生产、经营企业应当按照有关规定，使用低温、冷藏设施设备运输和储存。

药品监督管理部门发现药品生产、经营企业违反本条前款规定的，应当立即查封、扣押所涉药品，并依法进行处理。

第二十条 药品生产、经营企业不得以搭售、买药品赠药品、买商品赠药品等方式向公众赠送处方药或者甲类非处方药。

第二十一条 药品生产、经营企业不得采用邮售、互联网交易等方式直接向公众销售处方药。

第二十二条 禁止非法收购药品。

第三章　医疗机构购进、储存药品的监督管理

第二十三条 医疗机构设置的药房，应当具有与所使用药品相适应的场所、设备、仓储设施和卫生环境，配备相应的药学技术人员，并设立药品质量管理机构或者配备质量管理人员，建立药品保管制度。

第二十四条 医疗机构购进药品时，应当按照本办法第十二条规定，索取、查验、保存供货企业有关证件、资料、票据。

第二十五条 医疗机构购进药品，必须建立并执行进货检查验收制度，并建有真实完整的药品购进记录。药品购进记录必须注明药品的通用名称、生产厂商（中药材标明产地）、剂型、规格、批号、生产日期、有效期、批准文号、供货单位、数量、价格、购进日期。

药品购进记录必须保存至超过药品有效期1年，但不得少于3年。

第二十六条 医疗机构储存药品，应当制订和执行有关药品保管、养护的制度，并采取必要的冷藏、防冻、防潮、避光、通风、防火、防虫、防鼠等措施，保证药品质量。

医疗机构应当将药品与非药品分开存放；中药材、中药饮片、化学药品、中成药应分别储存、分类存放。

第二十七条 医疗机构和计划生育技术服务机构不得未经诊疗直接向患者提供药品。

第二十八条 医疗机构不得采用邮售、互联网交易等方式直接向公众销售处方药。

第二十九条 医疗机构以集中招标方式采购药品的，应当遵守《药品管理法》《药品管理法实施条例》及本办法的有关规定。

第四章　法律责任

第三十条 有下列情形之一的，责令限期改正，给予警告；逾期不改正，处以五千元以上二万元以下的罚款：

（一）药品生产、经营企业违反本办法第六条规定的；

（二）药品生产、批发企业违反本办法第十一条第一款规定的；

（三）药品生产、经营企业违反本办法第十二条，未按照规定留存有关资料、销售凭证的。

第三十一条 药品生产、经营企业违反本办法第七条规定的，给予警告，责令限期改正。

第三十二条 有下列情形之一的，依照《药品管理法》第七十三条规定，没收违法销售的药品和违法所得，并处违法销售的药品货值金额二倍以上五倍以下的罚款：

（一）药品生产、经营企业违反本办法第八条规定，在经药品监督管理部门核准的地址以外的场所现货销售药品的；

（二）药品生产企业违反本办法第九条规定的；

（三）药品生产、经营企业违反本办法第十五条规定的；

（四）药品经营企业违反本办法第十七条规定的。

第三十三条　药品生产、经营企业违反本办法第八条规定，在经药品监督管理部门核准的地址以外的场所储存药品的，按照《药品管理法实施条例》第七十四条的规定予以处罚。

第三十四条　药品零售企业违反本办法第十一条第二款规定的，责令改正，给予警告；逾期不改正的，处以五百元以下的罚款。

第三十五条　违反本办法第十三条规定，药品生产、经营企业知道或者应当知道他人从事无证生产、经营药品行为而为其提供药品的，给予警告，责令改正，并处一万元以下的罚款，情节严重的，处一万元以上三万元以下的罚款。

第三十六条　药品生产、经营企业违反本办法第十四条规定的，按照《药品管理法》第八十二条的规定予以处罚。

第三十七条　违反本办法第十六条规定，药品经营企业购进或者销售医疗机构配制的制剂的，按照《药品管理法》第八十条规定予以处罚。

第三十八条　药品零售企业违反本办法第十八条第一款规定的，责令限期改正，给予警告；逾期不改正或者情节严重的，处以一千元以下的罚款。

违反本办法第十八条第二款规定，药品零售企业在执业药师或者其他依法经过资格认定的药学技术人员不在岗时销售处方药或者甲类非处方药的，责令限期改正，给予警告；逾期不改正的，处以一千元以下的罚款。

第三十九条　药品生产、批发企业违反本办法第十九条规定，未在药品说明书规定的低温、冷藏条件下运输药品的，给予警告，责令限期改正；逾期不改正的，处以五千元以上二万元以下的罚款；有关药品经依法确认属于假劣药品的，按照《药品管理法》有关规定予以处罚。

药品生产、批发企业违反本办法第十九条规定，未在药品说明书规定的低温、冷藏条件下储存药品的，按照《药品管理法》第七十九条的规定予以处罚；有关药品经依法确认属于假劣药品的，按照《药品管理法》有关规定予以处罚。

第四十条　药品生产、经营企业违反本办法第二十条规定的，限期改正，给予警告；逾期不改正或者情节严重的，处以赠送药品货值金额二倍以下的罚款，但是最高不超过三万元。

第四十一条　违反本办法第二十三条至第二十七条的，责令限期改正，情节严重的，给予通报。

第四十二条　药品生产、经营企业违反本办法第二十一条、医疗机构违反本办法第二十八条规定，以邮售、互联网交易等方式直接向公众销售处方药的，责令改正，给予警告，并处销售药品货值金额二倍以下的罚款，但是最高不超过三万元。

第四十三条　违反本办法第二十二条规定非法收购药品的，按照《药品管理法》第七十三条的规定予以处罚。

第四十四条　药品监督管理部门及其工作人员玩忽职守，对应当予以制止和处罚的违法行为不予制止、处罚的，对直接负责的主管人员和其他直接责任人员给予行政处分；构成犯罪的，依法追究刑事责任。

第五章　附　则

第四十五条　本办法所称药品现货销售，是指药品生产、经营企业或其委派的销售人员，在药品监督管理部门核准的地址以外的其他场所，携带药品现货向不特定对象现场销售药品的行为。

第四十六条　实行特殊管理的药品、疫苗、军队用药品的流通监督管理，有关法律、法规、规章另有规定的，从其规定。

第四十七条　本办法自2007年5月1日起施行。自本办法施行之日起，1999年8月1日实施的国家食品药品监督管理局《药品流通监督管理办法（暂行）》（国家食品药品监督管理局第7号令）同时废止。

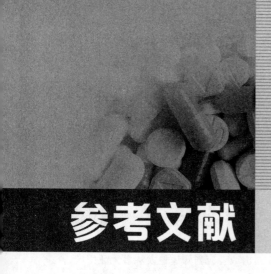

参考文献

[1]　杨世民. 药事管理学. 第6版. 北京：人民卫生出版社，2016.

[2]　张琳琳，侯沧. 药事管理与法规. 第2版. 北京：中国医药科技出版社，2019.

[3]　何宁，胡明. 药事管理学. 第2版. 北京：中国医药科技出版社，2018.

[4]　刘红宁. 药事管理学. 北京：中国中医药出版社，2018.

[5]　王克荣. 药事管理与法规. 第2版. 北京：中国中医药出版社，2018.

[6]　第十三届全国人民代表大会常务委员会第十二次会议. 中华人民共和国药品管理法，2019.

[7]　沈力，吴美香. 药事管理与法规. 第3版. 北京：中国医药科技出版社，2017.

[8]　田侃. 药事管理与法规. 第2版. 上海：上海科学技术出版社，2019.

[9]　万仁甫. 药事管理与法规. 第3版. 北京：人民卫生出版社，2018.

[9]　国家药典委员会. 中华人民共和国药典. 2020年版. 北京：中国医药科技出版社，2020.